医療人類学

基本と実践

アンドリュー・ストラサーン／パメラ・スチュワート著

成田弘成監訳

古今書院

CURING AND HEALING

— MEDICAL ANTHROPOLOGY IN GLOBAL PERSPECTIVE

by Andrew Strathern and Pamela J. Stewart

Copyright © 1999 Andrew Strathern and Pamela J. Stewart

Japanese translation rights arranged directly with the authors through Tuttle-Mori Agency, Inc., Tokyo

目　次

第1章　序　論　1
1. 概　要　1
2. 医療人類学入門　2
3. 概　念　4
   （1）疾病と病い　4
   （2）治療と癒し　5
   （3）身体と精神　6
4. 本書の構成　6

第2章　治療法の形態－体液システム（1）　9
1. ヒポクラテスと体液医学　9
2. ラテンアメリカにおける体液医学－概要　13
3. フォスターの学説－パーソナリスティクな理論とナチュラリスティクな理論　18
4. 日本－全体論的医療，多元論的医療，そして漢方医療　23
5. 日本－文化，「日本人のばい菌」，そして身体　27
6. 治療と癒し－考察　32
7. インド－アーユルヴェーダ医学　32

第3章　体液システム（2）－パプアニューギニアのメルパ族　35
1. メルパ族の体液論　35
2. オンカの事例　41
   （1）ヤラ　41
   （2）オンカ　44
   （3）考　察　46
3. デゥナ族　50

第4章　治療師とヒーラーたち―メルパ族　53
1. 治療の呪文　54
2. 考　察　60

第5章　デウナ族の儀礼―慣習と癒し　65
1. 妖術について　66
2. 儀礼的職能者である男性と女性たち　68
    (1) 男女の儀礼的職能者たちによる病気治療の話．ナウワ小教区のアウ（1991年9月10日）　68
    (2) アウと治療の妖術（1991年9月18日）　71
3. 邪術と癒し　73
    (1) パケの口述―カリアタウイについて（1991年9月28日）　73
    (2) パケの口述―マンディ・アウウィについて（1991年10月2日）　74
    (3) パケの口述―治療の儀礼について（1991年7月19日）　75
    (4) ウラーネの口述―伝統医療について（1991年3月29日）　78
    (5) パケの口述―外界との接触以前の伝染病と治療について（1991年7月3日）　78
4. 1998年に起こった妖術　80

第6章　医学多元論　87
1. フリ（Huli）族　87
    (1) 健康と病気　89
    (2) 体液論的思考，環境，社会的関係　90
    (3) 病いと怒り　93
2. ハーゲン地域における医学多元論　96
3. パンギア地域のウィル族　98

第7章　病いと感情　103
1. メキシコの降神術ヒーラー　103
2. 治療と癒し　108

第 8 章　民族精神医学　111
　1．オーストラリア・アボリジニー　111
　2．民族精神医学的アプローチ　118
　　（1）ゲインズの文化構築主義　118
　　（2）イラン人のパシティス　121

第 9 章　精神の癒し－カリスマを信仰するカトリックたち　125
　1．カトリック・カリスマ刷新運動　125
　　（1）カリスマ運動と癒し　125
　　（2）儀礼による治療とイメージ・パフォーマンス　128
　　（3）悪魔の存在　131
　2．比較考察　132

第 10 章　空気，水，場所　137
　1．ヒポクラテスと環境医学　137
　2．マラリアの研究　139
　　（1）イギリスのマラリア　140
　　（2）世界のマラリア問題と対策　143
　　（3）パプアニューギニアとマラリア　146
　3．エイズ問題－パプアニューギニアの事例を中心に　151

第 11 章　豊穣性（受胎）　155
　1．豊穣性と不妊をめぐる問題　155
　2．パプアニューギニアの豊穣性と不妊　158
　3．アメリカにおける不妊治療の問題　162
　4．切断された指とバイオテクノロジー－代喩としての人　166

第 12 章　医師と患者のコミュニケーション　171
　1．問題の所在　171
　2．医師のコミュニケーション能力と障害　175
　　（1）痛みの主観性－狭心症の事例を中心に　175

(2) 患者理解の必要性－糖尿病の事例から　178
　3．考　察　182

第13章　批判的医療人類学　187

第14章　結論－治療と癒し　195
　1．分類ツールとして治療対癒し　195
　2．解釈を助けるツールとしての治療と癒し　197
　3．比較や解説のツールとしての治療と癒し　197

　問題集　201
　参考文献　208
　監訳者あとがき　219
　索　引　223

凡　例

1. 本書は，A. Strathern and P. J. Stewart, 1999, *Curing and Healing: Medical Anthropology in Global Perspective* の全訳である。ただし，教科書としての特徴を明確にするため，題名を医療人類学とした（「監訳者あとがき」参照）。また読者に理解しやすくするため，幾つかの章の節題目は，監訳者によって増設された。
2. 本文中の（　）は，原著者のものである。ただし，読者の理解のため，英原語あるいは現地語を表示する場合も（　）を使用した。原著者の重要な調査地であるパプアニューギニアの現地語は，ピジン語と多数の部族語があり，本書では多くは部族語が紹介されている。したがって，現地語を英語で表記し，それをカタカナで表記する場合には，それなりの困難さがあることを読者の皆さんには承知願いたい。例えば，Ialibu の山は，現地ではヤリブに近い発音で表現されている（しかし，あえて現地語の紹介をする原著者の真意は，異文化理解には現地の言葉から理解すべきという文化人類学者の基本理念にある）。
3. 「　」は，本来の国語文法的用法によって訳出のために使用した他に，原著者がイタリック文字などにより強調した用語を明確にするためにも使用した。
4. ［　］は，訳者・監訳者による補注である。
5. 訳出にあたっては，先行訳に配慮し，出来るだけ基本に沿ったつもりであったが（例えば，疾病（disease）や病い（illness）），本書では取り扱う内容が広範で，また多くの専門分野にまたがる場合もあり，読者には，参考文献表に掲載した日本語訳の文献も，ぜひ利用していただきたい。
6. 本書の理解のために，いくつかの言葉について説明しておきたい。呪術（magic），邪術（sorcery），妖術（witchcraft）は，文化人類学の多くの教科書でも採用されている訳語であろう。しかし，本書のキーワードである「spirit」は，文脈によって，心，精神，精霊，霊魂などと訳出可能であったが，むしろ読者の混乱も予想されたので，本書ではすべて「霊」として訳出した。
7. 索引については，原書における索引項目作りの意向に沿い，病名・地域名・現地語などを中心に監訳者により再編集された。ただし，人名については，参考文献が章ごとに構成されていることもあり，削除した。

第1章　序　論

1．概　要

　医療人類学は，新しく分化した人類学の部門であり，人文科学の中でも比較的新しいものである。この学問への出発点は，民族医学への興味にある。民族医学とは，病気治療や健康増進を目的として行う世界中の人々の慣行を対象としている。そうした慣行の説明は，社会や文化には病気や健康の考え方が埋め込まれているので，より広範囲な説明を求められるともいえる。近年では，医療人類学者は，民族医学が根幹とみられる代替医療の諸形態，例えばアメリカのニューエイジ医療に取り入れられたネイティヴ・アメリカンの癒しから，そして近代国家医療の主流である生物医学の分析まで，その領域を広げてきている。

　医療人類学の動きは，円の動きであるといってもよいだろう。ジャングルから都会へ，そしてまた逆へと回帰していくのである。このサイクルは大変重要である。なぜなら，生物医学の理論と処方は今や世界中に拡大されており，その都度別々の土地で，様々な身体に関する考え方や世界観と，時には譲歩し，時には衝突しながら関係を作ってきているからである。こうした相互作用が，いわゆる多元性を生み，人々は治療手段の選択時に，土着の観念からのものと新しく導入されたもの［生物医学］の間で複雑な判断を下すようになった。この状況は，人類の歴史において新しいことではないが，20世紀半ばから加速度が増しているのである。逆の場合も有り得るが，21世紀には，よりグローバルに色々な考えが混ざり合って，いたるところで多くの多元性が見られるようになるかもしれない。

　本書は，文化的・社会的分析に関して同一の概観で，生物医学とその他の治療法を考察しながら，世界の病気と治療法に関する考え方の複雑さに対する理解を促すものである。この観点からは，ヨーロッパやアメリカの患者が主治医に受ける診療にも，アマゾンやニューギニアのヒーラーが土着の呪文や薬草治療を施す活動にも，同格の分析を受けるものである。

2, 医療人類学入門

　人類学の範疇に入る学問は，今や多種多様な形で紹介されている。一般的な文化人類学や社会人類学の入門書を手がける出版社も数多くある。医療人類学の入門書にも，優れたものがないわけではない。これら既存の研究を紹介しながら，本書がいかに異なった観点から研究を進めていくかを比較することにしたい。

　一般的な教科書といえば，古いものではジョージ・フォスターとバーバラ・アンダーソンの『医療人類学（Medical Anthropology）』(1978) がある。これは，この分野における初期の大変均整の取れた調査書であり，本書でも扱うテーマの1つ，西洋医学以外の医学の「強みと弱み」に関する教科書としては，大変有用な本である。この本では，「非西洋世界」と「西洋世界」が分けて扱われている。当時はこのスタイルが有効とされたのであろうが，本書が登用するものではない。理念や手段の混ざり合いやグローバル化，それに対応するように繰り返し起こる地域的な変容を扱うには，同一の概観を持ってあたることが不可欠と考える。すなわち近代世界史観である。だからといって，違いを矮小化したり誇張をするのではない。体系の違いの中に，比較と解釈を可能にする鍵がある。我々が試みるのは，本書で議論する習慣や行動様式に，地域的，外来的出来事がいかに影響を与えてきたかを，可能な限り緻密に関連づけ，明らかにしていくことである。

　フォスターとアンダーソンも，実際には我々と同じように考えている。例をあげれば，フォスターは南米における「体液的」思考様式（例：熱さと冷たさに対する観念の中で，これらの要素が身体に及ぼす影響）は，土着の観念と 16 世紀以降この大陸を征服してきたスペイン民族がもたらした古代ギリシャ医学（ヒポクラテス医学－紀元前 5 世紀の医師ヒポクラテスの考えが起源）とが混ざり合って構築されたものだと述べている（Foster and Anderson 1978: 59, Foster 1994)。これは，フォスターが 16 世紀以降の人類史が「西洋」と「非西洋」が交じり合ってきたという歴史認識をしていることを意味する。そこでは，たとえ解説のために 2 つを分けて考え，それぞれの起源に触れなくてはいけないとしても，「西洋」(the west) と「それ以外のもの」(the rest) を同じ括りで考える，という選択肢に帰着するのである。

　フォスターとアンダーソンが触れているトピックの中に，医療生態学がある (1978: 11-32，および 15 章)。アン・マッケロイとパトリシア・タウンゼンドの書いた教科書［Medical Anthropology in Ecological Perspective, 1985: 丸井英二監訳 (1995)『医療人類学』大修館書店所収］では，このトピックが深く掘り下げられ

ている。この素晴らしい教科書の特徴は、「ある環境において個人または集団が生き残っていくための変化や修正」(1985: 12)［邦訳版 1995: 20 頁］と、彼女らが定義する、適応の概念に基づいてその多くがまとめられているところにある。

彼女らは続けて、「健康とは、環境適応の尺度である」(p.13)［邦訳版 1995: 20 頁］と論じ、健康は生態学的な観点からのアプローチが可能であるとする。人々がいかにして環境に対応し、かつ影響を与えているか、という見方である。このアプローチでは、外からの参与観察者の視点を重要と捉え、この観察者には対象となる集団が習得した適応度を生態系の生物学的モデルを用いて測ることが好ましいとしている。このアプローチ法は有用かつ素晴らしいひらめきがある。この手法ならば、マッケロイとタウンゼンドのように、例えばイヌイットが北極の環境に文化的に適応した過程と、北極グマが同じ環境に身体的に適応した過程との比較分析が可能になるのである。

イヌイットの人口は、生活手段を狩猟に頼っていた頃には少なく保たれていた。人々は動物を狩り、皮をなめして暖かい服を得ていた。彼らの食事は高タンパク、低炭水化物で、生肉を食すことでビタミンCを、骨を食すことでカルシウムを摂取した。このような食事は新陳代謝を高め、それによって体温が高く保たれるようになっていた。このように食生活に目を向けることによって、彼女らは特定の集団の適応力に注目し、またそのバランスを崩すことの危険性に言及することができたのである。我々も随所で、特に疫学的問題を論じる場面で、この手法を活用することにしたい。

しかし、最も注目したいことは、人々が自らを取り巻く環境の中で生み出し、彼らの身体と健康に対する考え方、そして彼らの宇宙観とそのつながりまで含めた、彼らの文化的理念の全体的図である。また、すでに対応しなくなってしまった事象は極力避けたい。マッケロイとタウンゼントは、著書の後半、イヌイットの人々の健康状態が、定住性や食生活の変化、保護居住区内での生活、そしてアルコール中毒などの要因で、いかに悪化していったかを記述している。これらの要因の出現は、歴史的力がイヌイットの環境適応力を上回ってしまったことに起因している。ここでもう1つ重要なことは、適応のための慣行、例えば人口統制のための女児幼児殺しが、外からの視点では時として残酷に見えることもあるという点である。

3冊目に紹介したい教科書は、セシル・ヘルマンの『文化、健康、そして病い (Culture, Health and Illness)』(1994 年第 3 版) である。これは、非常に詳細な記

録であり，世界中から集められたあらゆる症例記録と引用とが網羅されているかなり広域の大要である。本書では，ヘルマンの大量資料の模倣をするつもりはない。ここでは少ない事例をより深く掘り下げて考察することが目的である。例えば，医学の多元性と民族医学を日本（Ohnuki-Tierney 1984），メキシコ（Finkler 1994a），そしてニューギニア（Frankel 1986, Frankel and Lewis 1989）の事例から，単一ではなく多数のテーマが浮かび上がるように考察することである。

　ヘルマンに習うところは，医学体系とは，人体に関するすべての理論と経験によって，大局的に捉らえなくてはならない，という点である。そして，我々が病院へ行き来する行為などの医療の手順も，世界の伝統医療が行う癒しの儀礼として捉らえることができるという点である。言い換えれば，ヘルマンの視点は，我々と同様に地理的にも分析的にも，グローバルなものであるということである。ただし，本書ではヘルマンより，民族誌的発見を一層掘り下げて考えることに重点を置いている。少数の事例研究に集中することで，アメリカの人類学者，クリフォード・ギアーツが「濃密な解説」［一般的には「厚い記述」と訳されることが多い］（Geertz 1973）と称した印象を提供し，かつその結果を飲み込みにくい「シチュー」にならないように勤めたい。

3, 概　念

　「濃密な解説」は，万人の舌に合うようなシチューを作るといった単純なことではない。その材料となる概念がしっかりしていなくてはならない。我々は，以下に示す通り，相互に関連のある3つの概念を軸にしている。

 1, 疾病と病いの区別
 2, 治療と癒しの区別（本書［原著］の題目となり，結論（第14章）の基礎となるもの）
 3, 身体と精神の関係

(1) 疾病と病い

　ホレイシオ・ファブリガ（Horacio Fabrega 1974）とアーサー・クラインマン（Arthur Kleinman 1980）は，この2つの概念について有用な定義を書いている。そして，クラインマンの定義を，カヤ・フィンクラー（Kaja Finkler 1994a: 5）が次のようにまとめている。「疾病（disease）とは生物学的，生化学的な機能不全を意味し，病い（illness）は，文化的側面において，患者が機能しづらいと感じ

ることである」。

　このように定義することは，疾病の概念は生物医学に属し，18世紀以降ヨーロッパとアメリカにおいて発展してきた科学思想の，とりわけ近代化された治療法の産物であることを認識する必要がある。一方，病いとは，文化的背景の異なる世界中の人々に共通に認識され得るものである。こう言及することは，考え方に縛りを掛けてしまうことにもなるが，同時に病いはほぼ普遍であることも意味する。この限界を踏まえてさらに進めば，生物医学的側面から医師が疾病を診ている時でさえ，患者の気持ちは体験している具合悪さという病いの側面に終始しているといえる。

　次に，特定の文化の中で生物医学的な疾病の概念が抜け落ちていたとしても，ある種の状態にあることを表す微細な判別の仕方や，広く，悪い状態に陥っているかまたはその兆候が現れているのかを，我々にも理解が可能となる類似の体系が整っているということである。しかしこの考え方は，例えば「霊からの攻撃」を疾病の概念で捉えてしまうように，時として「疾病」の概念を拡大しすぎることもある。したがって，用語の用い方は実用的でなければならない。最も広い意味では，しかし，この定義は狭い意味での特定の状態（疾病）と，より広い体験的設定（病い）とを区別するには有効である。場合によっては，「医師」と「患者」の観点の相違を定義するのと同じぐらいの有効性がある。

(2) 治療と癒し

　この区別も，先に述べた定義とある程度同質のものである。他の医療人類学者と同様に我々がこの用語を用いる時，治療は特定の状態を効果的に治すことを指す。例えば，外傷や下痢，または回虫の駆除といったものである。対照的に，癒しは，その人全体，もしくは体全体を，身体的，精神的構成要素の両方から成る1つの統合体として見なす場合に用いられる。この観点では，生物医学は癒しではなく，治療に対応するものであり，また，代替医療や様々な文化の中の医療体系は癒しの哲学によるものとして，治療の範疇の外にあるものである。

　ここにもまた限界や危険性が含まれる。所与の文化的側面の中では，必ずしも治療と癒しが同格に捉えられているとは言い難い。片方がもう一方よりも比重が大きかったり，両方がバランスよく存在してみたり，危ういバランスの中で存在していたりするのである。フォスターとアンダーソン（1978）の評価では，「非西洋的」体系は，癒しには有効でも治療にはあまり有効ではないとしている。し

かし，そのような体系も，両方の考え方を収容し適応させることが可能であり，それによって多元的側面での生物医学の登場に対応することができ，かつ癒しの考え方も必要な部分，もしくは必要に応じて共存させることが可能なのである。したがって，この区別は変化の問題を扱うときに有効であり，また「患者の満足度」の問題にも対応するのである。とはいえ，この区別を基礎づけている「身体的」とされるものと「心霊的」とされるものの確固たる違いに関しては，注意深く見ていく必要があるだろう。

(3) 身体と精神

　ルネ・デカルトが活躍した当時から，身体と精神を区別することは，ヨーロッパにおける近代哲学および科学の発展の基礎となってきた。デカルト自身，中世を凌駕した身体と魂の定義をより精密にして見せたのである。とはいえ，デカルトの思想が哲学の世界や日常に広く普及していたというのではない。現象哲学では，すべての思考，理念，経験，そして知覚を，日常が我々に見せてくれると同様に（A, Strathern 1996 参照），「具現化（embodiment）」と呼ばれるものに重点を置いている。

　しかし，この2つを区別することこそが，生物医学の場面では非常に重要であり，物質主義的傾向を大きく与えることになる。このことが現在のマイクロ・バイオロジー（微生物学）の発展にも通じる科学の飛躍的発展を導くのだが，同時に全体論的観点から見れば，健康を論じる時，身体と精神という二分法を超越するか，少なくとも両方にまたがる必要があるとの認識もある。人の身体とは，この2つが統合された有機体であり，身体と精神は常に生化学的構造で通い合い，そして「文化的パターン」とは「身体的」と同意語である，との認識である。言い換えれば，前述（2）にあるように，治療と癒しを区別し，定義することも可能であるが，治療は感情の状態に左右され，癒しも身体の状態に左右されるのだということにも気づかなければならない。全体論的アプローチではこの2つが包括される。

4, 本書の構成

　本書は，研究者，通文化的に医学を扱った学問に関心を寄せる一般読者，そして大学院生もしくは学生が，それぞれ違った読み方をするよう構成されている。そのため，医療人類学に対するより深い知識を必要とされる部分も出てくるであ

ろう。広く民族誌的な記述を用いることで，読者に議論のつかみ所を提供し，前述の定義を用いて展開される体験学習的な分析を評価できるよう，知識の共有を試みている。同じく前述にあげた他の教科書との競合を意図するものではない。しかし，本書は本主題に関する入門書としては有効であると自負する。また，本書を教科書として利用する教員のためには，巻末に各章に関する問題集も掲載した。これらの問題の答えは，本書の中に見出せるものであるが，読者の社会に関する知識量によっては，さらなる学習を要することになろう。

　本書を構成する12の章では，以下のように複数のテーマが扱われている。身体と体液システム（第2章，第3章），儀礼的慣行（第4章，第5章，第9章），医学の多元性と現代の状況（第6章および他の章中にも多数触れている。例えば，第2章と第7章），治療と癒しに関する医師と患者の関係（第8章，第12章。その他の引用もあり）。加えて，民族精神医学的調査（第8章），疫学（第10章），豊穣性と再生産（第11章），そして批判的医療人類学（第13章）にも焦点をあてた。結論では，多岐に渡るこれらのテーマを統合しつつ，医療人類学における治療と癒しの観点の価値を分析および説明する。

　まずは身体について話をはじめよう。身体の話は，医学体系の基礎となるものであり，また通文化的に多様なものでもある。人類学者の中には，「身体」そのものは通文化的に普遍のものではない，とする向きもあるが，我々は身体を「具現化」として捉え，議論を進めようではないか（Csordas 1994）。

第2章　治療法の形態−体液システム（1）

　フォスターとアンダーソンは，世界の医療形態に関する初期の古典的な研究の中で，病いの説明のために，パーソナリスティクな体系とナチュラリスティクな体系の区別を試みている（Foster and Anderson 1978: 53-54）。パーソナリスティクな体系において病いは，邪術か先祖の悪意のある行動に起因する。ナチュラリスティクな体系においては，身体の仕組みそのものか，もしくは宇宙エネルギーが偶然にもたらしたもの，と考えられている。生物医学と，その前身であるヨーロッパの体液医学は，共にこの後者に分類され，人類学者が調査対象としてきた世界の民族の中で行われる信仰や慣行は，前者に分類される。こうした分類はまた，「理想系」とも称され，歴史的要因が伴えば両者の融合は可能であると考えられている。だが，パーソナリスティクな医学と体液医学は容易に融合できる一方，ヨーロッパ型医療では生物医学の台頭が体液医学的概念を排除してきた。

　パーソナリスティクな体系の中で，病気の原因は道徳やコミュニティの問題と直結しており，これに伴う行動は［コミュニティに属する］人々の感情と連動し，身体の状態に影響するものである。したがって，なぜ病気になり，どのように治療をほどこし，癒しを与え，そして健康を維持できるのかを考える時には，身体の働きだけではなく，感情や道徳についても，そして感情や身体と連動して動く霊や宇宙エネルギーとのかかわり方まで，種々雑多な要因のすべてを熟考してあたらなければならない。この複雑な作業を「治療法の形態（regimen of treatment）」と称する。

1，ヒポクラテスと体液医学

　パーソナリスティクな医学と体液医学がどのように融合できるのかを理解するために，まず「体液医学」とはどういったものなのかを理解する必要がある。この考えは，おもにヒポクラテス集典と名づけられた著作物からきている。ヒポクラテスとは，460〜377年 B.C. に生存したといわれるギリシャ人の医者である。

この集典の中には，ヒポクラテス以外の多くの人間の講義や論文が載っており，これを訳したジェフリー・ロイドがその前書きに記した通り，体液医学論の範疇と思われるものの中には，登場する学者の間でも，多くの食い違いがある（Lloyd 1973: 9）。

　この集典を通して容易にわかることは，ヒポクラテス的考えが，いかに生物医学の発展に多大な影響を与えたかということである。しかも，これが体液医学の考え方からなるものではなく，問題解決のための，実用的，経験的，かつ論理的なアプローチによるもので，患者を間近に観察し，体質などの個人差を考慮したうえでの結論づけは，非常に説得力のあるものである。

　体液医学理論は，この中の科学者数人によって観察と解釈の1つの枠組みとして引用されるが，彼らが第1に考えたことはその治療法は実際に効果があるかどうかということである。ロイドは，この傾向をさらに次のように分析している。当時の医師たちは，彼らの職業的地位を確立するのに必死で，医療専門家として彼らが他の者たち，例えば産婆，薬草師やまじない師といった者たちよりも，いかに優れているかを証明して，治療費を払ってくれる顧客を獲得する必要があったのだ，と。このような実践的ヒポクラテスの伝統は，後の体液学の衰退の中を生き残り，いまだに触診や排泄物検査の場面で生物医学の重要な一端を担っている。

　この事実にもかかわらず，ヒポクラテス理論の最大の遺産は，疾病への体液学的アプローチと体液分泌の正常化であると思われている。この理論の分類は，ガレン（A.D.129 − 200）［ギリシャ名ガレノス］という内科医に負うところが大きい。小アジアのペルガモン出身のギリシャ人であるガレンは，A.D.162 年以降，ローマでその主だった業績を残している。彼の残した研究は後に，11 世紀から 12 世紀にかけて，アラブのアビセナやペルシャのアベローズといった学者の著書からヨーロッパへと伝えられていく。

　それでは，ヒポクラテスの書を読み解くことから始めよう。初めに「人の本質」と題された生理学の講義である。この中で人体の構成物質は，血液，粘液，黄胆汁，そして黒胆汁の4つに分けられている（評論家らは，この分類にある最後の物質は存在しないものであり，また，粘液と胆汁は病理学を示唆するものであるが，血液はそうではないとコメントしている。この解釈は，血液を健康と同格に扱う医学に通じうるものである）。健康体とは，これらの構成物質，すなわち体液がそれぞれの力に応じて均整が取れており，よく混ざり合っている状態を指す。

良い混ざり合い（ユークラシア－eukrasia）は健康であり，悪い混ざり合い（ディスクラシア－dyskrasia）は病気である。また，痛みの原因とも考えられる。体液を体外に排出することは不安に通じ，体内に漏れ出ることは痛みに通じる。このように身体の構成物質を4つに分類し，バランスを考慮する学説は，例えば身体の構成物質が血液1種類だけであるとする学説とは相反するものである。

　著者は4体液理論をさらに掘り下げ，季節を重視する考え方に結びつけていく（もちろん，季節の拡大は季節が存在する場合のみ可能となる）。冬には，体内で粘液が増える。なぜなら，粘液そのものも冬と同様に冷たいからである。春になると血液は増え始め，夏の湿潤で暑い時期を通して増え続ける。夏の間と秋にかけての暑く乾燥した時期に，胆汁が増え始め，血液が減少し始める。夏は黄胆汁が，秋には黒胆汁が主である。

　疾病の多くは，季節ごとに体液間のバランスが崩れることから派生するといわれている。1つの体液の過剰は，正常な体液のバランスを回復させる治療を必要とし，医師が反作用の原則を治療に用いるのに通じる。湿潤に対して乾燥，暑さに対して寒さという機軸は，体液の4原則が，アグリジェント出身の哲学者エンペドクレス（495－435 B.C.）の確立した4大要素と肩を並べるものである。エンペドクレスは，地，水，空気，火は，「4つの根」（リゾマーター－rhizomata）であり，一定の混じり方をすることによって骨や血液を構築する，と説く（彼はまた，愛情や争いも，宇宙において4大要素が働くことによるとも説いている）。4大要素には，熱さと渇き（火），寒さと乾き（空気），熱さと湿気（地），そして寒さと湿気（水）というように，それぞれに特徴があるとされる。ヒポクラテス集典の中にも4大要素の区分は記されるが，季節と体液の関係においてのみ登場する（体液はジュースを意味するギリシャ語の chymia（juice））。

　前述の4つの要素が複雑に絡み合うことを，人類学者はエスノセオリー（ethnotheory）と称している。このような理論は，伝達され，文化的に再生産されることで，基本的な思考様式となる。ここまでに要約してきた医師や哲学者たちの学説は，もちろん，彼ら自身のために組織化されてきた発想であることに違いはない。しかし，彼らはまた，当時の文化として流行していた考え方や慣行を取り入れ，新たに彼らの考え方を注入してきたと考えるべきであろう。

　しかし，この種のエスノセオリーは，人々が考えることを決定するものではない。ヒポクラテス集典でも，著者のうちの幾人かは，概要論を避けているし，全員が体液の活動を修復する別々の要因を考えている。ある要因では，体液の正常

な混じり方に個人差があるとされ，後に性格の分類学を発展させた。他の要因では，食事，運動，そして体内物質の流れ方を医学的観点から重要性と考え，患者の性質に合わせて調整するというものである。ここでもまた，実用主義，観察力，そして実験に重きが置かれ，エスノセオリーを型どおりの応用論にはめ込むのではなく，より実践的に取り込もうとするのが見て取れる。さらには実際の医療に携わる医師たちとも直結していく。彼らには，先にも述べたように，患者たちに自分の治療法や考えを受け入れてもらう必要があった。体液理論が患者たちにとってまったく異質の考え方であったなら，ヒポクラテス派の医師たちも治療法として用いることはなかったであろう。一方，理論の応用は，治療後の反応や結果に照らし合わせることができる程度の柔軟性が求められたであろう。

　集典では，実際の治療の場面において，健康を回復するために食事療法と運動が最も重要な要素として取り上げられている。食事では，取り込みや除去の用法を用いてバランスを取り戻し，体液の良い混ざり合い（ユークラシア）を促すためには運動を必要とすることになる。体液理論の処方は，今日，生物医学でもよくいわれる，予防医学や健康促進の観点と類似する。再言すれば，体液理論の治療法が当時の患者たちに受け入れられたのは，彼らの身体観に合致し，同時に正当化されていったのであろうと推察できる。

　同様のことが，ガレンの場合にも当てはまるだろう。ガレンはローマの開業医であった。彼は，ヒポクラテスの書にかなり忠実であり，プラトンを尊敬し，プラトンの先験主義とよく似た自然観を取り入れていた。ガレンの見る自然界とは，ただ単に秩序が保たれているものではなく，すべてのものが4つの要素から作り出されている職人が創造したような世界である。ガレンの観点からは，疾病は不自然なものであり，健康は自然と調和した状態，すなわち「自然の治癒力（the healing power of nature －ラテン語で「vis medicatirx naturae」）」として知られるようになったものである（Brian 1986: 4）。これと同じ状態が，ヒポクラテス派のいうところのバランスである。例えば，血液は春になると増加すると先にも述べたが，血液の増加は春という季節が温暖なために，危険なものではないとされる。他の季節では，血液が減少するのは危険だと考えられ，また節度なく増加することも過剰（plethora）の理論から病気に通じると考えられた。食物の種類や質・量は，逆に体液のバランス，特に血液に直接影響を及ぼすものであろう。この観念はしばらく後，17世紀のイタリアに至っても普及し（Camporesi: 1995: 39），ガレン論を継承する形で登場する，快活（sanguine），短気（choleric），冷静（phlegmatic），

躁鬱（melancholic），といった四大気質の理論にも影響したと思われる（Brian 1986: 7）。血液は熱く湿っているため，同じような質の食物がその増加にかかわっているという考え方である。

ヒポクラテス論では，身体と精神が共に体液のバランスと季節に影響を受けるものとみられ，食物形態は重要視されている。「健康の手引き」にある論文には，季節ごとの食事療法を書いたものがある。例えば，冬には食物は豊富に摂るべきだが，飲み物は少なめにして，薄めていないワインを摂ること。また，身体を暖かく乾いた状態に保つため，パンや炙った魚の他，少な目に野菜を摂るべきこと。逆に，夏には大麦のパン，水で稀釈した多量のワインとゆでた肉を摂り，暑くて乾いた季節に身体を涼しく，やわらかく保つようにと書いている。身体の様々な部分のバランスを保つことも強調されており，心臓，脳，そして肝臓は，おのおのの乾いて熱い，湿って冷たい，湿って熱いとされていたので，稀釈されたワインは夏の間，心臓が熱く，乾燥しすぎるのを防ぐと考えられていたのであろう。

実践的な民族生理学的観点や生態学的な観点から見れば，このような考え方を基盤に，食物の系統化が進んだこともうなずけるだろう。ヒポクラテス派の医師たちは，ただ熱い，寒い，と単純に食物を分けるのではなく，慣行や慣習，そして個々の経験を基に，食物摂取法のアドバイスを行っていた。しかし，セルサスの頃には，すでにこのような食物の分類は存在しており，ゆでた肉が身体を冷やす，濃いワインは身体を温める，といったように，ヒポクラテスのものと同じような記述を見つけることができる（Foster 1994: 7）。

ここまで，ヒポクラテス集典が多面的かつ経験論的であることを説明してきたが，これをそのままジョージ・フォスターによる「ラテンアメリカの体液医学論」の検証につなげていきたい。フォスターの論もまた，多分にヒポクラテス的なものである。アラブの学者たちが訳したヒポクラテス医学の伝統が，7世紀末にイスラム教徒たちによってスペインとイタリアに伝えられ，これが中世ヨーロッパにおける体液医学の基礎となったと論じる。フォスターはさらに，スペインからラテンアメリカにこの考え方が渡って行ったのだといっている。このテーマはさらに掘り下げるが，まずはラテンアメリカの体液医学の概要を述べることにしよう。

2, ラテンアメリカにおける体液医学—概要

体液（humoral）という用語は，生物工学的な医学分野においては，抗体（免

疫グロブリン）を用いる複雑な免疫反応を指す。体液性免疫といい，これら免疫グロブリンはウイルスなどの抗原を不活性化したり，壊したり，取り除く作業を行う。しかし，人類学的アプローチでは，この用語は身体と健康維持についての包括的な概念を指す。今日，世界には大きく3つの体液医学形態が存在する。伝統中国医学，インドのアーユルヴェーダ医学，そしてラテンアメリカの民間医療である。これらは，地域間で多少の違いはあるが，基本的には，食物，活動，感情，病い，そして治療法が熱い物と冷たい物とに分類されている点では，体液医学の体系に添うものである。

　ここで重要なのは，これらの治療法を研究する時には，様々な方法で行われる治療法の形式だけにとらわれないことである。旧世界体液医療の典型では，物の湿りと乾きの要素も用いるが，ラテンアメリカにおいてはこの概念を取り入れることは稀である。しかし，治療法が用いられる時，それが環境や地域文化のシンボルや比喩とどのように相関するものなのかが，その治療法の体系を特定するヒントとなる（Colson and de Armellada 1983）。例えば，体温の急激な変化（氷水に浸かったとか，過激な運動をしたなど）が病いを引き起こすという考え方は，環境適応論的な所以と同様に，特定の体液医学的発想でもあり得る。他の積み残された学説論議のように，このような場合もまた，誰かが興味を持って研究し，仮説に至って初めて，有用であるかないかの学術的判断がつくのである。

　世界のどの場所でも医療は本質的に多元的であり，人はどのように，どこで，誰に病気を治してほしいかを選択できる。健康問題を構成するものは，往々にして文化的に見解が異なり，「精神」と「身体」を完全に別個の物として考える（西洋のデカルト思考の中では顕著である）地域文化もある一方，この2つを問題の性質と治療の点からも切り離しては考えない，全体論的（holistic）見方を取るところもある。

　生活環境の変化に伴い（例えば，植民地化されたことで章生活や居住様式が変わるなどの影響で，異質の感染源にさらされるといったような場合），新しく出現する疾病には，同じように新しく出てきた近代型の治療法の方が効果的な場合が多く，その逆に，元来あった病気にはその土地の土着の治療法の方が用いられる場合が多い。しかし，実際にはここに述べるように単純に区別できるものではない。実際の治療の場面では，最善の治療を施すために，近代型と土着型両方の治療法を併用する場合が数多くある。生物工学的医療は近年，大躍進を遂げ，この治療法を受けることが可能な世界中の人々は，病いに対してもこのアプローチ

を選択する場面が多くなってきている。だが，ラテンアメリカにおいては，病院，診療所，あるいは医師へのアクセスが，地理的に困難であったり，医療体制の民営化が進むのに伴い，高価になる医療費に対処できない多くの地域の人々がいる。これらの人々にとって病いを説明できるのは，熱い物と冷たい物に分けて考える体液療法であり，それこそが，健康を維持する唯一の術となる。フォスター(1994)は，しかし，体液医学はおもに伝統的医療の効能を支えるものであって，その方法論を示すものではない，と結論づけている (p.75)。

体液医学は本質的に，柔軟性に富みかつ大胆である。ラテンアメリカでは信仰や慣行は，個人のみならず，村，地域，果ては国によっても千差万別である。同じ土地にあっても，時とともに考え方も違ってくる。人が健康と病いに対する考えを整理しまとめていく方法や，また多元的な社会における多種多様な健康維持に関する方法論をどの程度まで肯定的に捉えるか，あるいは否定的に捉えるかは，往々にして文化を背景にしたイデオロギー的な信念の相違を反映するものである。

ペルーのアマゾン川流域に居住するメスティゾ族の病いのモデルを研究した結果，この人々の中には3種類のモデルがあることがわかった（Kamppinenn 1990）。神の病い，妖術による病い，そして恐怖による病いである。この体系においては，体液の不均衡が単純な病いの原因とみなされ，妖術による病いには生物工学的医療は効かないと考えるけれども，単純な病いには有効とみなされている。イデオロギーの違う両者から，同時に治療が施された場合に，片方をもう一方に沿うように変えることを求めたり，どちらか一方だけを選ぶように求めたりされた時には混乱と反発が生じてしまう。人は信じる治療法のみ受け入れ，信念はより大きな文化的信仰を基盤として培われ，しばしば社会経済的要因が働くものである。階層の開きが大きい社会においては，異なった医療体系同士のかかわり方は，社会機構の中の不平等を反映することがままある（Pedersen and Baruffati 1989）。

健康に関する問題を取り巻くイデオロギーは，社会化への過程の脈略からも考察が可能であり，支配者への抵抗を表明する道具としての役割を果たすものでもあり得る。この見方からすると，ジェームズ・スコットのいうところの「相互理解（mutuality）」の概念は，従属階層において重要性が高くなる。ゆえに，病いの原因と治療を取り巻くその土地固有の理念というものは，社会機構の中の支配域の外に自発的に発生し，「実施，精錬，制度化，流布」と展開されるものであ

る（Scott 1990）。

　ボリビアにおける医療の多元性についての研究で，クランドン・マラムドは，土着のアイマーラ（Aymara）族の信仰と，ヒスパニック系民族医療の流れを汲む体液医学との融合を記述している。例えば，病いの原因は時として呪術によるものであったりもする。アルティプラーノ高原のアイマーラ族では，カーンアチャチ（khan achachi）と呼ばれる幽霊の機嫌を損ねた（肉，酒，などの貢物が原因）ことで，病いや不幸が起こるとされたりもする（Crandon-Malamud 1991）。しかし時には，人々はヒスパニックの伝統的な考え方や知識を用いたりもする。

　このアイマーラ族とヒスパニックの伝統との融合体はさらに，生物医学的な病因論や治療概念とも組み合わせられる。そこには人々の確固たる方法論が介在し，別個の医療体系を巧みに使い分けているのだろうが，いずれにしても，よく整備された，信仰を含む理論体系，社会経済的現実，そして理性による抑制がその決断を導いていることには違いない。

　ボリビア高地を含み，場所によっては生物医学と土着医療のはっきりとした線引きがされてない所もあり，また，土着医療も諸派統合的なものである。体液学体系においては，熱い物と冷たい物といったように，物を対極に置く考えが不均衡を被る場面でも用いられる。グアテマラの体液医学研究の中で，マイケル・H・ローガン（Michael H, Logan 1973）は，その分類の基準は，個々の物質ないし行為の実際の現実的な性質というよりも，むしろ「その物や精神状態の内面的，あるいは本質的な性質」によるものだと記述している（p.387）。例えば，メキシコのチンツンツァン地方におけるアンケート調査で，79％が氷を「熱い」と分類している（Foster 1994）。また，グアテマラでは髄膜炎や肺炎（共に高熱を伴う）は「冷たい」に分類される（Logan 1973）。このような分類法の解説が，フランク・リップ（Frank Lipp 1991）のメキシコ南西部に居住するオアハカ州のミヘー族の研究の中に，以下のように記されている。

　　「薬として使われる植物は熱い，冷たい，と中庸，に分類されている。例えば松のようにぴりっとくる味の植物は「熱い」とされ，焼けるような感覚のあるものは，毒性があると考えられている。苦い味のする植物は「中庸」である。次に，額に乗せて熱いと感じるものは「冷たい」とされる。何も感じられないものは，「熱い」か「中庸」と考えられる。「冷たい」植物はリュウマチの類の病気を治療するのに用いられる。「熱い」植物は，熱さましや，悪寒を和らげるのに用いられる」（p.186）

体液医学を基にする形態では，いずれかの性質が強くなりすぎることは，望ましい状態である恒常性に悪影響を与えると考えられ，バランスを保つためにも，修復するためにも，熱い物と冷たい物の摂取量や接触を操作する必要があると考えられている。だからといって，過度の熱い状態に対して，冷たい物を与えることによってバランスを修復するように，すべての病いや治療が単純に2分されているとは言えない。熱い状態とされる不均衡（例えば，異常な怒りを感じたり，妊娠中であったり，重労働をしたり）に，陥った人は同様に冷たい状態（水浴び，ある種の食物や薬）に晒されると不均衡を起こしやすいと考えられてもいる。一般的には，いずれかの作用が強い状況下に置かれたり，偏った暴飲暴食は病いを引き起こしやすくさせ，そのような場合にはあまり害のないものを用いて対処することができる，と考えるものである。時には，すべての活動を休止したり，断食することも，過多を緩める方法とされる。

　熱い物や冷たい物の攻撃を受けることで，病いが引き起こされると考える地域もある。例えばフォスター（1994）は，下痢の病因を強い感情的なショックを受けた時に胆嚢からの熱い胆汁の「洪水」が胃を冒したり，豆のスープやアイスクリームなどの「冷たい」食べ物を摂り過ぎたことにあると解説している。ペルーのリマでは，下痢は冷たい物の「侵略」にあったと考えられたり，「冷たい」食べ物の摂取から来ると考えられる（Escobas, Salazar, and Chuy 1983）。この理論は注目に値するものかもしれない。細菌性の病因を排除する考え方では，下痢の種類によっては流行させてしまったり，有害な治療を施すことにもなりかねず，特に幼児の場合には必要な栄養素を含む食物の未摂取にいたる場合も考えられる。

　妊娠は世界的に「熱い」状態とみなされるものの1つである。アステカ族の伝統の中では，冷たいと分類される「プルケ（pulque）」と呼ばれる酒を妊婦には注がせない。これは，せっかくの酔いを妊婦が奪ってしまうと考えられたからだ（Ortiz de Montellano 1990）。妊婦を熱い状態と見なす体液医学的見解は，一部では，妊婦の体内での血液の増加に帰する考え方である（生物工学的医学でも，ホルモンの変化や熱力学的な変化が，妊婦の心血系の循環を増大させるということを含む定説が存在する）。妊婦はその熱い状態ゆえに，豆，豚肉，炭酸飲料といった冷たいと考えられる物にも抵抗力があるとされる。グアテマラの産婆たちは，熱いまたは冷たいハーブティーを使い分けたり，マッサージをしたりして妊婦の体液の均衡を修復する。こういった治療は，特にストレス，過剰な怒りのようなも

のに対してよく用いられる（Cosminsky and Scrimshaw 1980）。ラテンアメリカ全土において，妊婦と胎児の健康を維持するとされる行為の多くは，体液医学理論が根底にある。

　どんな医学形態でも同じことだが，人の持つ信仰や文化は，疾病や病いとの接し方に，効果的とはいえない取り組み方を生むものである。生物工学的医学においての例としては，ビタミン治療に対する捉え方がある。この分野における多大な研究をもってしても，医師間に共通した見解をもたらすものはない。極論ではあるが，例えば脂肪分解性のビタミンなどは，摂取量を誤ると，深刻な病いを引き起こすほど危険なものである。体液医学とその教義は古来より脈々と引き継がれてきたものであり，その大部分は身体の均衡を保つことに関するものであり，病いになった場合には健康状態を回復させるための理論である。

3, フォスターの学説―パーソナリスティックな理論とナチュラリスティックな理論

　ここまで我々は，体液医学がナチュラリスティックな視点をも持っているが，パーソナリスティックな要素にも順応している，と述べてきた。ラテンアメリカにあるものは，まさにその順応性を裏づけるものである。例えば妖術や邪視といったものは，身体の体液バランスを冒すことで効力を発揮すると見なされる。ゆえに，この2つの理論からなる影響は，共に働いてある結果を引き起こすものであって，両者を別個の，もしくは相反する病因としては捉えられていない。

　しかし，このような形態を真のヒポクラテス体系である，とは言い難い。なぜならば，それはヒポクラテス理論を構築した多くの医師たちの経験から来る崇高な科学的根拠を，裏切ることになってしまうからである。だが同時に，ラテンアメリカの事例は紀元前5世紀から4世紀にかけて，ギリシャで一般的とされてきた考え方に対応するものであるとも考えられる。ヒポクラテス集典にはある特定の治療体系があり，その中ではナチュラリスティックな理論を根本とした，身体の構成や状態を統制することに重点を置いた理論がある。パーソナリスティックな理論では，しかし，疾病を引き起こした，もしくはもたらした原因に対して相反する作用を持ったものを用いることに重点が置かれる。この意味するところは，まったく別個の診断と治療を行うということである。このとき，2つの理論が組み合わされてことにあたる場合には，難解な結果をもたらすことになるだろう。反面，ヒポクラテス的な複雑な手法は，多分に部分的にしか適応されないであろうとも考えられる。

第 2 章　治療法の形態　　19

　この選択的適応の過程こそが，フォスターの興味を引いたものである。彼の意見では，まず，体液理論を新大陸に持ち込んだのは，スペイン系のエリート集団(医師や官僚)で，その後に民衆の中に浸透していった。理論の移植の方法に含まれるのは，病院，宣教師，薬屋，そして，植民地政策時代には広く配布されていた家庭の医学書（recetarios）をあげている（Foster 1994: 155）。次に，熱い・冷たいの理論はそのまま受け入れられたのに対し，湿り・乾きの理論は，熱い・冷たいの理論に同化させられるか，またはばっさりと切り捨てられる形となった。これは非識字率の高い社会では，致し方ない結果であったとしている。この最後の点は議論の余地があるかもしれないが，すでに土着の医療理論の中に，相反する作用のものを考える基盤があった地域においては（アステカ族の場合のように），この「熱い」ものと「冷たい」ものに大別する考えは，容易に受け入れられるものであったと想像するに難しくない。
　さらには，スペインという新しい支配者たちによって持ち込まれた医術を，植民地化された側が，何とか固有の死生観の中に取り込もうと考えたとしてもおかしくはない（宗教でも，カトリック信仰が受け入れられている）。あるいは，支配者側もまた，自らの考えに似たものを植民地固有のものの中から見出そうとしなかったとも言い切れない。そうすることで，支配者側も，土着の文化を「より高める」努力をしていると考えたであろうし，これはまた，推定上の文化的相違を真性のものと区別する作業の中で派生するとも考えられる。
　しかしながら，体液理論が受け入れられるためには，まず体液の存在そのものを熱い・冷たいの理論と，疾病を反作用するもので治療するという理論と共に移植する必要があったであろう。フォスターによるメキシコのチンツンツァン地方の研究の中では，熱い・冷たいの考え方が（熱学的であろうが比喩としてであろうが），身体の捉え方の主流になっており，もともとの 4 つの体液で構成されるという捉え方ではないようである。
　となると，ヒポクラテスの体液理論ではなく，体液理論の簡易版のようなものであるといえる。もちろん，他の体内物質の影響も考慮されているといえる。例えば，血液は非常に重要視されている（血液は，他の体液医学的でない医療理論を持つ文化の中でも，大変に重要な物質である）。熱い物と冷たい物の考え方は，病人の治療に，環境を暖かくしたり冷たくしたりと整えるばかりではなく，食物の作用が重要と見なす幅を与えるものである（この最後の点はまた，フォスターが展開するように，「体液理論」が熱力学的な属性ではなく，比喩的な熱の属性

に根源を置くものなのではないかという議論を生む。我々はこの点を，熱力学的な考えは比喩的な考えに至るのではないかと解釈する，そして，多分に実用主義的な要因がここで登場することもつけ加えておきたい。なぜならば，もし冷たい状態と考えられる病いになった場合，その病人に与えられる食物は慣習として熱い物と見なされるものになるからである）。

　属性が慣習的に考えられるということは，チンツンツァン地方において感情もまた熱い物と冷たい物とに分けられることでも明らかである。怒り，恐怖，そして羨望は，胆汁が血流に送り込まれることで身体が熱くなると考えられている。羨望については，羨む本人は病気にはならないが，羨ましがられた対象が妖術の一形態である邪視（mal de ojo）に魅入られ，危険にさらされることになる。ある特定の場面では，この事例の感情の動きを介してのように，パーソナリスティクな理論とナチュラリスティクな理論がどのように交錯するかという問題に行き着くことになる。このような場面は，道徳や倫理的判断を伴うものであるため，パーソナリスティクな思考体系では当たり前のように起こる，病いと道徳性の相互関係に話を進めよう。

　この適例として，いくつかラテンアメリカの例をあげることとしよう。体液理論は，ナチュラリスティクな現象を病因と考え，食事療法だけではなく薬草も多用するという点においては，容易に生物医学の範疇に適応可能な理論である。フォスターの著書に「病気で死ぬ人間にとって，社会的な側面というものは，ほとんどないに等しい。個人は常に健康を維持することに努めるのであって，社会的に有用な状態を保つことに従事しているのではない」という1節がある（1994:77）。それでも，妖術が介在する場面では，「誰が」と「なぜか」という質問は出てくる，とも述べている。そして，研究の初期にバーバラ・アンダーソンと共に著した教科書の中で，メキシコの事例をあげ，ススト（susto－恐怖による魂の喪失）の状態が人間関係における社会的，道徳的側面と，密接な関係にあることを記している。

　紹介された事例の中に，あるメキシコ人とアメリカ人の夫婦の話がある。6人の子どものいるこの家族は，ある時夫側の親戚が長逗留したために閉塞感に陥る。妻は息苦しさや発汗に悩まされるようになる。彼女の姉と2人の祖母は，ススト と判断し，地元のキュランデラ（curandera－女まじない師）も同じ診断を下す。長逗留していた親戚たちに帰ってもらうと，程なく治った。別の例では，酒の飲みすぎを叱られた夫が，逆上して若い妻を殴りつけ，雨の中に追い出す。妻が実

家に戻ると，家族はまた地元のキュランデラのところに娘を連れていく。若い妻は妊娠しており，この時の恐怖体験がやがて生まれてくる子どもをスストの状態にしてしまうことを恐れたからだった（Foster and Anderson 1978: 149, 152）。

ここではスストの体液医学的見解は登場せず，フォスターも魂の喪失は体液理論の外にあるものだとの見解を持っているが，同じ土地で起こったこれらの事例が，体液理論を多用する集団の中で起きていることから，スストの状態とは，魂の一時的な喪失で生じる「体液のアンバランス」状態だと土地の人々が考えたとしてもおかしくないのではなかろうか。1つの集団の中で同じようなことが起きたということは，そこには体液学的(ナチュラリスティクな)考えと非体液学的(パーソナリスティクな) 考えとを結ぶ要素が存在すると考える方が，まったく関係のないものと考えるよりも妥当ではないだろうか。

しかしながら，この結合要素があるとしても，民族分布図的観点の中では埋もれてしまっているのも事実である。パーソナリスティクな要素は，大部分においてスペイン以前の要素と考えられており，ゆえに洗練された形での混在ないし同化はできずに，状況的な部分でしかナチュラリスティクな理論の中に組み込み得なかったとも考えられる。しかし，関連性を示すものが他の次元には存在する。ジャニス・ジェンキンスとマーサ・ヴァレンティのエルサルバドル研究の中に，女性がカロール（calor），すなわち熱さを体験する状況の記述がある。熱さはコリエンティス（corrientes －電流），フエーゴ（fuego －火），またはハマ（llama －炎）のように感じることを表し，これらの感情を引き起こすものの例の中に，恐怖，不安，そして怒りがある。カロールとは，スストを伴って湧き上がる感情の具現化であり，スストは社会的な人間関係に強く影響を受けるものである。ある女性は夫の表情から，自分が非難されていると感じたり，自分に無関心だと感じたりしたことで，この状態に陥っている（Jenkins and Valiente 1994: 168-172）。ジェンキンスとヴァリエンテは，スストをヒスパニック以前の，そしてカロールをヒスパニックの概念と捉えている。

この事例の中で我々は，この2つの概念が明らかに同時代に存在している様子を見ているのである。メキシコ奥地トラスカラ地方で吸血鬼研究を行った，ヒューゴ・ヌティニとジャック・ロバーツは，テトラチウイック（tetlachihuic）と呼ばれる邪術治療者たちの活動は，体液理論と別個のものである類感・模倣・感染呪術を基にしていると報告している。

しかし，邪術師たちはまた，強力な「風のエネルギー」から成るトラパルティ

ゾリッツィ（tlapaltizolitzi）の力を用いて，様々な身体的変化を引き起こすこともできるとされている。この「風のエネルギー」はまた，睡魔を呼ぶ「蒸気のエネルギー」に対抗できる力でもある。ヌティニとロバーツはまた，メソアメリカにおける「熱い」食べ物（カリエンテ－caliente）と「冷たい」食べ物（フリオ－frio）の分類法は，奥地のトラスカラでは身体的，精神的状態にも用いられているとしている。この点では，テトラチウイックの術はおもに「熱い」と「冷たい」状態に対峙，対立するために用いられる（Nutini and Roberts 1993: 52, 66）。しかるに，邪術者たちは程度の差こそあれ，体液医学理論の「熱さ」「冷たさ」と同様の次元で術を用い，治療と殺人の両方に対応させているといえる。

　ファーストは，古代メキシコの魂，フォナーイ（fonalli）の研究の中で，魂は暖かくしておかないと人は死んでしまうと考えられていたという発見をしている。また魂の喪失は，身体の「熱さ」「冷たさ」の均衡を崩すとも考えられていたと記している（Furst 1995: 31）。過剰に心理学的な側面のみ議論されてきたススト の概念を正すべく，彼女はまた，ススト が低血糖症や他の慢性疾患，さらに栄養摂取不足の兆候であるという説にも言及している（p.122）。そして，それぞれの土着の概念と新しく移植された概念とが混ざり合ったことは否めないにしても，新世界（新大陸）における「熱さ」「冷たさ」の分類に見られる体温バランスと健康を主流にする考えが，土着のものとして自然発生したもので，必ずしもヨーロッパ型の体液医学から派生したものではないという可能性も提示している。

　フォスターが比喩的分類の存在を強調するのに対しても，彼女は議論を生理学，環境学，疫学，そして過去のデータに基づいて展開している。彼女の説が正しいとすれば，フォスターの論理を真っ向から覆すものとなる。アメリカ大陸における「熱さ」「冷たさ」の理論は，体液医学の伝来がもたらしたものではなく，「生」と「死」を表すものとして初めからその地に存在していたものである，と。そして，おそらくヒポクラテス理論よりもはるかに洗練された形であったがために，体液理論の「湿」「乾」の概念は排除された（p.124）。この観点からは，体液医学的と非体液医学的とがどの時点で「交錯する」かの論議は起こってはこない。なぜならば，この中では非体液医学の魂の定義が，実はある意味では体液学的でもあり，また逆にヒスパニック以前の理論であるからだ。

　これと同様の考察が，ヒポクラテス的な身体のバランスを鑑みる治療法と類似点のある他の医学形態を見ていても登場する。次に，日本における概念を述べよう。

4, 日本－全体論的医療，多元論的医療，そして漢方医療

マーガレット・ロック（Margaret Lock 1980）は，日本における医学の多元性を研究している。彼女の生物医学論は，東南アジアにおける伝統的全体論医療の研究にその根拠を置いており，とりわけ日本の都市医療研究は詳細である。この研究の中では，日本に渡来した生物医学と中国の漢方医学とが支障なく交流できていることが明らかにされている。これは，日本では漢方医師も生物医師と同じ国家資格を取得しなければならず，よって漢方医師は両方の医学に精通しているため可能となる。生物医学に傾倒した西ヨーロッパでは「民間」医療に偏見がもたれたが，日本では漢方医学はそのような目に会わずに済んだということである。

他にもこのような自由な融合が可能になった点がある。まず，漢方が「日本文化」化した点である。保険も適用されるし，慢性疾患を患った高齢者にはより身体にやさしい治療法と受け止められている。こうした高齢者はまた，漢方医師の元へ頻繁に通うことができ，クリニックには社交場としての役割も生じている。そして何より，漢方医学は日本人の身体に対する考え方に適合していた。生物医学は身体を侵略するものであり，特に手術などは攻撃的な治療法と受け止められるが，漢方は食事法，栄養補給そして内から体内バランスを整える方法と受け止められている。

ロックは歴史的視点からも日本の医療研究を行っている。日本と中国の医療理論の架け橋となったのは朝鮮である。4世紀，朝鮮半島を経由して中国からの文献が流入してくる。それを追って，朝鮮人の医者が日本に診療所を構えた。601年，中国で仏教が認められるとその教えは日本に渡った。702年，日本にも厚生省が設立され「陰陽庁」という部門もでき，儒教哲学が広められるようになる。中国漢方も同様に受け入れられたが，処方箋通りの薬草や材料を手に入れることは，当時なかなか容易ではなかった。この間，仏教，儒教，そして道教の身体と健全の考え方が混ざり合い，火，水，風，地，の4要素からの成り立ちも受け入れられるようになった。

1569年以降，仏教は抑圧され，儒教が強要されるようになる。新しい医学論の台頭もあった。後生派（穏健）と，古方派（強力）医学などがその例である。もぐりの医者たちが，漢方と民間医療の混じった治療法を人々に与えていた。ここで漢方とは，6世紀に中国から渡来した全医療体系を指す。英語に訳すと「中国式」となる。近代日本においては，薬草を用いる医療は漢方と見なされるが，鍼（acupuncture），灸（moxibustion），指圧（massage）などの治療法は含まれて

いない（p.15，pp.50-66）。

　19世紀にはいると世界汎存医療（cosmopolitan medicine）も土台を固め始め，1824年，天然痘の予防接種（種痘）が開始され，1869年，ドイツ式の医学教育が導入される。1876年には，医師免許は西洋医学を学んだ者のみに交付されると政府判断が下されるが，1873年の時点では漢方医2万3千人に対し，西洋医学医師はわずかに520人しか登録されていない。この間，漢方医学への圧力は増し，家庭の中へと引き込まれていった。天然痘，結核，または外傷などに対する以外には，生活習慣や，民間医療として息づき，医師不在のまま治療法が受け継がれていった。このように競争心理による抑圧は，医学専門学校間の秘密主義につながり，独自性の強い技術が生み出されることとなる。1914年，北里研究所が設立され，医学研究が大々的に行われるようになる。1974年，東洋医学専門の研究分室も設立される。そして1976年，薬草処方が再び公的に認められるようになった。

　ロックはまた，日本のような産業先進国において，環境問題に絡み医療は全体論寄りになってきているとみており，これにはセラピー［科学的な治療も含み］が伝統文化的な象徴を取り組まないことには，効果が得られないという理解も働いていると指摘する。ロックは日本の医療を，コスモポリタン（凡存，普遍的），東アジア，伝統儀礼的（folk），そして一般的・民間（popular）の4種に分けて考えている。ここでいう世界汎存医療とは，いわゆる西洋生物医学を指す。東アジア医学には漢方，鍼，灸，そして指圧が含まれる。伝統医療（folk medicine）には，神社，仏閣で行われる治療を含み，民間医療（popular medicine）には家庭で行われる自主治療が含まれる。総体的に日本の医療水準は高く，年配層の多くはこれらの医療施設を頻繁に利用する。診察すると費用の還元があるポイント制度が導入されており，このため患者の再診は奨励され，年配層では特に外来再診率が高くなる（pp.1-20）。

　仏教僧が最初に日本に漢方医学を持ち込むと，それまで主流であった神道僧による治療に取って代わるようになる。神道僧は，神との「仲裁役」であり，清浄と不浄を考えの中心に置いていた。200年B.C.以前には，病気の治療はシャーマンが行っていた。後に儒教の教えが浸透し，現世の調和と親族のつながりが重用されるようになる。陰と陽の思想も導入される。陰は女性的で生産性があるもの，そして陽は，男性的で発展性を意味する。均衡は健全な者の理想と見なされるようになった。

疾病は，バランスの崩れから来るものと考えられ，また，エネルギー，「気」の対流が，周りを取り巻く物や体内でも行われているとされた。エネルギーの流れには道があるとされた。ある季節になると悪い物が体内に流れ込み滞留し，後に違う季節になると兆候をきたすようになると考えられた（p.37）。

　診断は，当時も今も変わらず，手首のいくつかの点で脈を取ることで下される。これらの脈は，それぞれ違う臓器の状態を表す。そして，治療は，身体の内と，周りの環境とのバランスと調和を取り戻すことを主とする。治療の手法は，後生法－「熱い」「冷たい」（陰と陽）－を用いることもあり，この場合，反作用する物が使われる。状態が「熱い」（陽）のであれば，「冷たい」物に分類される薬を治療に使う，ということになる。同じように，「冷たい」（陰）の状態であれば，「熱い」ものを用いる。また別の治療法に五味法があり，これは臓器を5つのグループに分け，それぞれに影響する5つの味覚，酸味，苦味，甘味，辛味，そして塩味を使う物である。治療には，状況に応じて様々な治療法の組み合わせが用いられる。また，鍼や灸治療，そして指圧でも，圧覚点が使われ，バランスの回復が図られる。東アジア医学では，セラピーは緩やかに施され，バランスの回復を促し，健康を回復させるのは身体自体に委ねられる（p.27-49）。

　子どもの社会性を育む手法としては，無言語法（non-verbal technique）が用いられる。母親の子ども管理は穏やかに，しかし絶え間なく操縦することが良しとされ，有言語法（verbal）は必要であるとは見なされていない。赤ん坊は刺激するよりも，おとなしくさせられるが，人との接触は頻繁に行われ，離乳後も親と寝ることが一般的である。子どもとの関連性は，父親よりも母親との方が強い。子どもは大きくなるにつれ，こぎれいに，落ち着いた行動を取ることが良しとされる。時として「甘える」ことは許されているが，あくまでも態度のうえだけである。病気になることは，その甘える行動ができる場合の1つとなり，責任を一時的に放棄できる時である。成人しても母親への依存は続く。若い母親は，子どもが生まれると実家に帰り，自分の母親にアドバイスをもらう。職場でも，病気による欠勤は大目に見られ，管理職の者も病気の後輩には甘くなる。

　日本人は，ロックに自分たちの病気や体の調子のことを積極的に話している。「気」の考え，つまり常に変動している状態の中での感情は，大変重要とされている。「気から来る」病いは身体にその兆候を現し，「気の」病いは精神の病気である。「気が変わる」という表現は精神病の症状を指す。「気」の管理のために社会性が求められる。

「腹」もまた重要で，これに呼応して胃癌に対して関心が高くなっている。胃薬の種類は大変豊富である。体の重力の中心，「丹田」はへそのあたりと考えられている。「腹」は，精神面の象徴でもあり，英語の「精神（mind）」や「心（heart）」と同様の捉え方がされる。気持ちの高ぶりは，まず腹から来るもので，腹巻（stomach band）を締めることで，「気を引き締める」のは通常に使われる。全般的に，汚れに対する神道の影響は強く，ガーゼマスクをしたり，サウナに入って悪い物を排出したり，病気の予防をすることもこの一端である。

食べ合わせの悪い物という考え方もある（きのことほうれん草など）。家族調査でも，神社，仏閣への参拝というのは，特に子どもが生まれた時の儀礼（神道）などは，上流，中流を問わずに行われているのが一般的である。しかし，医者にかかる代わりにこういった場所に行くということはない。鍼と灸共に，漢方や西洋生物医学と同様に用いられる。場合によっては，医者にかかるのと同時に，占い師のところへも行くことがある。特に病いが重く，予後がはっきりとしない場合には珍しくない。神社に詣でたり，第二次世界大戦後増えた新興宗教にすがる者もいる（pp.83-107）。

漢方医の診療所では待ち時間は長くなるが，待合室は大変快適で診断にあたる医師も非常に親身になってくれる。身体のバランスが崩れた場所を察知するには，周りの環境との関係も考慮して行われることが重要である。脈は東アジア的手法で取られる。生活習慣や，食事のとり方にもアドバイスがされ，潰瘍などには効果的である。心身症の要素も考慮される。

治療を受ける者の多くは，慢性的な疾患を持つものが多い。患者の意見は非常に興味深いものである。「ここのお医者さんたちは私のことをちゃんと診てくれるし，言うことをちゃんと聞いてくれる。科学と薬草の組み合わせというのも，気に入っている。ここでは，私は機械ではなく，人として全体を診てくれる」。聞き取りに応じてくれた人たち，特に40歳以上の人たちは，「世の習いに沿わないで暮らすこと」も病気になる原因だと考えている（pp.111-126）。

漢方医たちは生物医学を否定しているわけではないが，道教思想の自然との調和という考え方も信じている。彼らのアプローチは生態学的であり，恒常的である。彼らは，人を陰（受動的）と陽（能動的）の2タイプに分けて考える。気候が病気に与える影響にも敏感である（古代ギリシャのヒポクラテス派の医師たちもそうであった）。生物医学的アプローチは細胞のレベルで容認され，東アジア医学的アプローチは体全体，人の成り立ちのレベルで容認されている。コスモポ

リタンもしくは西洋医学の診断は，漢方では治療できない疾病に対して用いられる（pp.127-143）。

　薬草の多くは中国からの輸入であり，中国が値を吊り上げることで，年々高価になっている。投与量は，個人の体力と陰と陽の状態で異なる。時として患者に薬をすり潰し混合させることも，治療の一環として用いられることもある。病いの原因が１つしかないというのではなく，「相関的見方（correlative thinking）」から，様々な症状が宇宙の中でその身体をどのような状態に置いているのかという捉え方がされる。医師は，患者の生活の中のストレスを変えるということはせず，患者がそれに生物化学的に適応する手助けをする。患者は「どこも悪くはない」とはいわれない。医師たちもこれらの診療所で働くことを，自らの体験や家族の体験から決断する。彼らはまた，患者自身が自分の身体の医師になれると考えており，医学の要素には直感的な創造性もあると考えている。多くは柔道のような日本の武術に親しんでおり，自らを健康に保ち，他の者に治療を施すには日本の自然食を食すのが一番だと考えている（pp.144-154）。

5, 日本－文化，「日本人のばい菌」，そして身体

　マーガレット・ロックの研究を，もう１人の医療人類学者，日本人として，またアメリカで学び教鞭を取っているので，内と外の視点も持ち合わせいる，大貫恵美子氏のものと比較すると大変興味深い。大貫氏は，病いの構築に対する文化の影響と日本人の身体観の特殊性を強調する。

　大貫氏の記録によると，彼女は1958年，十代の前半からアメリカで暮らし始めており，1979年に最初に故郷の神戸で医療体制のパターン研究をしようと帰国する前に，北海道でアイヌ研究をしている。彼女の記述には最初に神戸に戻った時，「神戸の人たちは，不可思議な行動パターンと思考回路を持ち，奇異に写った」とある。しかし，まもなく昔のことを思い出し慣れてくると，研究の第２段階に進む前に平衡感覚を見失わないためにいったんアメリカに戻ったという（Ohnuki-Tierney 1984: 16）。第２段階目のフィールドワークは1980年に行われている。彼女は見事にこの目的を果たし，神戸の人々に顕著な体系と，それに関して彼女の人類学的知見を交えた研究を達成させている。

　体系の１つに，空間，特に衛生面に関連した物の捉え方の研究がある。日本人には，家の構造を見ると明解なように，「内」と「外」との区別がはっきりとしている。家の中は清らかできれいに保たれていなければならず，家の外は汚いと

みる。家に入る者は手を洗い，他の人の「汚れ」である人込みまでも含め外の汚れを落とす。大貫氏が記述するように，近代においてこの行動は除菌のためと説明されるが，家の中にもばい菌はいる。この記述の中で彼女は，「土着のモデル」はより深いところに潜む現実を覆い隠す働きもし得る，といったクロード・レヴィ＝ストロウスの弁を引用している。

　ばい菌の発想は，日本人の心の奥深くにある空間に対する清浄と汚れの思想を覆い隠すものだと考えるに至った大貫氏は，「日本人のばい菌（Japanese germs）」という発想に到達している（1984: 17, 21-50）。我々も，この点において1つ注釈を加えたい。ばい菌のモデルは，日本に近代に入ってきた思想で，神道の唱える空間の清浄・汚れの思想が，生物医学の登場とともに発展したものだと考える。生物医学の登場以前には，土着の思想を覆い隠すようなものは必要なかったであろう。その必要性は，生物医学のパラダイムによる支配から発生したものであり，より近年ではロックによって論じられたように，漢方の再認識がこの役割を果たしているといえる。

　大貫氏の著書（1984: 23）の中に，「玄関」の写真が出てくる。玄関とは，中流階級の家屋にある出入り口のことで，ここで外で履いていた履物を脱ぎ，屋内用の履物に履き替えなければならない。これを怠ると無知な（もしくは外国人などの場合ではよそ者になる）客人として，無礼な人間だと誹謗されることになる。子どもは，幼い頃からこの礼儀をしつけられる。電車やバスの中で，座席に足をあげて座りたい時は，靴を脱ぐようにしつけられる。通勤電車の中で，カバンが床に置かれれば，それは座席の上にある網棚に乗せられてしまう。タクシーの運転手は手袋をはめ，何かといえば人はマスクをする。これらはすべて，外の塵に対する過敏さを表し，なるべく人と人との間でこれらの塵が移らないように気を配っている。乗用車は，正月に神社でお払いをしてもらえる（この風習と似通ったものがスコットランドに見られる。大晦日の晩に，古い年の汚れを洗い落とすというものだ）。住居の内側は，庭の塀までとする考えも見られる。塀の内側はきれいにされるが，外側の汚れは気にされないようである。出入り口は，外と内の出会う場所であり，葬式の帰りには，そこで必ず塩を振りかけて身を清めてからではないと，家の中に上がってはいけない（Ohnuki-Tierney 1984: 25）。

　汚れへの敏感さは，食習慣にも及んでいる。手で食べることは由とはされず，きれいな物と見なされる箸を使う。日本人は特に，いつも人の手を介して動くことで不浄の物と見なされるお金を扱った後で，サンドイッチを手で食べるといっ

たことには居心地の悪さを感じるようである（p.29）。箸も，一盛りになった料理を食べる時には，逆さに使って自分の皿に取り，大勢で食べる料理に自分の唾をつけて汚さないようにされる（この例で見ると，身体の「内」の液体は不浄と見なされるようである）。

　大貫氏が用いるもう1つの体系には，物態化（physiomorphism）がある。彼女は，身体化（somatization）の代わりにこの用語を用いるのだが，物態化はまた近代人類学の中で用いられる具現化（embodiment）と同類の，時として画一的な行動パターンや経験を含む。物態化と身体化は共に，身体を健康と健全までを含む大きな括りで考えるものである。この論理を基に，大貫氏は「気」（ロックを筆頭に多くの研究者が言及し，精神，心，エネルギーと多様な解釈がされているものであるが）とは，西洋で広く理解されているように，単に心理的な要素ではないとしている。これは，他の見方をすれば「気」は，精神対身体もしくは精神と身体の分離を指すものではない，といえるのではないだろうか。そして彼女がいうように，「身体の中で作られる不均衡」という方が正しいのかもしれない（p.75）。冷え性，「血液型」の違いや神経といったような生まれつきの性質，そして中絶というような要因が加わると，身体の中の不均衡をもたらす原因となるといえるであろう。しかし，ここでのバランスの問題というのは，感情面への作用には及ばないようである。世界のほかの国々における病因学的傾向を考えると，これは驚くべきことである。人類学者の中には，感情の乱れをあらわにする慣行のない場合には，身体的症状，身体化の状態となって現れると考える者もいる。

　しかし，大貫氏は，彼女特有の内部者と外部者両面からの視点をもって，この考えの示唆するところに反論している。まず第1点として，内部者の立場から，彼女は日本人の観点を，他の世界観に添うような形に直さずにそのままの形で紹介したいと考えている。次に第2点として，身体だけに焦点をあてる考え方は，他の要素も身体に影響を与えうることからも適切ではないと反論する。この議論には後に立ち返るとして，ここでは大貫氏が，「日本人のばい菌」については土着の体系の奥に現存するものを追及したにもかかわらず，前述の議論についてはそれをしていないと述べるに止めよう。しかし彼女の述べる民族誌的意見も一理ある。

　大貫氏の活用する日本の物態化は，体液医学のナチュラリスティクな体系版に相当する。例えば神経は病気の原因としてあげられているが，日本においてはこの神経の意味は生理学的なもので，決して心理学的な意味合いを持つものではな

く，入浴（温泉治療），指圧，針灸を用いて身体のバランスを回復する。血液型も病いの原因となり得，生物医学の血清学的な解釈ではなく，先天的な性格や体質を示すものとしての傾向がある。性質はまた，酸性とアルカリ性に分けられ食物の分類とも同調する（例：肉は酸性で，野菜はアルカリ性の物）。そして人の身体は，多少アルカリ性に保たれることが最適と見なされる。肉食が過ぎると身体は酸性になり，一般雑誌などではpH値で様々な状態を紹介している。

　ここでわかるように，体液医学的理論が生物医学や，他の科学的理論の加入で，近代化ないし正当化され，さらに新しいひねりが加えられて発展している。酸性気味の身体は，癌や潰瘍などの病気になりやすいとされる。胡麻は，アルカリ性の食物の代表であり，酸性の傾向にある身体のバランスを，アルカリ性寄りに戻す健康食と見なされる。ここでもまたバランスの発想が顕著になり，ヒポクラテス的な理論と合致してくる。

　大貫氏はまた，物態化と並んでもう1つ病因学的原因をあげている。水子の供養である。水子には葬式があげられ，経済的に可能な限り墓が建てられる。墓が建てられない場合は，戒名を買い，位牌にその名を刻み，先祖の墓に祭られ，供物が捧げられる。水子は，ゆえに，死後に人格を与えられるのである。このような水子には，祈りや謝罪の言葉を書きつけたものが捧げられ，ほとんど母親が署名する。このような死に方をした水子は，罪を犯していない存在ゆえに，生まれ変わりが容易と考えられる。このような考え方は，水子への謝罪行為の根底にあると思われる罪悪感を軽減するものであろうし，大貫氏の言うところの，堕胎が原因で軽い神経症を患うようになった母親を救済させることになろう。

　ここで彼女が言わんとしているのは，母親の病因とされる罪悪感の象徴として水子があり，これはなお一層，物態化を裏づけるものであり，心理療法への嫌悪心を示唆するものであるということである。とはいえ，謝罪行為の中で罪悪感は認識されている。また，水子が母親の病いの原因とはっきり特定されているわけではない。大貫氏は，物態化は「不幸を他人のせいだ」と考えることを排除する役割を持つ一方，健康＝均衡，病気＝不均衡という考えの根幹を担うものであると強調する（p.86）。彼女の見解が正しいとすれば，確かに水子に関する思想は，パーソナリスティクな病因の定義に似てはいるものの，パーソナリスティクな関与が道徳観に作用し，社会感情を当事者が体現するような，ニューギニアのマウント・ハーゲンやその他の地域に見られるもの（第3章参照）とは，著しく違う体系であるといえよう。

彼女はまた，物態化が時として，病いの心霊的相互作用と我々が呼ぶ現象を隠してしまうものでもある，と観察者の観点から指摘している。ゆえに，アーサー・クラインマンが論じた，中国における身体化（心的病因が身体的症状となって現れた時に，投薬によって治療が可能となる）の作用と同様であることになる（参照：Kleinman 1980 および，本書第8章－民族精神医学）。もしこの見解が正しいとなれば，日本における漢方医学の人気もうなずけるのである。漢方の方が西洋医学よりも体液医学ベースの日本の物態化に適合する治療法である。

大貫氏は，漢方に1章分を費やしている（1984: 91-122）。彼女は「症候群」の概念，すなわち，多様な症状となって現れ病いに至る場合もあるが，必ずしも特定化した1つの疾病にはならないという考え方の重要性を強調する。漢方医は患者をていねいに診て，生活習慣なども質問する。視覚，嗅覚，触覚が診察の時にはとても重要である。不均衡を起こしていると見なされるものすべてに加え，患者自身の訴えや，医師が診ている患者の全体的な成り立ち，さらには患者の居住環境までが症候群を形成する。

症候群とは，不均衡を引き起こすあらゆる要因の総決算であり，その不均衡を治す薬の調合は非常に複雑である。病原体をたたくことが目的ではないため，薬は特定の症状に照準を合わせたものではなくなる。例えば，線維腫は病いとして診られるのではなく，血流のバランスが悪いために引き起こされるものとされるので，その矯正が治療ということになる。バランスを取り戻すための治療薬そのものも，症候群に対応するべく，さらには患者の身体に負担を掛けることのないよう，細心の注意を払って調合される。

漢方は糖尿病を含めた慢性および機能退化による病気に最もその効力を発揮すると大貫氏は見ている（p.99）。また，関節炎，神経痛，肩こり，寒気（これは，血のめぐりの状態だと思われている）などにも使われる。また，医師と患者の双方が，漢方の効用に対して見解が一致している場面では，他の病気にも用いられる。このことが，日本における漢方医療の普及につながっている，と大貫氏は言い，次いで本書の核となる概念，ファブレガによる疾病と病いの違いの定義を引用している。「あらゆる近代社会において，「疾病」を治療する医療専門家の文化と，「病い」を体験する一般庶民の文化がある」（p.101）。となれば，生物医学は医師と患者の間の溝を深め，片や漢方医学は，その溝を最小限に抑えているといえる。これはとりもなおさず，生物医学は治療を追及するのに対して，漢方医学は癒す，または，癒そうとするものである，といえるのだろうか。

6, 治療と癒し—考察

　治療とは，疾病と見なされる特定の状態に手当てを施すことを意味し，癒しとは，身体もしくはその人の全体の成り立ちが健全さを取り戻すことを意味する。マーガレット・ロックは，漢方を含む東アジア医学研究の中で，この医学形態は全体論的医療にある健全さを基礎として，体内バランスを回復させ，バランスを崩すような過激な外的作用を回避するものであると示唆している。この観点から見れば，漢方は癒しである。大貫氏の症候群論と，その治療に薬草が混合されるということも，ロックの論を支持するものである。

　一方，西洋における全体論の解釈とは，精神，身体，そして霊の結合である。大貫氏がここに展開する論では，日本において物態化は心理と解釈される精神の問題は考慮の範囲外に置かれている。病気は感情の動きによって引き起こされるものではないのである。この観点から見れば，病いの考え方が西洋の疾病とは多少のずれがあるとしても，漢方医学は，広い意味での癒しの範中にあるのではなく，治療ということになる。日本の事例は，治療と癒しという複雑な局面を持つ2つの別体系が，1つの文化の中で融合が可能であることを表しており，特定の医学がどちらの体系に属するものかの判断は，観察者の分類法に委ねられる部分が多いことを示唆するものである。

7, インド—アーユルヴェーダ医学

　日本の研究は，ヒポクラテス医学と重なる部分と異なる部分の両方を提供してくれた。ここでインドに目を向けることとしよう。アーユルヴェーダ医学は，延ばす（ayus）ための知識（veda）であり生命の持続である。これにはいくつか明確な規律と伝統がある。

　①身体的，環境的な現象を明瞭かつ包括的に分類したシステムであり，すべての病いは偶発的に起こるものではなく，古代より伝わる書に記される訓示に違反することで引き起こされる。②身体が主観的に体験してきたことと，アーユルヴェーダ教本に記される，実際の身体の構造とは対応しない臓器，物質，および構造に頼るものである。③分類パターンには，2つの土地相が用いられる。1つは湿って暗い低地，そしてもう一方は渇いて明るい高地である（Trawick 1995: 282-284）。

　アーユルヴェーダ教本は，2つの柱に分けることができる。サンヒター（Samhita）と呼ばれる医学論文とニガントゥ（nighantu）と呼ばれる薬物学（material medica)の辞書である。この2種類の教本は，形式も時代も異なっている。薬物学辞典の登場が後である。アーユルヴェーダの考え方では，この2つのものは2種類の土地相から派生しているとされる。1つはサンスクリット語でジャンガラ（jangala）と呼ばれる開けた草原で，もう1つはアヌパ（anupa）と呼ばれる森林湿地帯である。渇いた身体はジャンガラの土地で育った家畜の肉を食べた結果であり，やわらかい身体（変調を来しやすい）は，アヌパの土地で育った家畜の肉を食べたからであると考えられる。様々なアーユルヴェーダ教本，論文，そして辞書では，肉はジャンガラかアヌパのいずれで育ったかで分類をしている。この2極性は，前述した中国や日本の医療に見られる陰と陽の2極性に似ている（Trawick 1995: 282-284; Zimmerman 1982: 99-100）。ジャンガラとアヌパが構成する2極性は，身体のバランスを回復させるための治療を決定する。

「風」の存在も非常に重要である。アーユルヴェーダ教本には，風のカテゴリーがあり，例えば呼吸（prana）として身体の中を動く風，子宮を吹き抜け，成長中の胎児をくりぬいてしまう風，などがある。この風，ヴァータ（vata）は，身体を活気づけるもので，3つの主要要素の1つである。加えて，身体は気候の変化に順応しようと変わっていくが，風はこの気候の変化も反映する。残る2つの要素は，ピッタ（pitta－胆汁）が身体に熱を持たせ，輝きを与える一方，カパ（kapha－痰）は身体に湿度を持たせ，まとまりを与えるである（Trawick 1995: 284-285）。

アーユルヴェーダ理論の核となる考え方は，これら体液の1つあるいは複数が，バランスを崩すことが病いにつながるというものである。よって，治療は身体の内にある，もしくは患者を取り巻く社会的，環境的な局面にある，阻害要因のバランスを復旧させることにある。教本は，綿密な身体検査を施すよりも，患者の見せる兆候やどういった症状があるかを聞き取ることの重要性を説く。体温の推察法や，息の臭いを嗅ぐ，尿の味を診るといったテクニックや，患者を観察してどのカーストに属しているかを見極める技術なども記されている。治療群には，食事療法，運動，衛生，そして睡眠といったものも含まれる。植物や，ミネラル，そして木の根などの自然の混合薬が，体液のバランスと健康の回復に用いられる。これに加えて，お湯や煙を使った温熱療法も用いられる（Waxler-Morrison 1988: 532-533）。

アーユルヴェーダ教本では，心臓（mahat）は，意識を司る所とされ，2種類の臓器群につながっている。1つは行動の臓器（手，足，口，そして発生と排泄

の臓器)，もう一方は感覚の臓器（目，耳，鼻，舌，そして皮膚）である。身体を構成するすべての物質（dhatus）は，それぞれが非常に複雑な合成活性を通してつながりを持ち，最終的に落ち着くところに到達するまでに，それぞれの物質を通過するたびに変成を繰り返すとされる。例えば，食べ物は胃で始まり，多くの過程を経て，最終的には精子のような精錬された物質となる（Trawick 1995: 285-286)。身体の中を通過しながら，変成を繰り返して最終的な形になるこの過程は料理の手順に等しい。これらの変成は，内なる「火」が動力となるとみられる。

ジマーマンが言うように，乳糜，血液，肉，脂肪，骨，髄，そして精液は料理をすることで生体内変成される。組織の成長は，食物を摂取した結果である。よって，身体に欠陥が生じた時，それを引き起こした物質は，欠陥組織と同様の性質を保有しているに違いない。例えば，精液の欠陥といった場合，牛乳と清められたバターが処方される例もある（Zimmerman 1982: 164-165)。

アーユルヴェーダ理論において，身体とは以下にあげる物が別々に流れる特定の「路」で成り立っているとされる。3つの活力（風，胆汁，痰)，個々の感覚，個々の構成物質，そして個々の排泄物（malas）である。病気は，この「路」が閉ざされたり詰まったりした結果，身体全体がアンバランスな状態になり引き起こされると考えられている（Trawick 1995: 286)。この記述から，体液に関する考え方とそのバランスというものが組み合わさって，病気や健康の考え方の基本となり，人の成り立ちに関する考え方の基本ともなっていることが理解できる。この章の中で論じられた他のケースでも同様である。

次の章では，パプアニューギニアに目を向けて，ここに述べられた理論が生物医学の登場によってどうなるかを検証しよう。このテーマの一部分を，輸血の現代認識を論じながら見ていくとしよう。

第3章　体液システム（2）
ーパプアニューギニアのメルパ族

　本章では，ニューギニア高地における輸血についての語りを紹介しよう。この事例を通して「血」とは何かの問いを多面的に検証する。新しい医療手段が流入した時に，生活の中にどのように取り込まれるのか，1つの医療行為が共同体の中でどのような解釈をされるものなのか。そして，語りの中に現れる土地固有の体液に関する考え方を，人々のアイデンティティや身体の状態に絡めて，組み立てていくことにしよう。

　ここに紹介するには，人類学的にも興味深い点が2つある。1つは，元来パーソナリスティクな要素に重きを置いている医療形態の中に生物医学が入ったことで引き起こされる変化，そして2つ目が体液学的医療形態の比較考察である。後者に関しては，生物医学の没個人的な姿勢と土着医療における人格化の考え方の狭間にあるものと捉えることもできよう。その一例としてパプアニューギニアのものを紹介する。

　まず，ニューギニア人の一部には，体液システムの分類に入ると思われる体系的な考えを持つ集団があり，地域差も明らかにある，ということを前提としたうえで話を進めよう。

1. メルパ族の体液論

　パプアニューギニアの西高地州に住む，マウント・ハーゲンのメルパ族にとって，「血」はヨーロッパにおける一般認識とは時としてまったく別のものである。認識が同一な時と，そうでない時を比較することで，病気や癒しに関する土着の考え方を理解する手がかりを得るであろう。ヨーロッパでは伝統的に，「血」は血統や大きな括りでの血縁関係を指す比喩に用いられるが，メルパ族では女性の血縁に特化したものである（とはいえ，厳格な規則としてあるものではなく，父系か他の血縁かという区別をつけることで現実的に不都合が生じたりするような場面では，解釈は柔軟である）。このことで，母親の親族は甥や姪の健康に特別

な力を持っているとされている。

　第 2 章で概略したように，ヒポクラテス的体液医学では，4 つの主となる体液から身体は成り立っていると考えられている。血，粘液，黒胆汁，そして黄胆汁がそれであるが，これらはまた，人の性格，季節病，そして食習慣と，それぞれ関連づけられている。ヒポクラテス医学の根幹は，①体液の比率は季節によって変化し，これは熱さ・冷たさと，乾き・湿りの 2 つの軸を持っていること，②健康を考えるうえで最も重要な目的は，各要素の均衡を正しく保つこと，の 2 点にある。例えば，食の選択は，血の正しい構成を保つためや，冬季に粘液の混合物の割合を調整し粘液の量が増加する不均衡を是正するための働きをする。

　同じく第 2 章で多く引用してきたように，ガレンによってラテン語訳されたヒポクラテス医学が 16 世紀にスペイン人の侵略とともに南米大陸に渡って以降，土着の医療概念との交わりの中で，2 つのことが起こっている。1 つは季節との関連が薄らいだことである。これは，温帯と熱帯とでは季節の移り変わりなどに違いあることから，当然の結果であったといえる。他は乾き・湿りの要素が薄らいだことである。これは，スペイン侵攻以前から，熱さ・冷たさの概念が南米大陸に広く存在していたためとみられる。

　しかし，メルパ族は，南米の部族のようにヒポクラテス体液論当時の西洋医学との接触はない。彼らが西洋医学と接触したのは，体液論を基準にした生物医学が登場してからである。メルパ族の土着概念は，4 体液論というよりは 2 体液論といえる。「血」（メマー mema）と「脂」（コポング kopong）の 2 体液からなるその概念は，「脂」に母乳，精液，脂肪，緑色野菜や他の野菜類の栄養素，そして土壌の肥沃さも含んでいる。「脂」を持つすべての物に直接「血」が含まれているとは限らないが，紅土は血と同じように見なされており赤色果物（例えばパンダナスの果実，タコノキ科）は，血液を補充すると考えられている。また，アリストテレスに由来する古代ヨーロッパの概念のように，精液を血で作られるもの，あるいは血を浄化させたものとする見方はしていない。その代わり，「血」と「脂」は 2 つの異なった，けれども均衡し，かつ相互関係を持った生命力の源とされている。

　ジェンダーと親族の捉え方にこの考え方を当てはめると，「血」は女性との関係に深くかかわっていることがわかる。父系関係は，「1 つのペニス」関係と喩えられ，男性の精液が確立要素と考えられている。しかし，どちらの場合にも明確な分別はなされない。父系関係も「1 つの血統」と喩えられ，ここでいう「血統」

には，血と脂の両方の意味がある。また，脂も，精液と母乳の両方を指す。血と脂はある観点からは均等の雌雄一対であり，パラレルであり相互補完的なものでもある（例えば，この2つが一緒になって子を作る，A. Strathern, P. J. Stewart 1998a)。同時に，別の観点からはジェンダー区分の両極にあるものである。

では，この2つの体液がいかに健康につながるか，というと2通りある。第1に絶対量の考えである。血も脂も「使い果たす」ものである。2つの体液のいずれかが「なくなってしまう」ことは，大変な問題とされる。「なくなる」もしくは「使い果たす」ことは，「乾き」に通じ，「乾き」は，老い，腐食，そして死とつながっている。男性の脂は性交によって消費され，脂が枯渇すると皮膚が乾き，老いていく。女性の脂も同じように授乳することで消費されていく。女性の場合は，妊娠することも枯渇につながる。老人たちは血が乾きなくなってしまうことを恐れ，女性は月経時に血が失われることでなくなってしまうと心配する。豚の脂身と水分を多く含む野菜が身体の脂を補充すると考えられている。赤いパンダナスの果実と赤い茎を持つアマランサス・グリーン［ヒユ科］が血を補充する。どちらの体液も，時を違えてなくなることは病気に通じる。精液は母乳を汚染すると考えられており（ゆえに，産後の性交渉がタブーとなる），月経血は口やペニスから男性の身体に入るとよくないとされる（胎内で精液と交わって子どもができる時とは別に，外に流れ出る血は男性の皮膚を乾かし首の周りに灰を浮き出させ，息を詰まらせて殺してしまう）。

第2に熱さ・涼しさ・冷たさの3点分類が当てはまることである。熱くなりすぎた血は「煮えて（cooked）」干上がる。「誰かの血を煮る」とは，攻撃的な邪術の喩えである。男性の身体内に入った月経血を取り除く方法は数通りあり，その1つではサトウキビの皮を皮膚に当てこれを吸うことで，血を吸い出し，熱されたドラム缶の蓋に吐き出されたこの血は干上がり消滅される。熱は，このように枯渇することに関連しており，熱を発生する行為でもある性行為は，男女の脂を干上がらせることができ，また一時的に血を煮ることにもなる。しかし，その反面，熱は生命の存在を示すものでもある。

冷気は逆に死を意味する。健康と豊穣の最適な環境は，この熱と冷気のバランスが取れた「涼しさ」（コマ・テイー koma-tei）にある。例をあげれば，女性霊の豊穣祭儀の終わりに，黄土と白色絵の具や豚の脂身を塗られた聖なる石が苔に包まれて土中に埋められるのも，それが涼しい保管法であるからである（A. Strathern and P. J. Stewart 1997, 1998b, 1999b）。土中の脂は涼しいと見なされるが，

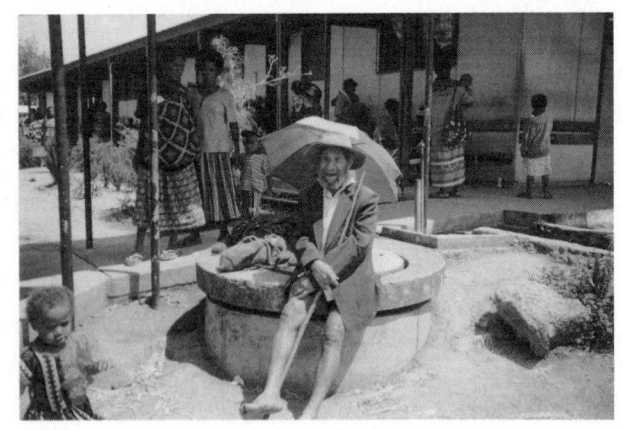

図 3-1　マウント・ハーゲン診療所を訪れるオンカ（Ongka）．この時，「血が終わってしまった」ことを知る（1997）

　熱すぎる土は脂を失い，高い山にあり凍てつく雨や霧に晒される土は，命を維持するには乾きすぎ，もしくは冷たすぎると考えられている．集団のリーダーであるビッグ・マンは，コマ・テイである涼やかな精神，すなわちノマン（noman）を持ち，ポポクル（popokl－怒りの熱）を遠ざけ，彼の妻たちや他の人々が支える彼の行動や決断が，集団の脂であるコポングを生むと考えられている．

　この体液システムの考え方は，感情や病気の考え方に結びつくのであろうか．ある部分，とりわけ怒りや憤懣，失望や欲求不満といったポポクルと呼ばれる感情とは，十分に関係している．ポポクルは，ノマンと呼ばれる精神，気持ち，気力といったものの中に体験されるものと考えられている．このノマンは，1つの臓器にあるのではなく，胸骨のあたりにあるとされる．特定の臓器と直接的な関係にある，というイメージではないわけである．しかし，心臓（ムンドモン－mundmong）にある，といわれる場合もあり，心臓が首まで昇ってきてしまい平常のノマン機能が口に伝達されない，とか，心臓に火を熾す（ムンドモン・イラ・ンディップ・オクラ・オノム－ mundmong ila ndip okla onom）と喩えられることもある．ということは，ニューギニアのピジン語（Tok Pisin）の用語にベル・アス（bel as－腹熱）とあるように，怒りは熱と関連すると考えられていることであり，怒りを持った人間が不均衡を起こし，病気の助走となってしまうと考えられるのには，一理ある．こう考えると，ポポクルが他者ではなく，それを持った本人に病気をもたらすというのも，納得がいくであろう．ノマンという概念が熱や炎のイメージを体現させるツールとなり，心臓と結びつくことによって病気の

第 3 章 体液システム (2)　39

原因と結果を終結させる。メルパ族が怒り，欲望，嫉妬，といった危険な感情のある所をノマンとしているのは，やはり非常に興味深いことである。同情は肝臓に，そして恥は皮膚にあると，他の感情には臓器や身体の組織との関連を見ているのにだ。

　しかしここで重要なのは，すべてにおいて「均衡」がその根底にあるということである。怒りが多すぎると病気を引き起こす。嫉妬や羨望が多すぎると妖術につながり，亡くなった妻や夫への執着や同情は死霊を呼び，生き残った者を連れて行ってしまう。均衡を失った行動は恥に通じ，その者の皮膚に湿疹となり現れたり，皮膚が小刻みに揺れるようになってしまう。こういった均衡を重んじるメルパ族の体液学的考えは，他の同様の考え方と比較考察をするに十分なものである。また，2 体液システムが均衡の取れた，生命の繁殖という側面も血と脂の両方の観点から考慮しているのに比べ，グレコ・ヨーロピアンの 4 体液システムでは，繁殖に関するものへの考察はない。これは，繁殖がおもに女性の管轄する知識群の中に含まれており，ヒポクラテス医療の範疇の外に有るものと考えられていたからである（しかし，King 1998 も参照のこと）

　メルパ族にとって，健康か病気（熱と冷気の均衡，不均衡）は血に現れるものである。そして，血は母系の違いを象徴するものでもあり，母方の縁者が持つ健康と病気への影響力をも表すものである。ヨーロッパの民俗概念と違う点は，血に個人の性格を読むことがない点である。メルパ語でも，「悪い血」は「悪い人物」と同意語であり，例えばオンカ（Ongka）という名のカウェルカ（Kawelka）クランの長老は，人々の飲酒の習性について，悪い血を持つ者（mema kit morom）は酔うと乱暴になり，良い血を持つ者（mema kae morom）はただ眠くなるだけだ，と言ったりもする。

　しかし，未だこのオンカの弁に，血を介して受け継がれてきたもの，あるいは血の質の問題である，といった意味が含まれるとする確たる証拠はない。むしろ，血が熱くなっている（ゆえに悪くなっている）人か，血が涼やかな（ゆえにバランスが取れ良い状態にある）人か，という区別にすぎない。このような状態もまた，時の流れの中において定着しているものではなく，状況に応じて移ろいでいくものである。個人の性格は血・脂軸よりも，多くの場合ノマン［と称される精神，気持ち，気力］に存在するとされており，ノマンの大部分は，社会生活を通じて会得されるものと考えられている。血と性格をつなげる軽蔑的な考えの基盤となるものが，ここに欠落している。そして，このことが，メルパ族の中に，輸

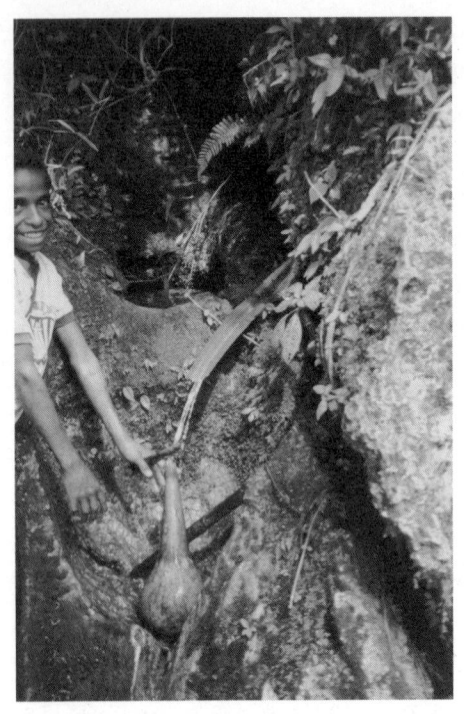

図3-2 ハグ（Hagu）にあるデゥナ族の水汲み場．この人々にとって水は大切な「体液」の源である（1998）

血という新しい考え方に対する反発がなかった最大の理由であろう。血は，生命であり，アイデンティティであり，親族であり，集団の象徴でもあるが，性格によるものとする概念はどうもないようである。良い血は，バランスの取れた，流れの良い血のことでもある。脂も然り。そして最も重要なことは，血も脂も絶対量があるとされていることである。

我々は，メルパ族にとって血と脂は基本体液であり，また，豚，貝，金銭といった富財と同格の物である，と考察する。このような考えは，多くが論じている通り，殺戮に対する補償の原理に符号化されていると考えるが，ここでこの考えをもう一歩具体的に踏み込んで，体液こそが富との類義物である，とする考察を述べ立証してみよう。

例えば，ある攻撃によって血が失われた時，血を失った者は「私の血を補充（治す，留める）してくれ」（nanga mema pindi）という。この意味する所は，富を持って補償してくれ，ということである。豚は，そのまま血と脂の混合物であり，骨でもある。また，人と同じようにノマンとミン（min－霊）を持つとされ，ゆえに最も人に近いものである。貝は赤黄土が振りかけられ，血（黄土）と脂（色合いから貝殻自体）の混合物に仕立てられる。金銭が取り交わされる時には，赤と黄色の花があしらわれ，明るい色の長い布の上に置かれて差し出される（A. Strathern and P. J. Stewart 1999a）。富財はまた交渉を持った相手や親族の間で行き交うとも考えられ，血縁を作る際の血と脂の行き交い（女性から生じられる）と同じように考えられている。血縁の者がこういった行き交いに不満を抱くと，病気が生じる。人を呪い殺す際，または別の武器を持って殺人を依頼されたりする時のように，不法に身体の部分に対して流れる富は，所定の場所にない体液と同

様，危険物である。富の産物そのものも，人間関係に脂を生じさせると考えられている。友情という言葉は，豚の脂と同じである（kng min）。母方の親族への支払いは，血のために，もしくは「胸の脂」（母乳）のために，といったように言い表される。

　ここに述べたことに根拠があると見なされるならば，富の贈与と血の贈与は同格である，と言及できるのではなかろうか。以下の症例記録で，この点を考察してみよう。

2. オンカの事例

　1996年，ハーゲン地域カウェルカ・クランの長老オンカ・カエパは，息子が同属のサブ・クランの男を殴って怪我を負わせたと聞き，脳卒中で倒れてしまった。病院に担ぎ込まれた彼は，治療の過程で輸血される。以下に記すのは，この彼の病い，そしてそれに纏わる考え方を示す語りであり，特に他人の血を与えられる，という新しいやり取りに焦点が置かれている記録である。
　オンカ長老の娘の1人，ヤラがオンカの卒中のいきさつを語っている。

(1) ヤラ（Yara）

　「オンカは，（息子の）ケニー（Kenny）がクンディル（Kundil－オンカと同属のサブ・クランの成員であるルンバ（Rumba）の息子）を殴ったと聞いて怒った（ポポクル）のです。この知らせを聞いたオンカは倒れ込み，言葉も発せられず，病気になりました。人々は彼のために祈りを始めました。オンカはカトリックの教会で洗礼を受けており，出来事や人に対して怒りを感じてはいけないことになっていました。人々は，「彼を死なせないでください。治してください。ポポクルにさせないで下さい」と祈りました（ポポクルは，前述の通り，病気の原因となるもので，今日では調整できなければ罪深い感情とされている）。
　彼が良くなるようにと祈った後，心臓がまだ動いていたので，病院に連れて行きました。彼の血はなくなっていました。医者は血がなくなっている，と言いました。最初に連れて行ったのは，コトナ病院です（20マイルほど離れた場所にある）。そこでブドウ糖の点滴を受けました。血管を見ましたが，血がぜんぜん流れていなかったそうです。この病院では，私と夫が付き添いました。後から，ハーゲンにある病院に移すことにしました。ハーゲンの病院でもブドウ糖の点滴を受け，オンカの具合はだんだん良くなってきました。ハーゲンの病院では1晩

泊り，次の日，血液を3袋点滴されました。血は私の娘モパ（Mopa）と，ペクリ（Pekri）とメク（Mek）（カウェルカ・クランの親族クラン，メンボ（Membo）の若者2人），そしてオンカの妹の娘ナト（Nat）からのものでした。血とブドウ糖のおかげでオンカは回復してきました。彼の血がまた働き出したのです」。

　輸血の必要性に加えて，オンカの喉が詰まり，食べる事もできず，良くなるどころか退院すらできなかったとヤラは述べている。

　「オンカの喉は，唾や蜘蛛の巣のようなもので詰まっていて，このためになかなか病気が良くならず，死んでしまうところでした。看病している時，少し紙を使って口の中に上がってきた詰まり物を水も使ってきれいにしてあげました。病院の人たちは，私にそんなことをしてはいけないといいました。でも，彼らが見ていない時に，口の中を拭き取ってあげて，全部きれいにしてあげました。それから売店へ行き，チョコレートを買ってきました。そして，「神様，もしオンカが死ぬべきだと思し召すなら，そうなさって下さい。でも，彼をお助け下さるなら，このチョコレートが彼の脂（コポング）となり，喉を潤すようお助け下さい」と祈りました。最初にチョコレートをあげた時は，喉から返って来てしまいました。そこで，少しお水と混ぜて，ゆっくりと喉に垂らし込みました。するとだんだん喉に入っていって，そこで脂となりました。とてもゆっくりと，チョコレートは彼の体に入っていきました。体の奥へとチョコレートが入って少し時間が経つと，彼は指を動かし始めました。そして足の指も動き始め，彼が生き返ってくるのがわかりました。

　その後は，甘いバナナをつぶして，小さい子どもに与えるように少しずつあげました。このようにして2日ほどで，彼はだんだんと良くなってきました。ブドウ糖の点滴がはずされ，体を治す薬だけを飲むようになりました。1カ月後，オンカは退院して家に帰ってきました。でも病院にいる間，彼は一言もしゃべりませんでした。トイレに行きたい時は，指を使って合図をするので，私がトイレまでおぶって行きました。家に戻ってからも3週間は何もしゃべりませんでした。その後小さくささやき始めましたが，私たちは彼がなんといっているのかわかりませんでした。何か，訳のわからないことをいっていました。私たちは，これは食べ物が足りていないからだと思い，パイナップルや他の柔らかい食べ物を探してきて食べさせました。そうすると，徐々に話し始めました。最初は子どものようでしたが，そのうちにすっかり元どおりの話す力が戻ってきました」。

　我々はヤラに医者はオンカの病気のことをなんといっていたか，と尋ねた。医

者は，腸チフスとマラリアだ，彼の血は熱かった，といったそうである．彼女はこうも続けた．

「私，そのとき思ったんです．母も死に，兄も死んだ，と（この兄とは，ナンバ（Namba）といい，オンカの後を継いで集落のリーダーになる資質を備えた人物だったようである）．これで父まで死んでしまったら，私はどうしたら良いのだろう，と．何か答えはないものか，と考えました．でも，考えても，考えても，何も見つかりませんでした．何も見つからなかったので，神の手にゆだねることにしたのです．神は私の祈りを聞き届けてくださいました．

オンカの親族（pundan kungan ―遠い親戚筋）はお金や，石鹸，食べ物を持って病院に見舞いにやって来たのに，カトリック教会の役付きの人たちは，誰一人として来なかったのです．彼が入院していることも知っていたのに，彼のために祈りにも来てくれなかった．祈っていたのは，私です．オンカの棺を買うためにカンパ金が集められましたが，回復して必要なくなったので棺は買いませんでした．オンカは，死んだ後は，ムブクル（Mbukl ―彼の昔の居住地であった場所．25マイル北に位置する）に，息子のナンバのそばに埋葬してほしいといっています」．

ヤラとのインタビューはここまでである．彼女は，オンカが血管にまったく血がなかった，と言っている．我々がオンカを退院後の検診にハーゲンの病院に連れて行った時に教えられたのは，マラリアのために貧血を起こしているので，鉄剤を飲んだほうが良い，ということであった．このとき鉄剤は我々が買い求めた．医師たちは，たぶんピジン語を使ってヤラにオンカの貧血の状態を説明したのであろう．「エム・イ・ノ・ガット・ブルス（Em I no gat blus）」は，「彼には血がない」という意味のピジン語のフレーズである．我々が鉄剤を買い与えた後，オンカはみるみる体力を回復していった．鉄剤の他に処方されたのは高血圧症の薬であったが，我々がこの地を去った後，どのように彼が新たな処方箋や再診を受けたかは定かではない．いずれも，彼には困難であったろう．我々は，ヤラに薬を買うための金銭を残してきたのだが，これを知ったオンカは彼のもう1人の子どもであるディビッドの婚資にそれを用いることにしたと言う．

ヤラは，父親に非常に献身的である．彼女による父オンカの闘病についての語りには，母親的役割を担った者の感情が見え隠れしている．食べ物の与え方も，子どもへのそれと同じである．彼女がチョコレートを与えたのは，それが高い脂肪分を含み，コポング（脂）で父の喉を潤すためであり，母親が，一種のコポン

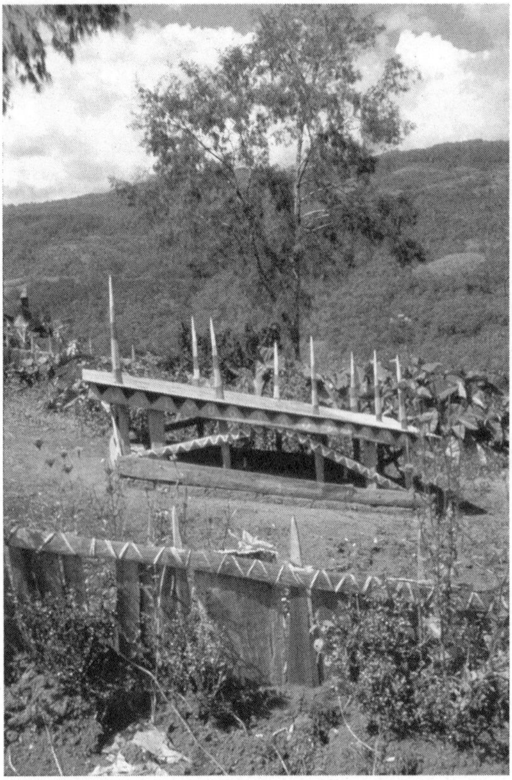

グである．母乳を幼児に与えるのと同じであろう．また，幼児のように父親をおぶってトイレに連れていく姿も登場する．彼女は，第1の体液である輸血を受けた後のオンカに，コポング（脂）という第2の体液を与えることで，体内の体液の均衡を取り戻させる役目を担ったのである．

ヤラはまたコポングを含んだチョコレートを食べさせる前に祈りを捧げている．この儀礼を通じて，市販されている物が神に祝福された栄養へと変貌を遂げるのである．

ヤラは，アッセンブリーズ・オブ・ゴッド（Assembly of God）教会の熱心な信者であり，クリスチャン集団の中においての夢判断と霊視を司るものとし

図3-3 アルニ（Aluni）にある儀礼用墓地．デゥナ族のもの（1991）

ての地位も確立している．彼女は，オンカの心臓が未だ動いていることを確かめる前に人々が祈りを捧げたことや，神が父を助ける意思があるかどうかを問う祈りを彼女自身がしたことをあげられている．彼女は，カトリック教会の神が真の神であるとは信じておらず，また，入院中のオンカを1度も見舞わなかった教会の人たちに対しても，非常に批判的である．

次に，オンカ自身の口述を紹介しよう．

(2) オンカ（Ongka）

「息子のケニーと（親類の）ルンバの息子クンディルとの間で，木材をめぐって争いが起こった．市場での出来事だった．クンディルがケニーの頭を木材で殴った後で，今度はケニーがブッシュナイフの柄で相手の頭を殴り返したのだ．ク

ンディルは死んだようにぶっ倒れたという。「クンディルが死んだ」と，市場から人伝えに知らせが届いた（この人伝えは，「ブッシュ・テレグラフ」と言い，伝統的に殺人の知らせを伝える手法である。また，実際にはクンディルは死んでいなかった）。この知らせを聞いて，霊が抜けてしまった。なんということだ！
　私は一言，「なぜそんなことをした？」と言った後に倒れて，病院に担ぎ込まれた。
　私が病院に連れて行かれてすぐ，騒動を起こした両者は豚の交換をした。クンディルのグループからは私たちの食事ために1頭贈られ，私たちからは1頭殺すために彼らに贈った。これは，私の病気があまり重くならないようにとの配慮からだ。自分ではどうすることもできなかった。何が起こっているかもわからなかった。私の病気がこれ以上ひどくならないように，と皆がやってくれたことだ。
　たくさんの人が私の回復のためにお金を出してくれた。数百キナ（1998年当時1キナは約米50セント）を，私が缶詰の魚のような特別の食事ができるようにと集めてくれたのだ。そういった食事をして，私はだんだん回復していった。私が病気の間，皆が神様に「後3年長生きさせてやってくれ」と祈ってくれていた。この時のお礼に私は自分の豚の中から大きな豚を1匹殺して，皆に配った。皆，お返しに金銭をほしがらなかったから，この豚を配って，「食べろ」と言ったんだ。
　私がショックを受けたのはこんな具合にだ。自分の息子が，私が兄弟のように思っているルンバの息子を殴り倒すなど。クンディルは死にはしなかったけれど，補償金1万キナを支払った（1998年5月当時，これは米ドルで5千ドルに相当する）。私も1万のうちの2，3百キナ差し出している。それに8頭の豚が5セットこの補償金の中に含まれている。私が8頭，ケニーが8頭，そして他の者も豚を出して，40頭を支払った」。
　オンカ自身の語りはここで終わっている。彼は2回に渡って当時のことを語っているが，その中で2つの事柄を付け加えている。1つは，カウェルカの人々が一団となって彼に血を分けてくれたことである。カウェルカの全員が起こしたこの行動は，自身のこの集団における政治的統一を担う中心人物としての地位を，さらに強固に裏づける行為としてオンカは受け止めている。2つ目は，彼のために祈りが捧げられた時,「後3年長生きさせるよう」と祈られたということである。彼が昏睡していた3日間を，1日1年と見なした計算である。この，1日を1年とする考えには，少々聖書的な解釈があるようだ。そして我々は，オンカが自身の死を新ミレニアムの前年に来るとみているのではないかと考える。ハーゲン地

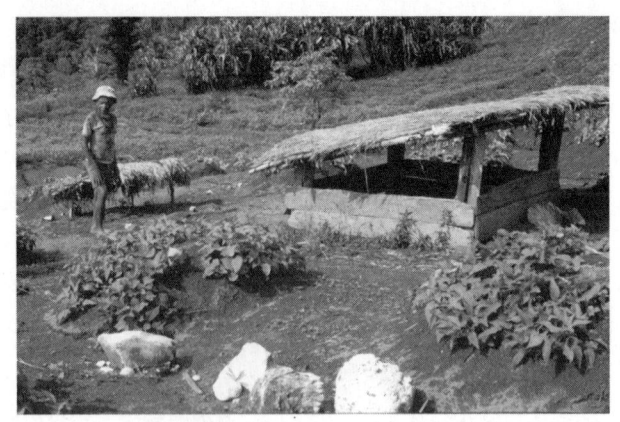

図3-4 デゥナ族の通常墓地．亡くなった者の縁の品を守るために「屋根」が掛けられる（1991）

域に住む多くの者が，2000年を終焉の時と考え，聖書の天啓の書にあるような黙示録的出来事があると考えているようだ（A. Strathern and P. J. Stewart 1997b; P. J. Stewart and A. Strathern 1998）。オンカは，「終わり」の時に人々を導けるように，メガホンが欲しいともいっている。彼は，この重要な出来事においても，中心人物でなければならないと考えているのだろう。

　ヤラの語りにあって，オンカにないものは2点ある。1つは，彼がポポクルになったことである。彼は「ショック」を受けた，と英単語を用いて口述するが，ポポクルになったとは言っていない。土着の考えでは，ショックとはミン（min），つまり霊が身体を去り，死んだようになってしまうことを意味し，彼自身もそのように説明している。このショックという言葉は，ここで生物医学的概念により用いられているのは明らかである。2つ目は，ヤラの看病に触れていないことである。多くの人間が金銭や食べ物を持って支えてくれたことには言及しても，ヤラが行っていた特別な行為は語られていない。

(3) 考 察

　ここまで見てきたように，ヤラとオンカの語りは重なる部分と違う部分と両方がある。ヤラの語りには，2体液システムの要素がはっきりと現れ，それとポポクルの概念との関連も見て取れる。また，これらすべての概念とキリスト教の解釈との関連性に加え，彼女が「養育」を「看護」の一環として強調していることもはっきりとしている。ヤラもオンカも，外界から入ってきた新しい概念のパー

ツ，生物医学とキリスト教に，固有の概念の中で意味を与えている。

2 体液システムの概念は，オンカの血がなくなってしまい，マラリアと腸チフスのために熱を持っていると口述されるところにも明解である。また，チョコレートを与えることで，脂を，そして輸血をもって血の渇きを回復させることにも現れている。このプロセスは，非常に興味深いものである。血はまず第1に命を維持するために必要とされ，これがまた集落の人々から集められた物を，病院の医師たちによって与えられるということ。共同体を基礎とすることと，専門家を基礎とすることの両者によって与えられたということ。

しかしヤラはその語りの中で，彼女の個人的な介抱がオンカのアイデンティ

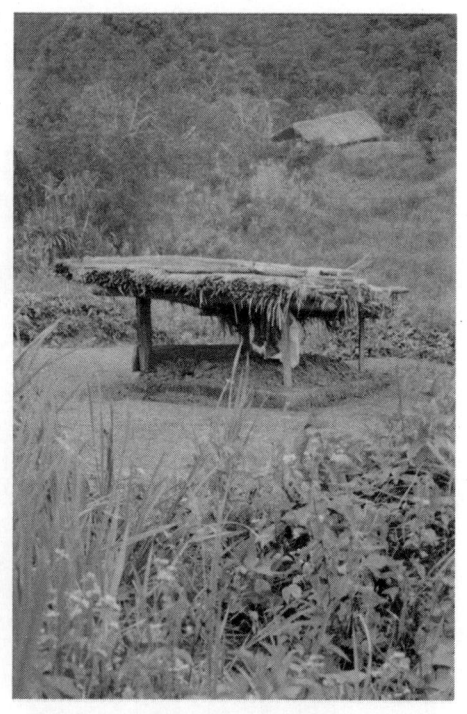

図 3-5 これもデゥナ族の通常墓地．シャツが縁の品として吊られているのが見える（1998）

ティの回復を促し，その象徴として言葉の回復があったように言い表している。彼女は，オンカを幼児から育て直すことで，アイデンティティの回復を図るのである。さらには，一個人そして娘としてのみならず，神の意思をも促しこれを達成している。彼女が与えたチョコレートは祈りを通じて一般の市販品から神の意思を図る神具となり，この行為の中で彼女は自身の「神の親族」としてのアイデンティティを，クランの人々が祖先の地において食物を実らせる時に感じるであろうと同じ意味に集約していくのである（A. Strathern 1973）。いずれにしても，医師の行為は体液システムの中で意味を与えられ，ヤラもまた，彼女と神との関係と，脂とその滋養機能の関係との中で，自身の行為に意味を与えるのである。

ヤラの行為は，ハーゲン固有の概念の中でも，食べ物，滋養，アイデンティティを関連づける重要な部分を浮き彫りにしている。共同体意識のアイデンティティは「血の中」に部分的に含まれているが，クランの地で育てられる食べ物を分かち与える意識的行動の中にも存在する。2つの部分の共通アイデンティティは

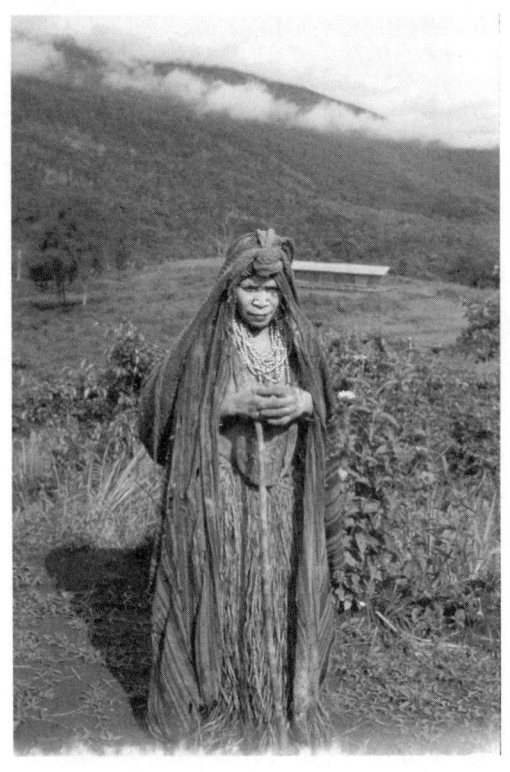

図3-6 「未亡人の葦」を纏った女性．長い前掛けを巻き，体には灰と粘土が塗られる．

　さらに，個人がある願望的選択を経て束物を分かち与える行動を起こし，分け与えた食物の名前を分かち与えられた者と共有することで，両者の間に持ちつ持たれつの関係が成立する。このような行為の中で取り交わされる食物は，血と脂を体内に生み出すものと捉えられる。血は食物が変化したものであるということは，とりもなおさず輸血という行為もまた，滋養や養育，そしてアイデンティティの概念に通じるものとなる。

　しかしながらここに示唆されることは，特定の食物でなければならないと同様，特定の血でなければならない，ということである。オンカのもらった血は，彼の「同一の血」（mema tenda）つまり娘の娘や自分の妹の娘，あるいは婚姻関係集団から，ルク（Ruk）というメンボ・クランの者で彼の妻の1人の親戚といったように，カウェルカの関係者という領域内の人たちからのものである。輸血に使われた血液は，父系，母系，婚姻関係のすべてからなり，カウェルカ共同体の象徴という自身の立場をより強調させるものであった。

　だが前述の通り，オンカ自身は輸血に関して多くを述べてはいない。代わりに，争いの相手の親族との均衡を回復させるための儀礼や，病気の間金銭面で協力してくれた人たちへの謝礼として豚を振舞ったことなどを中心に口述している。ここで，ヤラの強調する養育，介抱の話（そして，福音）と，オンカの強調する贈与交換による均衡の回復を比較してみるとしよう。オンカの口述には，体液学的理論と贈与交換の理論の並行性を見出せる。共に均整の取れた流れを基本としている。彼には血を血で返礼することはできないが，豚の脂を人々に食べさせるこ

とも含めて富には富で返礼している。

　これらの贈与に道徳心の象徴を見ることもできる。オンカは道徳的に贈られた物への返礼をしないと，自身の回復に通じる均衡の復旧ができないと感じている。同様の道徳心は，道を外れた行為に及んだ他者に対して怒りや不満を感じるポポクルの概念にも通じている。キリスト教の介入は，この概念にひねりを与え，怒りを感じること自体が道を外れた行為であるとして，神との交換関係の修復を唱えたものになった。ヤラもまた，キリスト教以前には先祖に人々のノマンへの効能を訴えたように，チョコレートを祝福するよう祈ることで神に道徳心を訴えている。

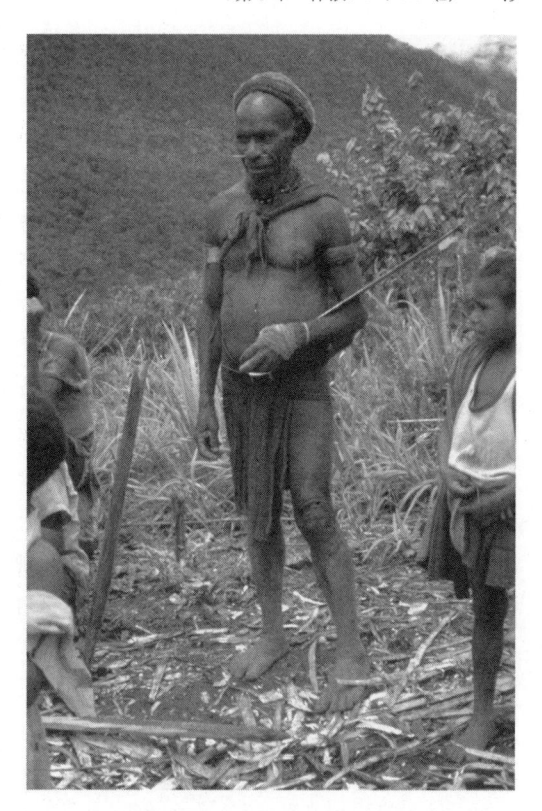

図3-7　新しい墓地の準備を監督するハグ（Hagu）村のワピヤ（Wapiya）（1991）

　メルパ族にとって，血は，文化，歴史，そして今日のハーゲン地域での生活にまつわる社会性までをも含むものである。血には，道徳心，交換概念，滋養が，食べ物，アイデンティティ，共同性，死，エントロピーが，そして輸血という新しい慣行からもたらされる変容への可能性が，すべて含まれるのである。最後の輸血の考え方は，ハーゲン地域の人々にとってはまったく新しいものであるにもかかわらず，瞬く間に独自の解釈を持って固有の概念への融合が達成されたものである。このように，新解釈と同化は人々の生活の中で常に行われている行為である。また，変化と調整の目に見えぬ過程でもある。ここに紹介した話のように，ドラマチックな症例記録が登場して初めて，確証が与えられる行為である。一握りの砂の中に世界を見る，いや，この場合は1袋の血液の中にであろうか。

　この輸血に関する話は，1997年に行われた調査の中で聞き取られたものであ

り，我々がフィールドとしている地域の人々の間にエイズ（AIDS）の話が登場する以前のことである。1998年の時点では，この地域の人々にもエイズの脅威が伝えられ，血は人を治すと同様に，死に至らしめることのできるものとしての認識がされるようになった。パプアニューギニアがエイズ蔓延地図に載るようになるであろう近い将来，この新たな考え方が大きく変貌を遂げていく様を見ることになるだろうと我々は考えている。

　メルパ族の考え方は多くにおいて，ニューギニア高地の典型的なものである。しかし，血と脂という2体液システムの考え方は，彼ら固有のものである。他にも体液論の亜流的考えがあることを，パプアニューギニア南高地州のコピアゴ湖に居住するデゥナ（Duna）族の人々を例にとって大まかな紹介をするとしよう。

3. デゥナ族

　デゥナ族の人々の間では，身体の体液論的解釈は3つの物質からなるものである。①血，②その他の液状の体液，そして③骨である。ここでは簡単に葬儀慣行を基に説明しよう。

　伝統的プラットホーム埋葬と2次的埋葬は，この2つの体液論を集約している。まず，死者の身体は屋外の，土に掘った穴の上に架けられるプラットホームに寝かされる。この穴は風にさらされ乾かされる間に，屍から滴る「水のような汁」を落とすために掘られる。この液体は，すべて身体から抜き出されなくてはならず，また動物に食されてもいけない物である。この慣行はプラットホーム埋葬が簡素化された今日も続けられている。今日では，深く掘られた穴の底にプラットホームは架けられ，そのうえに棺に入れた屍が置かれるようになった。こうして埋葬された棺には，体液が流れ出るように穴が開けられている。

　昔は，必要な日数外気に晒された屍は骨となった後，第2の埋葬地で死者の安住の場所である洞窟に移されていた。この洞窟は霊（ティニー tini）の住処と見なされ，親族が墓守をした。死者の遺骨が動物に荒らされたり，きちんと墓守がされていなかった時は，霊が不満を持ち，怠慢な親族に病気をもたらすと考えられていた。こうして親族は洞窟に行くことを促され，死者の骨が正しく安置されるように務めるのである。今日ではキリスト教の指導により，行われなくなったこの2次埋葬であるが，それでもデゥナの人々は墓守をしっかりとしなければならないと信じている。女たちは歌を歌い，霊を慰め，生き残っている親族に病気や災いがもたらせられないように，霊が怒ることのないように勤める。そしてま

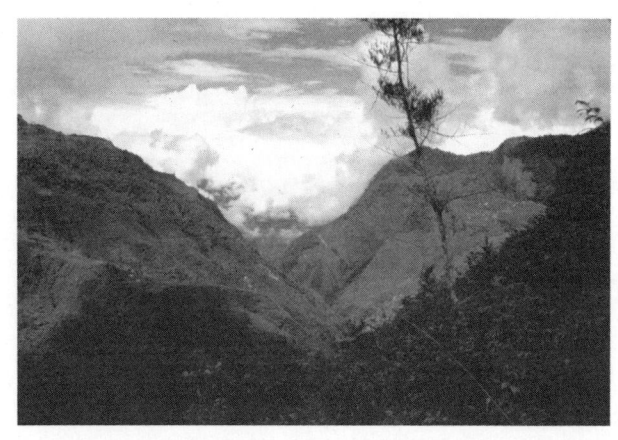

図3-8 亡くなったばかりの新しいティニ (Tini)，すなわち霊が旅立ってゆくと先と葬唱に出てくるのはこのような高い山脈が連なる場所．「野生の国 (wild)」と総称される［ここで言う野生とは，人間の踏み入れない自然界を指す］

た，森の中の岩場にある昔ながらの2次埋葬洞窟に送り出すのである。

デゥナ族では，病気の治療や，土地 (rindi) およびその住民の豊穣性の復活を願う儀礼のすべてに，人間，もしくは豚の血が用いられる（昔話の1つには，人の屍は動物に食べ荒らされたのに，同じようにプラットホームに置かれた豚は無傷だったというものがある。この話は第5章に詳しく記述する）。血は，地下に住む霊（タマー tama）をなだめることと再生をもたらすために用いられる。また，先祖の遺骨も定期的に栄養を与えなければ，健康と豊穣性は再生されないと考えられている。第5章では，このデゥナの人々の癒しの儀礼を幾つか紹介するとしよう。

第4章　治療師とヒーラーたち―メルパ族

　本章でも引き続きニューギニア高地，マウント・ハーゲン地域の話をすることにしよう。この地方にも，キリスト教文化流入以前から，その大部分は呪文の朗唱による治療の祈願であったろうが，土着の専門家による治療術が古くから伝わっている。「医師－患者」間のコミュニケーションとは，ここでは，「医師」が患者を不健康にしていると思われる霊や，病気それ自体に退散をさせるためのやり取りとなる。これは，患った人間全体を診るのではなく，患った原因を取り除く行為であるため，多分に生物医学的である。

　しかし，その一方で，悪い行いや感情によって患ってしまうとも信じられているために，患者の全体像を診なければならない時もある。つまり患者は，悪い行為の結果，怒りを生み，病気になったと考えられる。この場合，その道のスペシャリストが動物（豚，有袋類など）を生贄にし，患者の先祖や死霊に健康を回復させるよう促すのである。治療のための祈祷や呪文もあるのだが，このスペシャリストたちは人を癒す専門家でもある。言い換えれば，人々が健全な道徳心を持つよう導く者たちである。

　本書では，すでに治療を施す者，「治療師」と，癒しを施す者，「ヒーラー」の定義がされている（序章，第2章参照）。前者，治療師は，特定の身体機能の回復を試みることで体を治し，そして後者，ヒーラーは不道徳な行為や節度のない行為によって引き起こされる身体の異常を治すものである。もちろん，こう分類しても，多くの医療システムにおいて両者は重なり合う部分がある。我々はここで，治療や，癒し，もしくはその両方の知識を持つ者たちを「キューレーター」［様々な分野で「管理人」の意味で使われるが，美術館のこの職は美術品の管理，判定以外にも，修復を手掛ける］と総称したい。こういった人たちは，開業医として見られる場合もあるが，今日では時として，ある種の治療知識を持つことは，キリスト教では「悪魔的」知識の持ち主として見られる場合もある（Brodin 1996のハイチに関する書を参照）。

1. 治療の呪文

　ここには，ハーゲン地域の儀礼の中で職能者によって使われる治療の呪文をいくつか紹介しよう。ハーゲン地域の言葉で，呪文をモン（mön）という。これらの呪文が作用する例を以下にあげてみよう。

　ここに紹介する9つの呪文のうち，①，③，と④は攻撃的な霊と対峙する時の呪文である。②は，病気を引き起こした霊を見つけるための占いを行う言葉を含んでいる。⑤はある種の邪術を解毒するもの，そして⑨は，この地方の男性が危険と見なす月経血に冒された時の呪文である。⑥，⑦，⑧は，豚の成長を助けるもの。職能者たちは，病気を治療し，のみならず健康と豊穣性を生み出す呪文を持っている。もちろん，これは人や豚の場合であってもである。目的が何であれ，描き出されるものは皆似通っている。危険を阻んだり，取り除く動作，そして健康を表す動作である。

　ハーゲン地域の世界観は，飼育された社交的領域（mbo）と野生的で非社交的領域（römi）との対比のうえに成っている。外からやって来た野生の霊は，本来の領域に戻されなければならない。彼らの場所は洞窟，河の交差する場所，クナイ草（conegrass）［イネ科の多年草］の群生湿地帯，そして広くは，ジミ谷として知られるハーゲンより北に広がる低地や窪地，あるいはハーゲン中心部より東に流れるワーギ川周辺の湿地帯である。

　野生の霊は人を襲うのを好むと信じられている。しかし，人を襲うことができるのは，亡くなった親族の霊に呼ばれた者だけとも信じられている。亡くなった者の霊が村の「フェンスを開き」，誰それを襲えと呼び込むのだそうだ（野生の豚もまた，フェンスを破って畑に侵入してくる）。亡くなった親族は，子孫が生贄の奉納を怠ったり，身内（in-group。これに対してよそ者のことはout-groupとなる）の悪行，例えば財産や性的関係に関する盗みの行為に怒って野性の霊を呼び込むのだという。

　呪文には，2つのはっきりとした対極の動きが表されている。野生の霊が河岸や森を進んで人々を襲う動きと，施術者が襲ってくる霊を洞窟，岩場や河岸といった，元の住処へと追い払う動きである。この2つの動きに伴うのは，決定的な動作のイメージである。それらは，霊を静止する動作，ヒクイドリの羽を抜く動作，霊が戻ってくることを禁忌する動作，そして健康な光り輝く羽の極楽鳥を模し患者の回復を表す。この極楽鳥はまた，ヒクイドリであってもよい。ヒクイドリの健啖ぶりも健康の象徴とされる。

豊穣性を願う前向きな呪文は，低地に特出して目立つ岩の姿を描き出し，よく肥えた豚，やわらかい肥沃な土地や，すくすくと芽吹き枝分かれしていく苗，木の白木，天の川の煌く星々といったものを列挙する。これらの呪文は何らかの動きを仮定しているのではなく，職能者は単にこのプロセスが喚起をもたらすのを待つだけである。これらは豚にかけられる呪文であるが，豚が言葉を理解しているとは思われていない。何がしかの超自然力が働いているとすれば，ここでも亡くなった者の霊が協力していると思われている。

呪文で呼び込まれる自然の要素の中で，水に病気を取り除く力と術があるとされているのは興味深い点である。霊は，河の流れに逆

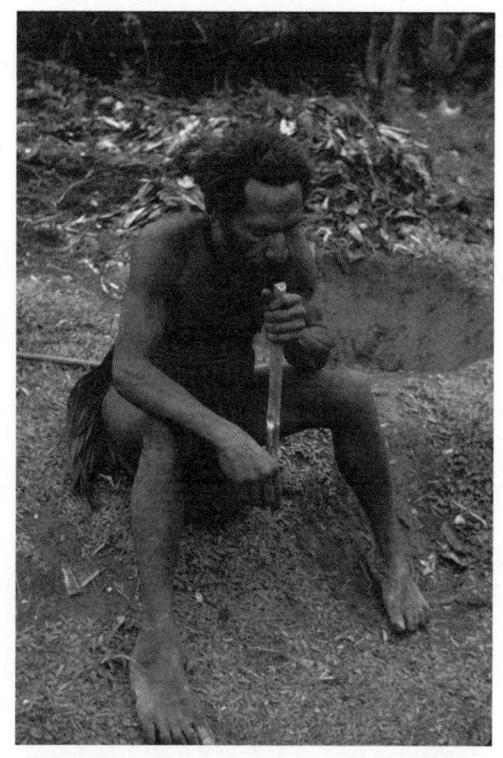

図4-1　ハーゲンのカウェルカ・クンドムボ集団の儀礼的職能者モカ（Moka）．患者に与える小さな竹筒に入った水にまじないをかけている（1978）

行して進むことで「はぐれ霊」となり，悪さをする。そのような霊は，水の流れに沿って低地のどこか以前の住処に追い立てられる。呪文のかけられた水を病人に飲ませて体の中の毒を洗い流し，この毒もまた河の流れに沿って立ち去るように仕向けられる。

②の呪文は，病気を引き起こす野生の霊に対して，治療師がいかに絶大なる力を振るうかが表象されている。この時の動作は，まるで癌の塊を打ち砕く魔法の弾丸のようである。

②の呪文
　「ウクルの岩，マングカの岩，
　　アンテップがまっすぐに伸び生えるところ
　　われは野生のヒクイドリの羽を抜く
　　2頭のクムバエムの動きを制し

山の麓の河辺に下ろし，
　　身動き叶えず
　　われはヒクイドリの羽を抜く」
①，③—⑨の呪文
①野生の霊を追い払う呪文
　　「ワーギの淵，グマントの淵，
　　シダの茂るところ
　　空を覗き，あたりを見回し
　　亡者がフェンスを開き
　　野生の霊が入り込む
　　元の東へ送り返すがよい」
③野生の霊を退治する呪文
　　「アンテップは高く生い茂る
　　ウクルの岩は気高くそびえる
　　そろそろと，ひそひそとやってくる
　　「こっちに行こうか，あっちに行こうか？」
　　そして見つける
　　われらの母を，父を，兄弟を，息子を，
　　娘を，死んだ者たちを，
　　手招きをしている者を
　　「大きな雌豚をと言ったのに，大きな去勢豚をと言ったのに，
　　聞いてくれないあの者たちを，
　　代わりにお前が懲らしめるんだ，
　　さあ，何ができるか見せてごらん」
　　「いいのか？本当にいいのか！」
　　彼らは言う
　　だから音もなく忍び寄り襲い掛かる
　　そして患う者は豚を捧げる。
　　「さあ，もうよいぞ，行ってもよいぞ，
　　ウクル岩に戻るがよいぞ」」
④「小さな霊」を退治する呪文［注：この霊は幸運を運ぶものでもある。子どものような霊］

第 4 章　治療師とヒーラーたち　　57

「ベイヤーとモカの大河が交じる
　　ところ
色とりどりの家屋がある
モカの淵ではクナイ草の花を摘み
メムボクルのバナナの花を
ケニンガのバナナの花を
モカの淵を，アンゲクルの淵を，
オムビルに沿って，
エムボに沿って，
ロポングに沿って，ムバクラに沿
　　って，
ヤンガに沿って，ふらふらと歩く
白い極楽鳥の1本羽を纏い，しっ
　　かりと歩く
赤い黄土が塗られた髪網をつけ
やってくる，やってくる，やがて
死者の霊がフェンスを開き
そうして内にやってくる，野生の
　　まま
「大河の交わるところへ戻るがよい
おまえの住処に戻るがよい
生贄を，赤と黒の豚を
われは送り返す
おまえの居所へ
交わる大河の住処へ」」

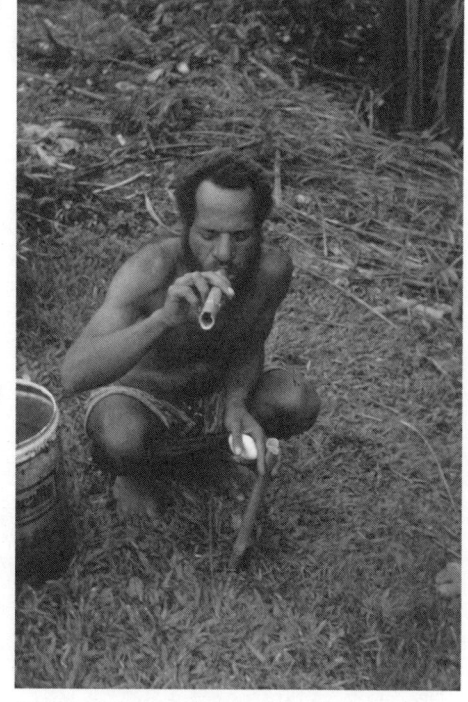

図4-2　まじない水を飲むモカの甥（兄の息子），ニキント（Nikint）（1978）

⑤「解毒」の呪文（クンドモウ（kundumou）と呼ばれる邪術に対峙する呪文。豚の脂を煮て被害者の霊を誘い寄せ，穴に閉じ込め霊を死なせる邪術である。解毒にはヒクイドリの足の骨を剣にして埋め閉じ込められた魂を開放し，悪い力を追い払う）

「彼は戦い，彼は死んだ
そのためにこうしたのか，われにはわかる
われが持ち出し元に戻そう

クロマンダの鳥と元に戻そう
われが洗い持ち帰ろう
2つの河の交じるところに
災いを鳥が鳴く
燃え盛る枝でわれは打ち払う
悲鳴を上げてラウナ河に飛んでいく
クナイ草の原へと行く
われが持ち帰り，2つの河の交わ
　　るところに置いてこよう
マラの葉が，モカの端に立つ
ケンゲナの葉がバイヤーの端に立つ」

　邪術は擬人化され，野生の霊として追い払われる。葉が「立つ」のは，霊が戻るのを禁じているか，もしくは患者の健康が戻ったことを印すものである。

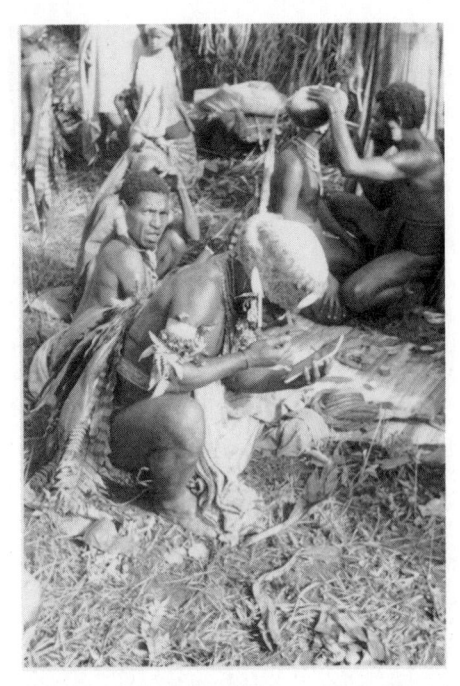

図4-3　女性霊の祭儀の準備をしているエイプ(Eip)．カメラを向いて，耳に毛皮飾りをしている彼女はクンドムボ集団の男性に嫁いでいた．エイプは儀礼的職能者で，イアリブとギルウェの2つの山の力を借りて豚の成長を助ける(1973)

⑥雌豚を大きくする呪文
「エプでも，アンブラでも，
丘はよく目立つ
やわらかい根に満たされた
足元に土が沸き出でる」

豚の体は平原で丘が目立つように，際立っていないといけない。身は肥えて肥沃な土地を歩く時のように弾力がなければいけない。

⑦子豚を早く成長させる呪文
　「アマランサスの苗は増えて育つ
　　きゅうりの苗は増えて育つ
　　ひょうたんの苗は増えて育つ」
　これらの植物は皆成長が早く，繁殖も早いことで知られる。

⑧豚の皮の脂を多く，厚くするための呪文
　「ミンブ湖のように，やわらかく，やわらかく
　　天の川の星のように，やわらかく，やわらかく，
　　アンブラの丸いムバネ岩のように

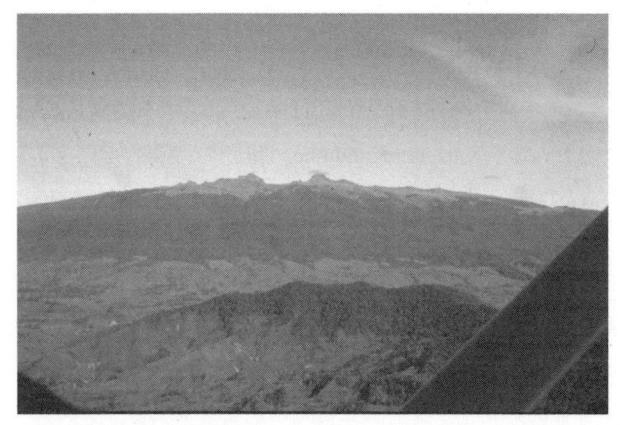

第 4 章　治療師とヒーラーたち　　59

図 4-4　ハーゲンの南にあるギルウェ山．呪文 9 の描くイメージはこの山である．

　　てっぺん輝くポンとアンの石のように
　　夜明けに溶けて消える小さな星のように
　　中が白肌のポエムブクラの木のように，
　　そのようにおまえもなるのだぞ」

⑨月経血に触れてしまったことに対処する呪文
(「月経小屋に寝た女が，わきの下の汗を我々につけていった，女の手についた汚れを我たちに移していった，女は私たちを足蹴にした，なぜなのかはわからない，血は流れる，だから今……」)

　　「ムバクラの水を汲んできて与える
　　オムビルの水を汲んできて与える
　　ヤンガの水を汲んできて与える
　　カウクロロンの水を汲んできて与える
　　エイムボの水を汲んできて与える
　　水を汲んで注ぐ
　　流れにして取り除こう
　　遠く，遠く，モカとアンゲケルの河が交わるところまで
　　長く曲がったくちばしを持つ極楽鳥の黒い尾羽が硬く立つところへ
　　ヒクイドリが声を発てて餌を頬張るところへ
　　ギルウェのオオコウモリが食べかすを吐くところへ」

［最後の 3 つのイメージは患者の回復を象徴する．1 つ目は，患者の皮膚は鳥の羽のように輝きを取り戻すこと．2 つ目は，ヒクイドリのように健康な食欲が出

ること。そして，3つ目は，オオコウモリが食べかすを吐き出すように，血が取り払えることを意味する]
(これらの呪文はすべて，1965年10月11日，マンボラ（Mambogla）というカウエルカ・クンドムボ（Kawelka Kundmbo）集団の儀礼の専門家の暗唱の記録である。1997年12月5日，メルパ語から英語に翻訳された)

2. 考　察

医療人類学者は，世界の治療師やヒーラーたちの慣行を概観にまとめようと多様なアイディアを用いてきた。生物医学との比較考察は常套であり，また，通文化的な類似点を確立することも手法としては適している。すべてのシステムや体系の中で，患者の側と治療する側の間に，ある程度の前提が認識されることは不可欠である。しかし，知識の格差や違いが出てくることも，治療する側が専門家である以上致し方ないことである。この大前提を踏まえて，患者と医師とのコミュニケーションは成立し，患者は医師の診断を受け入れることができるのである。

フィンクラーは，論文「聖なる癒しと生物医学比較考（Sacred Healing and Biomedicine Compared）」の中で，生物医師と民俗ヒーラーの比較は，時として双方の評価をする形になってしまう場合があると述べている。ある見方からは，ヒーラーは偶像化され患者との間に理想的な信頼関係を築いているとされる。また別の見方では，彼らはまっとうな医者の仕事を邪魔するハッタリ屋だとか，ニセ医者だとなってしまう（Finkler 1994b: 179）。彼女は，両者の見方にある無理解を指摘し，メキシコの降神術ヒーラーを基に，より広域な議論を展開している（第7章参照）。ここで我々も，「効き目」という観点からではなく，「論理」の検証を中心に相似点と相違点を論じたい。

第1に，生物医学の論理では，その診断理論とは，状態の認識と確立，病因の特定，それに対する治療法の確立からなるものである。また，治療法とはすなわち完治，または病因の除去を意味する。焦点となるのは物質的なことであり，身体はもちろんのこと，診断や治療を施す技術，道具類であり，最重要視されるのは病因および機能低下のプロセスである。これらを確立するために患者への問診や検査が行われるのである。呪文の論理といえば，ここで見た通り，患者の身体の状態は大前提としてすでに確立されている。病いを患っているのである。「どんな病気なのですか（elim namba kui ti ronom ?）」と問えば，時として相手は困惑し，「真の病気に決まっているじゃないか（kui ingk ronom-eka）」と返答される。

職能者の洞察とコミュニケーション能力は患ったものにかかわる霊との間に存在し，診断も治療も呪文の表現の中にある。

第2に，伝達機能の観点では患者は野生の霊が去り，集落内の霊が豚の生贄を持ってなだめられれば治るとされる。集落内の霊は生贄の香りが好物だという。野生の霊には生贄はなく，ただ礼儀正しくきっぱりと立ち去るようにいわれるだけである。したがって，焦点となるのはパーソナリスティクな関与であり，ナチュラリスティクな原因ではない。だからといって，この人たちがナチュラリスティクな原因や要因に基礎を置く生物医学を避けていることにはならない。どこにいても人々は実用主義的であり，効力があると思われるものは使うのである。

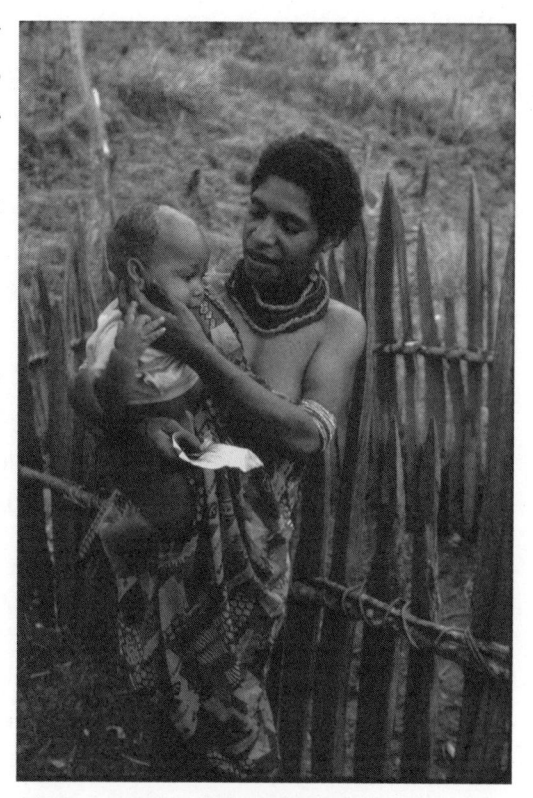

図4-5　クンドムボ集団の妻の1人，ウォムンデ（Womndi）．頭皮をヒト疥癬虫に冒された息子を抱いている．この時，儀礼的職能者モカは頭に黄色粘土を塗って治療している．

第3に，病人もその縁者たちも，呪文をはっきりと聞くわけではない。呪文はかかわった霊たちに囁かれるものである。しかし，患者も縁者も，事前に何が行われるかの説明を受ける。また，見慣れた出来事であるために混乱はない。このような構成は，患者や縁者が何らかの悪い行為を行ったために病気になったと明かされれば，道徳的な状況とも成りえることを示唆している。

第4に，呪文は象徴的枠組みを操作する役割も果たしている。行動が起こされた，つまり霊は送り返された。このように呪文は，診断と治療の両方の役割を担うのである。これは，医師が病原体を見つけ，それを患者に告げ，これからいかにしてそれに対処するかを伝えつつ病原体を除去する，ということをすべて同時に行うのと同じことである。生物医療の場面で分断して行われる診断，処方，そ

して治療が，患者の身体に熱を取るための湿った粘土を塗ったり，竹の筒から水を飲ませたりといった儀礼と，呪文そのものに一まとめになっているのである。こういった儀礼に登場するツールも，生物医学と別の接点を表している。これらのツールはタムブ・メル（tamb-mel）と呼ばれ，薬のようなものである。痛みを取り除くために，ひりひりする草を使った反作用方のツールなど，呪文をかけずに用いられるものもある。

　先に記した①から⑨の呪文を教えてくれた施術師の住む場所から25マイルほど行った町の周辺地域に住む専門家にも，話を聞くことができた。彼も野生の霊を追い払うことが専門だということだった。この専門家は，すでに時の変化に対応していた。ケイワ（Kelwa）にある彼の家から1マイルほどのところに，1930年代にできた，ルーテル教会オグルベング（Ogelbeng）があった。1964年までには，多くの人々が洗礼を受けていた。そして，この教会は土着の呪術を禁じていたのである。

　そこで，この施術師ポンボラ（Pombora）は，儀礼はやるが呪文は唱えなくなったのだという。彼の専門は，女性を襲う野生の霊の除霊である。襲われた女性は擬似妊娠してしまうのだそうだ。除霊には，やわらかいクッキングバナナの葉が使われる。この葉を女性の膨れたおなかに当てながら，中にいる霊を追い払うのだそうだ。このような力を得るために，彼は小さな祭儀用の小屋で，豚の生贄を与えて手なずけた野生の霊の力を借りるという。手なずけた霊は蛇の形で現れ，彼の手を舐めたのだという。力は手に残した蛇の匂いからくるそうだ。ポンボラの「ハンドパワー（healing touch）」の解釈は，匂いと霊の残留物である。

　次に，彼は生物医学と白人たちの発想との和解を得たといった。以前，白人の家畜を襲う野生の霊がおり，同じ霊が女性に姿を変えて彼も襲っていたのだそうだ。家畜の牛が死に，ポンボラは除霊を依頼され，5ポンド（当時オーストラリアで流通していた通貨を）を謝礼としてもらったそうだ。最後に，霊が悪さして擬似妊娠した患者がいるときは，オーストラリア人の医師に呼ばれて助けに行くこともあるといっていた。ポンボラは自らの営みを混合化し，再構成することで，正当な技術として土着と近代両方の慣行の中で地位を確立したのである。

　彼の行動は，生物医学による実際的治療法の継承への中間的役割を担うものといえよう。反面，生物医学にはその領域外の物，野生の霊，死霊や妖術との対処法は備わっていない。教会はエクソシズムや，保護の祈りといった形である程度までは対処できている。また，道徳的側面でも，懺悔を促すことで不適切な行い

や感情を告白させ，神に許しを請い，それに伴って患った身体を治す手助けを請うことも促せる。今日の教会は，古くには生贄を捧げることで霊をなだめる行為が担った役割を肩代わりするようになっている。

1960年代当時に比べ多くが変わった。政府の援助でエイド・ポスト（Aid post－アスピリンや，ハンセン病やマラリアの薬，ペニシリン注射に軽度の外傷の手当てをする簡易診療所）が何カ所か設けられた。こういった診療所で働くのは，1, 2年基本的訓練を受けた人たちである。与えられる賃金も少ない。患者からも，食べ物や薪，金銭といったものを受取れることになっていた。このようなエイド・ポストの他にも，都市部には病院も建てられた。すべては，当時も今も変わらず，政府が多額の助成金を供給している。1997年にハーゲン地域を訪れた時，エイド・ポストの多くは機能していなく，病院も患者で溢れかえっていた。

1997年半ば頃には，エルニーニョの影響から干ばつとなり，作物の収穫は減り始めていた。干ばつは1998年の初め頃まで続いた。飢餓が出て，政府は米や小麦粉の配給を始めていた。もともとマラリア，腸チフス，赤痢といった疾病が多かったところに，人々の体力の低下から，死亡する者はさらに増えていった。

このような時代の不確実に不安を覚える中で，この地域の人々がその不安を軽減するために用いた手段として，2つの発想が広く浸透していた。最初の見解では，妖術師が増え，人々を殺したり食べたりするのに加え，彼らが病気をもたらし続けている（P. J. Stewart and A. Strathern 1997）。第2は，世界の終末を示唆するミレニアム思想である。この時，イエスが地上に再び降り立ち，「信心深い者」たちだけが悪魔崇拝者を滅亡させる世界の破壊から救われるというものである（P. J. Stewart and A. Strathern 1997b; 1998）。他にも，エイド・ポストが機能していないために，やむなく土着の民俗医療に立ち返った者たちもいた。

原理上は，生物医学は，土着の民俗治療の治療機能を処方（言葉）と物質を用いること（診療）で肩代わりしているといえる。また教会は，道徳観を再登場させることで病気を取り除き，癒しの機能を肩代わりする。伝統的な治療と癒しの双輪的機能は，こうして分断されてしまうことになる。土着の治療は，公的な医療機関が機能しなくなったことで再び登場してくるが，キリスト教の担った癒しの役割は道徳心の導きの中に継続し続ける。

伝統的な病気の原因の1つに，ポポクル（怒りや憤慨）があり，これは公正ではないとされる行為をしたものに向けられる。ポポクルを経験した者は病いになり，それを仕向けた者を探し出さなければならない。その者を探して，ポポクル

を解き放ってもらわないと回復できないのである。今日では，教会はポポクル自体が罪であり，それによって具合の悪くなった者は不道徳な振る舞いをしており，天国への可能性を少なくしているのだと説くようになった。教会は，道徳的範疇の一方だけを論じ，もう一方には触れないでいることになる。怒りを感じた者には補償を求めたり復讐を果たすことよりも，相手を許すよう促している。

　もう1つ，教会が人々の健康を管理するための道徳的説教として，性的な奔放さを禁じるというものがある。ここ10年で，エイズや他の性感染症はパプアニューギニアに新たな脅威となって出現している。女性と男性両方の売春が，こういった病気の蔓延に拍車をかけている。

　ハーゲン地域のモン（mön－儀礼的慣行）の概念は，治療と癒しの両方の機能が呪文という発想で一括りになっている。治療や癒しを施す者たちは，権威を誇り，また多額の報酬も得ていた。しかし，彼らの行為は，違った方向から形を変えて，治療や癒しを行おうとしていた病院の医師たちと宣教師たちの両者からの攻撃にさらされた。人類学者として，我々の観点からすれば，呪文の解析が指し示すものは，それが診断と治療を大まかながら共通した象徴郡の枠組みの中で説明するという，最も一般的な医療モデルに合致したものであるということである。

　デゥナ族の人々には，第3章で触れた体液学的発想の中にも見て取れるように，病気に対して非常にきめ細かい，きらびやかな儀礼が彼らの宇宙観の中に構成されている。次の章では，デゥナの人々の儀礼の話に終始したい。また，宗教の変遷と生物医学の流入によって，儀礼がいかにドラスチックな切り詰められ方をしているかも記述しよう。

第5章　デウナ族の儀礼−慣習と癒し

　デウナ族はメルパ族の遠く西，パプアニューギニア南高地州の辺境に暮らしている。メルパ族同様，この人たちは熱心な園芸集団であり，サツマイモを主食とし豚を飼育している。豚は供犠，冠婚葬祭の代償，そして怪我や殺人の保障として重要な要素である。彼らの居住様式は，民族誌の文献に用いられる「小教区（パリッシュ）」の典型である。ここでの小教区は親類とその縁者，そして少数の流入者で構成される。核となるのは小数のアノアガロ（anoagaro）と呼ばれる父系集団で，伝統的にリーダシップ，土地，儀礼の知識を司っている。1960年代，それまでは単発的な巡回管理に過ぎなかったオーストラリア植民地政府の完全な統治が始まるまで，小教区同士の戦争は頻繁に繰り広げられた。

　ハーゲン地域と比較して，この地域の経済発展は乏しい。最低限の道路建設と学校，そしてまばらに（また在庫の乏しい）エイド・ポストが建つだけである。キリスト教（特にカトリック，アドベンティスト，バプティスト，そしてアポストリック）の影響は大きく，人々は名義上大部分が信者である。宣教師たちが登場した1960年代以降，我々がここに紹介する儀礼は行われていないに等しいが，1996年以降，再び対妖術用儀礼（本文参照）が復活してきている。エイド・ポストの薬や治療はすんなりと受け入れられたが，人々の気持ちの奥深くには，多少変貌してはいるが古い観念は息づいている。

　長きに渡ってデウナ族は，地球を唯一の宇宙として豊穣性に尽力を注いできた。そして第一世代父系集団の統治から，14世代目に来るとされる世界の終焉を何とか食い止めようと様々な儀礼を執り行ってきた。宇宙を保ち，復旧させる儀礼はリンディ・キニヤ（rindi kiniya）と呼ばれ，正すあるいは土地を作り直すという意味を持つ。この地球の衰退は作物の収穫が減ることや，干ばつ，女性の不妊，植物や動物，子どもの成長不良，そして一般的な病気が兆候とされた。大小にかかわらず，ほぼすべての儀礼は宇宙の保全に関連している。病気を治療することも，この保全と再生につながっている。このような治療は同時に癒しでもあり，

より大きな全体像の幸福に寄与するものである。この癒しの力に対抗するのが妖術であり、以下の本節1と4で論じられる。

読者に基本的な民族誌的資料を提供するために，本章では癒しの儀礼が盛んに行われていた「古い時代」について集められた話を抜粋して紹介しよう。それに引き続き今日までの変化を述べる。話を聞いた人々は，彼らの父親や自身の経験から多くを学んだ，知識人たちである。彼らは，我々の問いかけに快く多くの話をしてくれた。彼らの語りは，儀礼，病気，成長，健康，そして豊穣に回帰し，これらへの強い関心を物語っている。今日の小教区長たちは，もともと儀礼を執り行う司祭たちであったが，キリスト教の司祭となってからは自らの知識を封印

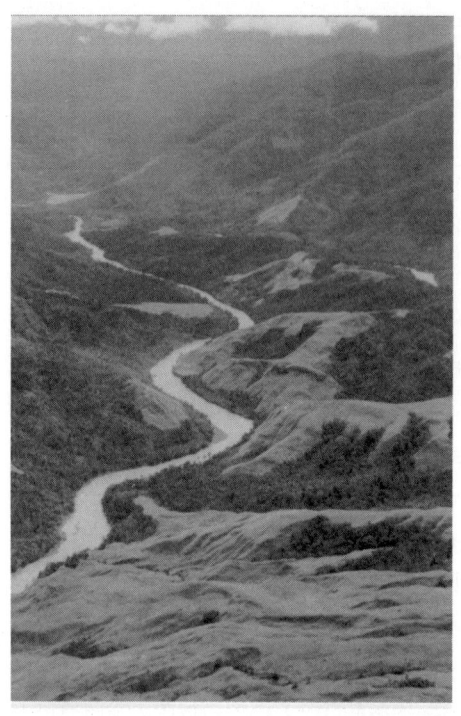

図5-1　ストリックランド川峡谷の草原と森．デゥナ族におけるの妖術の神話的起源とされる土地である．

した者たちである（以下に記載するものは，ピジン語を英語に翻訳したものである。解説を明解にするために意訳した）。

1. 妖術について

妖術には，入念に仕上げられた舞台装置群が存在する。多くはその起源にまつわる神話である。1998年，妖術の起源を話してくれたのは，地方議員で卓越した情報提供者でもあるK. H. 氏である（P. J. Stewart and A. Strathern 1998）。

「妖術はイエル（Yeru）の村で生まれた（デゥナ領域の境界にあるストリックランド川の村である）。土にできた小さな穴から這い出てきたのだ。この穴から妖術の霊力を持つ男，ツワケ・タマ（tsuwake tama）がやってきた。それは，人々が豚を殺し，家を建て，土釜を用意していた時のことだった（これはおそらく，地球に生贄を捧げて肥沃さを願う儀礼の最中のことと思われる）。霊力を持ったその男は，岩の上に立ち上がった。この岩は，まだその場所を行きかう人々に見

られる所にそのまま残っている。

　霊力を持った男はただ岩の上に立ち上がり，周りで（儀礼で）踊っていた男たちも皆彼を見た。タマは人々の頭を食いちぎり，体の残りを無造作に打ち捨てた。ある女が通りかかると，タマはその女も食おうとした，だが女は言った。「友達になりましょう。殺さないで」と。タマは申し出を受け入れ，2人は一緒に暮らすようになった。女は2人の子どもを生んだ，女の子と男の子だ。その後も，女は次々とたくさん子どもを生んだ。彼らは豚を食わず，代わりに人の肉を食らった。死んだ豚は埋葬され，そのときは特に人を殺して食らっていた。男たちも，女たちも，食人者たちだった。

　コロバ（Koroba－デゥナの南）から，ハンブア（Hambua）という男が塩を携えて「豚の足の道」を旅してきた（これは，おそらく聖地に通じる儀式道のことであろう。聖地では地球が新たに生まれ変わるための儀礼が行われていた。この道の最終地点には，穴の中に霊が棲み，定期的に生贄を奉納することで地球の豊穣性が祈願されていた（A. Strathern and P. J. Stewart 1998; P. J. Stewart 1998; P. J. Stewart and A. Strathern n.d.））。

　ハンブアは，死んだ豚が埋葬される準備がされ，土釜が設えられ女が1人煮られようとしているところに出くわした。他の者は皆，食事に必要な物（焚き木や野菜）を集めに行っていた。煮て食われる女だけがその場に残されていた。豚が料理されるのか，と女に尋ねると，違うと言う。「食われるのは私だ」。

　「だが，その豚はどうした？」とハンブアが問うと，「死んだ」と女は答えた。

　女は泣き始めた。ハンブアは「そんなことをしてはいけない。この豚は食えるんだ。お前は人で，食われてはならない」と言った。そして女と2人で豚を煮始めた。他の者たちがその場所に戻ってくると，豚の煮える匂いを嗅いで，「これは悪い匂いだ，死体の匂いだ」と言った。しかしハンブアは携えた塩を取り出し，それをかけて食べてみろと言った。皆はそうして豚を食べると旨いと知った。そして，ハンブアに豚を殺して食べろ，人を食らってはならないと指導された。

　タマと彼が食らおうとして止めた女との間にできた子どもたちは混ざりあっていた。獣の子どもであったり，本当の人の子どもであったりした。人の子らは公の場に出された。獣の子どもは，蛇，ヒクイドリ，そして有袋類の子どもであり，妖術に通じていて，母親たちは子どもたちを自分の体の中に入れていた」。

　K. H. 氏（他にもカルアの仮名で引用されている情報提供者）からは，1991年にも話を聞くことができた。アンドリュー・ストラサーンが用意したいくつかの

質問に答える形で，前述の話に出てくる出来事をより鮮明にしてくれた。

「ツワケ・コノ（tsuwake kono）は，女の持つ妖術の一種だ。野生の豚や，猫，ヒクイドリや有袋類などの野生の獣がこの妖術の使役になる。一握りの女にしかこの力はない。私にはどの女がこの妖術を使えるかがわかる。彼女たちは男を殺して，アル湖のようにイパ・アーネと呼ばれる湖の畔で殺した者を煮るのだ。〔中略〕女たちは男を殺した水辺で集会を開き，皆で一緒に食らうのだ。母親から娘に教えが引き継がれる。

昔，善い者と悪い者がいた。女たちに妖術を教えたのは悪い男たちだ。〔中略〕妖術師は，人がいつ眠るかを知っている。寝ている間は，ティニ（霊）は体の外に出ていて，起きると戻ってくる。妖術師には人の体から出てくるティニが見え，それを殺してしまう。ティニの死んだ者は，だんだんと具合が悪くなり，病気になって死んでしまう。だが，妖術師は死んだ者をすぐ食べようとはしない。ティニは木の中に置かれ，その間，ティニを失った者は頭痛や腰痛を訴え，後に本当に死んでしまうのだ。これを止める薬はない。ただ具合が悪いのなら治す薬はあるが，妖術で病いになった者に効く薬はない。昔は，儀礼を司る男の職能者は聖なるンデレ・ロワ（ndele rowa －杖）で妖術を察知できた。今でも数人できる者がいる。〔中略〕ンデレ・ロワは妖術師を追いかけ，聖なる者を彼女の住処に導く。妖術師の住処には竹のナイフや，薬草，土釜置きの石や，殺された者の骨が見つかる。〔中略〕アル・シサ（Alu Sisa）はンデレ・ロワの使いだった。彼にはパヤーメ・イマ（Payame Ima －男たちに妖術に対する聖なる力を与える女性霊）がついていた。〔中略〕パヤーメ・イマはアル・シサを守護していた。〔中略〕」（K. H. 氏とのインタビューはこの後も続き，前述した長いほうのインタビューの中でも述べた妖術の起源，タマの話がされた）。

この起源の話は，さらに 1998 年に起こった妖術現象の語りにも関連性を見出せる（本節 4 参照）。

2. 儀礼的職能者である男性と女性たち

(1) 男女の儀礼的職能者たちによる病気治療の話．ナウワ小教区のアウ（1991 年 9 月 10 日）

「私の父の妹の 1 人が治療の呪術を使ったときの話をしよう。体の痛みを訴える者がいると，この呪術を使うのだ。痛みを持つ者の肌に特別な土あるいは粘土

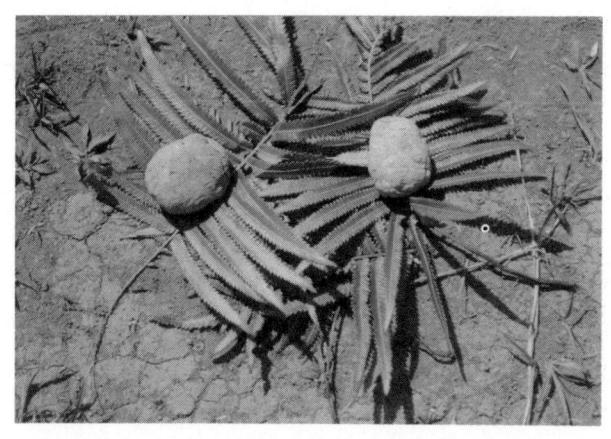

図 5-2　癒しの儀礼に使われる黄色（hambua）と白色（kiapo）粘土（デゥナ族）

が塗られる。病気になった者はマラリアにかかっていて体が痛むのかもしれない。そして、職能者の元を訪れる。男の職能者もいた。彼も土を病人の肌に塗っていた。女の職能者は、病人に何がおかしいかを尋ねた。肌が熱く感じるのか、それとも他のところがおかしいのか、と。病人はすると、こんな風に答えるかもしれない、「肌が熱くて痛い」と。

　男の職能者が「トワ・アンジ（towa andi）の木の葉とカピルク（kapiruku）のシダの葉を取ってこよう」と言う。この葉には、有袋類のような甘い香りがある（有袋類の類もパプアニューギニアのこの地方では食されている）。職能者は葉っぱを1枚ずつ並べて置き、黄色い（ハンブアー hambua）土を持ってきてその上に盛る。さらにその上から水を垂らす。そうしてから、その土を病人の肌に塗るのである。体の上部から順に足元まで、下へ下へと塗っていく。使われた葉は捨てることなく大事に保管される。病人がハンブアで塗りつくされると、その晩は寝るように言われる。「この土にはタンボ・リンディ（tambo rindi）という特別な名前があり、眠りを安らかにしてくれる」と。

　病人がよく眠れたと言えば、2日目もタンボ・リンディの土は肌に塗られ、2日目の夜もよく眠れたと言えば、3日目は土が落とされる。

　これは、肌の熱に対する手順であった。男の職能者がこの手順を仕切った。女の職能者は、次に話す痛みに対する手順を仕切っていた。これで2人ともタカラガイの報酬を得ていた（タカラガイはこの地域に金銭が流通し出す前、おもな伝統的富として使われていた）。

女の職能者は，病人の住む場所へ出かけて行った。アルニ小教区の人々が大勢この職能者の診断を受けていた（この小教区は，我々が調査を行っていたデゥナ地域の主要な教区の1つである。また，ここでアウが話しているのは，彼自身の伯母である）。彼女は人々に悩みの種類を聞き，どんな痛みなのかを聞いた。膝が痛むのか，とか，腰が痛むのか，といった具合に。痛みを訴える者たちはよく眠れず，このことも訴えの1つだった。

　女の職能者は特別な土を携えていた。キアポ・リンディ（Kiapo rindi, 白い粘土）である（この土は広くこの地方の儀礼に用いられ，土地を生まれ変わらせたり，治療のための儀礼に多く使われていた）。キアポ・リンディとは総称である。この儀礼に使われた土の固有名詞はソペ・ソペ（sope sope）と言う。この土はパイェク（payeku －コルディリネの種類）の葉の上に盛られ，小石や他の硬い物が混じっていないかが調べられる。何も混じっていなければ，水が注がれる。そして病人の肌に塗られるのだが，この時，土は塊のままゴシゴシと塗られる。体中をこのように土で塗っていくと，手の中に体から出てきたとされる物が残っていく。火打石の欠片であったり（これで肌に傷がつく），小石であったり（これで肌は黒く変色する。おそらく内出血しているのだろう），尖った竹の欠片であったり（これも肌を傷つける），有袋類の毛の塊や，木肌苔，焚き火の灰や炭くずである。

　この儀礼を見に集まった者たちの中から声が上がる。「何を見つけたんだ？」と。職能者はこう答える，「この苔の持ち主はパヤーメ・イマだ（デゥナ地域に伝わる女性霊。男の職能者に妖術師を識別する能力を与える。前節1参照）。木の茂みに隠されていた物だ。彼女がそこに置いたに違いない」。続けて，「犬と狩りに茂みに行って，物音にウウィ・ユキリニ（wwi yukilini。有袋類の一種。パヤーメ・イマの化身の1つ）の穴を気づかされたら，それがお前たちに憑いていたと知るだろう」と言うだろう。

　焚き火の灰や炭のかすなら，これは豚を殺したこん棒をこの赤い燃えカスで塗らなければいけないという印だ，と言うだろう（赤は，父方の病人を象徴する色である。母方ならば黒い）。職能者は出てきたトワ・ソンド（towa sondo －灰）を，葉に乗せて，タレの木のそばに置くように言う（この木も，パヤーメ・イマと関係する）。職能者は灰の上に土を盛り，「アパパ，アパパ，アパパ（母方，母方，母方）。アウアパ，アウアパ，アウアパ（父方，父方，父方）」と唱える。こうして，どちら側の人間が病人を苦しめているのかを感知するのだ。

母方か父方かがわかったら，地面に2つの小さな穴が掘られ，生贄の豚の鼻から流れる血の受け皿とされた。豚を1頭，女たちの小屋で殺しそこで煮た。職能者が病人の体から取り出した灰は，豚の鼻に塗りこまれた。この時は，病気の原因が父方の親族にあるとわかったので，大きな豚が生贄にされ，タマ・ククマ（tama kukma―霊の鼻）と呼ばれた。豚は赤と黒の絵の具が塗られた特別なこん棒で殺された（この2色は，父方と母方の家族を象徴する色である）。患者の縁者全員がこの時集まってきた。

　職能者はコルディリネ（センネンボク），シダ，タロイモの葉を取ってきて，それぞれを3つの穴に入れ，黒い石で蓋をする。女の職能者は，豚を殺すのに使ったこん棒の上に座るよう，この病気にかかわった縁者の亡霊を呼ぶから，皆で見ていろと言った。職能者はこん棒を振りかざすと，豚の頭を叩いた。豚はすぐさま足から吊るされ，流れる血は穴に集められた。病気を引き起こした霊はこの生贄を持ってすぐに立ち去れ，と職能者は言った。この時，豚の特徴が細かく述べられる，例えば皮の色はどんなだ，といった具合にだ。それが終わると豚は穴の上から下ろされ，その晩のうちに煮られる。〔中略〕人々は血の集められた穴をかわるがわる覗き込み，いったい誰が病気にしたのかを探る。職能者はカロンガーネ（kalongane―兆候）を探す。血の中に野菜が少しでも混じっていれば患者は死に，それがなければ回復すると予見する。彼女の検分は，集団の長が立会い証人となる。

　豚が煮られると，腸の一部が血と一緒に穴に置かれ，黒い石の蓋が置かれる。これは，悪さをした死霊を穴の中に閉じ込めておくためだ。

　この女の儀礼的職能者の力はパヤーメ・イマから授かったもので，母から娘へと継承されてきたものだ」。

(2) アウと治療の妖術（1991年9月18日）

　「キアポ・キアノ（kiapo kiano），すなわちキアポの土を病人の体に塗ると，竹や火打石，または赤いハレ（hare）の土が現れる。これは，妖術師がこの人たちの体に入れた物の印になる。シサ（Sisa）という名の職能者は，この種の病いの時に相談に行くべき者だった。シサは眠りたいと言ったが，本当は夢が見たいのだった。夢で見るものが見たいのだった。彼は目覚めると，「ンデレ・ロワ（聖なる杖）を持つ」と言うのだった。ンデレ・ロワは，彼をすでに子を産んだことのある女の家に導いた。子を生んだことのない女の家には導かなかった。すると

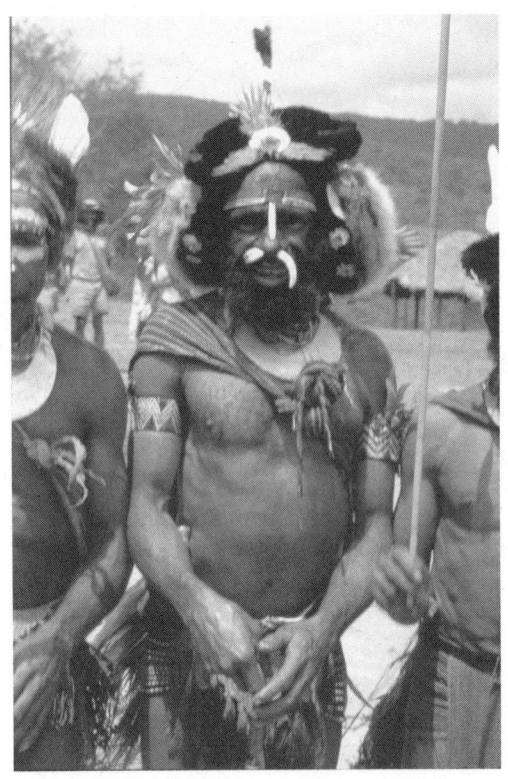

図5-3　独立記念日のダンスのために着飾ったアウ・フリ（Au-Huri）（1991）

彼は，真っ直ぐなソロ（soro）の木の枝を持って来いと言った。「タマ（霊）のあるところへ枝を切りに行ってはいけない。そこの枝を使うと邪魔が入る。枝を切り落とし，火を熾せ。豚の脂も持って来い。枝の一方を持ち，もう一方を豚の脂に突き立てるんだ」と言った。その枝に死んだ先祖の霊がやってきて，魔女狩りを助けてくれるのだ。職能者は先祖たちに言う。「ここに来て豚の脂を食べ，この枝に座ってくれ」と。

　シサは次にンデレ・ロワを持ち，妖術師が地面に突き立てたペペ・ロワ（別の種類の杖）を見つける。ペペ・ロワは，妖術師が見つからないように使う杖だ。クウェイ（kwei－魔力を持つ物体）の1つだ。妖術師は誰にも見つからずに病人になった男を殺そうとしていたのだ。職能者は妖術師の杖を見つけるとそれを取り除き，別のクウェイを突き立て，それに女のスカートを括りつける（これは彼女の妖術の力を阻むためのものである）。

　ンデレ・ロワに導かれ，職能者は子どもを生んだことのある女を探し出す。ンデレ・ロワは，職能者の体の前に突き出され，女の指を指す。職能者は言う，「それがクウェイをつきたてた指だ」と。聖なる杖を持ったまま，職能者は女に問いかけるのだ。お前がクウェイを突き立てたのか，お前があの男を病気にしたのか，と。そして，女に2度と男たちを見てはいけない，と説教する。〔中略〕職能者は妖術師たちに，男たちを見て食べようとするな，代わりに豚を食べろ，と言って聞かすのだ。

　これが終わると豚が殺され，タワンダ（tawanda）の儀礼が始まる。これは病

人のためだ。たくさんの人たちがこのために集まってくるが，告発された妖術師は他の人たちから離れて彼女1人で座るように言われる。肉が長く切り取られ，妖術師に与えられる。「これを食べて男を食うな」と。たまに，妖術師は日なたに置かれてたくさんの人たちに妖術を使わないように見張られたりもする。病人の親戚たちが妖術師に大量の野菜を与えたりもする（これは，妖術師の食欲を満たし，病人を食べさせないために与えられる）。

　解説：上記の口述で，我々は男性と女性の職能者が共に病気の治療にあたり，役割の分担もあったことを知る。儀礼に用いられた道具は典型的な物であった。数種の土（黄色，白粘土），葉（自生種，栽培種，それに領域を印すコルディリネなど），そして水（豊穣の基本的要素）である。職能者たちの行為は，身体を「侵した」物が何であるかを特定し，それを取り除いた後，いかなるパーソナリスティックな要素が病気を引き起こしたのか，また結果としての死があるのかを，「占い」で判定しようとしていた。病人の死んだ縁者たちには生贄が捧げられ，病人の霊を回復させる手助けとされた。パヤーメ・イマは，宇宙的な象徴で，高地の森林，湖，稲光，そして雨などと関連づけられ，人に癒しと聖なる力を与えるものでもあった。アウの2つ目の口述が示す通り，一方の治療師が病人の身体から異物を取り除いた後，もう一方の職能者が引き続き術をかけた妖術師を探し出し，患者が回復できるように働いたのだった。

3. 邪術と癒し

(1) パケの口述－カリアタウイについて（1991年9月28日）

　「カリアタウイ（Kaliatauwi －関節が外れて歩くことが困難になった患者の治療）は，豚を殺して脂を取り，地域のすべての道から離れた洞窟に隠れていなければならない。サトウキビ，コルディリネ，タロイモ，そして灯り用の薪が洞窟の中に運び込まれる。2人の男が薪に火を点け，豚の脂がその中に入れられる。サトウキビは半分に折られ，患者の両側に吊るされる。職能者はアウウィ（auwi）と呼ばれる呪文を唱える。この呪文にはパンダナスの果実と，アング（angu －サトウキビ），そしてスク（suku）バナナが唱えられた。唱えられた食べ物は，この儀式の終わった後から，他の者と分かち合ってはならない物の名前だった。これらの食べ物を分かち合うことはタブーであった。また，豚の背骨・尻尾も分かち合ってはいけない物だった。

4カ月間，患者は他の者と会ってはならず，人から離れて作られた儀礼の場所で暮らさなければいけない。その場所にブッシュ・ハウスを作り，当分の間暮らした後に出て行けるのだ。この間，子どもを持つ女を見てはいけないと言われる（子を持つ女は妖術師の可能性が高い）。患者は，誰ともサトウキビとバナナを分かち合って食べてはいけないと言われる。ただし，この儀礼を経験した者とならば一緒に食べてもよい。この儀礼が済んだ後は，敵の足跡の上に石を置いて，この呪文を唱えてよい。敵は，足に怪我をするか，殺されるかのどちらかだ。

 骨が折れたり，関節を痛めた女性も，この儀礼をしてもらってもよいのだが，その場合は，洞窟ではなくて，人から離れたブッシュ［森や茂み］に夫と共に連れて行かれる。女性はあまりこの儀礼はしない。この儀礼は，大体が男たちのためのものだ。カリアタウイとは，このあたりだけの呼び名だ。近所の集落にも同じような儀式はあるが，別の名前で呼ばれている。知識を持つ者からこの儀礼の知識を買うことができる。父親から息子に単純に受け継がれるような儀礼ではない」。

(2) パケの口述－マンディ・アウウィについて（1991年10月2日）

 「これは2人の男が先生だった。彼らは赤い葉と白い葉を探し，棒（杖）に括りつけた。その後，豚を殺して背骨・尻尾を切り裂き，肝臓を取り出した。これは皆，祭儀の場所に持っていかれた。祭儀の場所は深いブッシュに続く道が1本もない所だった。そこに彼らは部屋が2つある家を作ると，豚を家の中心に置いた。豚はそこで煮られた。マンディ・アウウイ（Mandi Auwi）のイニシエーションを受ける少年たちは，肉を食べずに待っていなければならなかった。肉は脂と一緒に葉に包まれて小分けにされた。この包みは，別の部屋に置かれた。マンディは，儀礼に使われた杖の名前だ。ここで儀礼を受ける者たちが中に呼ばれ，中に入るとこの杖で叩かれた。彼らが皆家の中に入ると，豚の包みが配られた。杖で叩く時，呪術的な呪文が唱えられた。シプ，シプ，と（意味は不明である）。叩くのに使われた杖は儀礼を受ける者たちが豚を食べ終わるまで隠され，食べ終わると少年たちにまた見せられた。この時も，呪術が唱えられた。キカ，キカ，キカと（「手つなぎ」）。この時点で，少年たちは一緒に家を出て行く。

 この儀礼は，少年たちの血が若く保たれ，干上がらないようにするためにある。そうすれば，彼らはいつも元気で病気にならない。これは少年たちの結婚前に行われるものだ。この時，少年たちは女たちの家から出て，男たちの家に入る。し

かし，まだ両方の家を行き来することは許される。これは，少年たちとって学校のようなところだ。この儀礼は少年たちの血を変え，成長させる。儀礼をしないと成長しない」。

　解説：オアケの口述するカリアタウウイとマンディ・アウウイは，対位するものである。両方とも，イニシエーション儀礼の形式を取っている。最初の話では，病人が隔離される。病人の下に持ってこられるものは，すべて強い関節を持っている。特にサトウキビである。長期間の隔離は，骨が治るのに十分の時間である。マンディ・アウウイでは，少年の成長が目的とされ，ここでも隔離が行われる。そして，食べさせることと，叩くことは，血と刺激し，新生させる。癒しの儀式と成長の儀式が同じ様式を取ることは，デゥナ族にとって病気の儀礼が再生産の宇宙構造に属する事実と合致する。

(3) パケの口述－治療の儀礼について（1991年7月19日）
　「病気で死にそうな者がいると，職能者は呪術を使って彼を治す。4個のタロイモが火で料理させる。焼かれたタロイモは8つか10に分けられる。2人の男が病人の両側に座り，小分けにされたタロイモが病人を取り囲むように置かれる。タロイモを料理した男が病人をまたぐ（takiya）。それから豚が殺される。豚の心臓の一部が灰の中でローストされ，豚の血は後で使うために保存される。

　この男たちの真ん中に病人は座る。料理されたタロイモはまだ皮が剥かれていない。職能者は，ヒクイドリの骨を使ってタロイモの皮を削り落としながら，呪文を唱える。

　　「パプミとルプミ
　　ペタメとペヤメ。
　　どこへ行く？
　　血は鼻から穴に流れていく
　　お前たちはどこへ行く？
　　パロティア鳥（極楽鳥）が一斉に鳴く
　　鳥たちが一斉に鳴く
　　鳥たちが一斉に鳴く
　　ハチクイドリが一斉に鳴く
　　下へ，下へ，下へ，下へ，
　　野生のパンダナスの木の根は深い

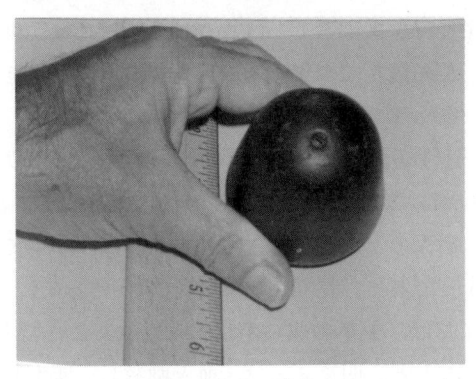

図 5-4　デゥナ族に使われる治療石（tsiri ndewa）

　強固な岩はどっしり佇む
　野生のパンダナスが根を張る
　野生のパンダナスが根を張る
　強固な岩は動かない
　野生のパンダナスが根を張る
　下へ，下へ，下へ，下へ。
　鳥たちが一斉に鳴き出す
　下へ，下へ。
　さあ，そこに来るがよい！
　おまえの木立の住処に来るがよい
　おまえの豚小屋の前へ
　豚の小屋のところへ
　キタラのパンダナスの果実が育つ場所へ
　木立の住処へ，おまえの家の軒へ，
　さあ，来るのだ！
　お前が来たなら，何か[1]をお前に与えよう」
「儀礼的職能者は，この呪文を唱えて，豚やタロイモを1片取ると，脇の下に押しつける。パンダナスの苗を植えて，病人のティニ（霊）に戻って来るよう呼びかける。その後は，松明を地面に突き刺し火を消した。
　豚の血を少し採って置いたのは，邪術師や妖術師が術をかけて病人の血を乾かしたかもしれなかったからだ。豚の血は，失った血の代わりになる。
　呪文では，木や，鳥，そして岩山の名前を呼んだ。そういう場所に病人の霊

が追いやられているからだ。呪文は，ティニが病人の元へ戻って来られるよう唱えている。呪文で最初に呼ばれるのは，パプミとルピミの森に住む2人のパヤーメ・イマ（女性霊）だ。この2人の名が呼ばれるのは，この呪術がもともと彼女たちの物だからだ。この2人は死んだ者のティニと一緒に座っている。彼女たちは死者の番人なのだ。呪文はこの2人に，病人のティニが戻ってくるのを手助けしてほしいと言っている。呪文はパンダナスの木の実と鳥たちにも呼びかける。この鳥たちも鳴いて，霊を生きている者のところへ送る［この呪文には，集落に死者が出た時に女たちが歌う悲観の歌と同様の懐かしい響きがある（Stewart and Strathern n.d.)］。パヤーメ・イマの住処，高い山の方から，病人のティニが戻る時，呪文は高い山の方から集落の近くの畑まで，戻りの旅について来る。

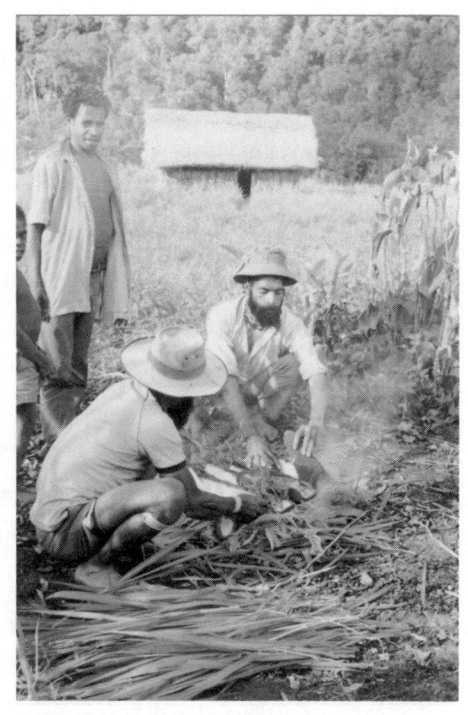

図5-5　パンダナスの果実を料理する準備をしているキリヤ（Kiliya）とヒプヤ（Hipuya）．キリヤは妖術を含む豊富な知識を持つ職能者である．

　パンダナスの木は，根が強くて長持ちするので植えられる。このように，病人の命もしっかりと根づき，長持ちしなければいけない。だからパンダナスの木の実の名前が呪文で呼ばれるのだ。

　ティニが戻ると囲いが設けられ，ティニはもうどこかへ飛んで行ってはいけない，と言われる。地面に突き刺した松明は，病人を苦しめていたタマ（霊）を怖がらせるための物だ。タマは灯りに怯えてどこかへ行ってしまう。それに，儀礼の時は，職能者は赤と黒の絵の具を顔に塗ってタマのように見せている。これで，悪さをしていたタマも，また怖がって逃げてしまうだろう。

　ティニを呼び戻す儀礼は男たちが行った。

　解説：死体の病気は，霊が失われるために起こることがしばしばである。霊は，パヤーメ・イマの住処がある高地の森林へ彷徨って行ってしまったかもしれず，

呼び戻されなければならない。病人の霊を呼び戻す癒しには，高低を含む風景全体が動員される。彼らの宇宙観がまた一層鮮明に伝わるものである。

(4) ウラーネの口述－伝統医療について（1991年3月29日）

　昔，白人たちがこのあたりに来る前は，人々は水と石，そして豚を殺すことが病いを治すと信じていた。儀礼的職能者は，病人のところへ行って，体のどこの具合が悪いんだと聞いた。患者はあばら骨だとか，胸だ，とか言った。職能者は，呪術の力で患者を助けたいと思っていた。昔は皆が呪術を信じていたものだ。具合が悪くなると，職能者を呼んだものだ。病気の名前はイタ・クマ（ita kuma－豚の鼻）や，タマ・サム（tama samu－霊の矢）だった。胸が痛んだり，熱が出た。霊の矢に刺さるとこういう風に具合が悪くなった。職能者はカオ（kao）の呪術を使った。女たちも何人かはこの呪術を知っていたが，大体は男たちの知識だった。豚が殺され，職能者は喜んで，自分の出身地の薬草を使って病人を治したものだ。タロイモの葉などを使い，土と混ぜて痛いところを擦るんだ。小石や竹のナイフが出てきたら，女（妖術師）の仕業だった。そういうものが痛みの原因であれば，このように取り除かれた。父親や友人が治療代を払い，職能者はまた去って行った。この儀式は父親から息子に受け継げられるか，母親が娘に教えることもあった。

　月経血も男を病気にした。昔はこの毒にあたっても治す方法があったものだ。今はまったく方法がない。

　解説：ウラーネの伝統医療の知識は，アウやパケのような長老格の者たちに比べるとずいぶんと少ないものであった。彼はコピアゴ（Kopiago）の政府ステーション近くの村出身で，エイド・ポストの看護兵だった。彼はデュナ語よりもピシン語の方がしゃべりやすいようで，また，伝統医療の問題を客観視していた。この「ヨーロッパ寄り」の彼の姿勢も，彼に与えられた訓練の賜物であろう。彼の口述は，伝統文化への尊敬はあれど，その知識がいかに浅いかを物語っている。人々がエイド・ポストにやってくるのは，生物医学を受け入れているからだけではなく，伝統知識がないためでもある。年老いた世代の知識は，次の世代の大人たちに継承されていない。

(5) パケの口述－外界との接触以前の伝染病と治療について（1991年7月3日）

　「大きな病気がやってきて，たくさんの人が死んだ時代があった。1つの家か

らたくさんの死人が出て，喪が明ける前にまたたくさん死人が出ていた。この病気はコピアゴ湖のあたりの村から伝染してきた。村から村へ，大きな波になって病気は広がっていった。このアルニ（Aluni）に来た頃には，隣のホライレ（Horaile）ではもうたくさんの死人が出ていた。死んだ犬の頭蓋骨を集めて（妖術の攻撃のための番犬），赤い絵の具を塗り（この文化では赤色は健康の象徴），ホライレとの境界であるイェンデイに頭蓋骨の柵を立てて何とか病気が来るのを食い止めようとした。

　それから皆で村へ戻り，ソレ・ツェ（sole tse ―治療の舞）を踊った。3人か4人の男が，後ろに女をたずさえて手をつないで輪になって踊るのだ。それでも人々は頭痛や咳の病気になった。私たちの村に，ケネ・ケネ（kene kene ―死，死）の伝染病は入ってきてしまった。人々はケネ・ケネ・サリヤ（saiya）とマラリア（イプナキ― ipunaki）にもなった。病気はあっという間にやってきて人々を襲った。たびたび，同じ家からたくさんの死人が出た。

　私が若い頃に，こんな病気が3回来たのを覚えている。病気は南東の方角，コロバ（Koroba）の方からやって来た（ここには以前からオーストラリア人の行政所が設けられていた）。豚も病気なり，肉に黄色い脂がついていた（おそらく近隣のエンガ地域に移動していった炭疽症の兆候）。豚はコロッと死んでしまった。この別の名前はトワレカ（towaleka）という。

　人が死ぬと豚が生贄として奉られ，カモ・カモ（kamo kamo）の呪文が唱えられた。生贄の豚の心臓が鋭いヒクイドリの骨のナイフで細切れにされ，病人に食べるよう与えられた。これはティカ（tika）と呼ばれる。結婚している男だけがこの豚の心臓を食べることができた。呪術の呪文も唱えられ，病人の胸は特別の葉が擦りつけられた。葉は，病人が死ぬか生きるかを職能者が占うために使われた。職能者は，病人が助からない時は，実際にいつ死ぬのかも言い当てられた。朝早くだ，とか，夕暮れ時だ，とか。

　解説：人にも豚にもうつる伝染病は，1940年代以降，鉱山を求めて動いた採鉱者や，行政の拡大に伴い東から西へと伝播していった（Meggitt 1973: 111-113参照）。デゥナ地域に到達したのは遅く，おそらく1950年代に入ってからであろう。行政がここまで進出するのは1960年代である。興味深いのは，男性指導者のマレ・カロマ（Male-Kaloma）の語りでは伝染病が同じタマのグループの仕業であると考えているのに対して，パケはこのケネ・ケネの病気が別の2つの新しいグループのタマの仕業だと考えていたことである。それらは，イェリパナ（Yelipana）

やケリパネ（Kelipana）と呼ばれていた。

　1940年代の伝染病の伝播経路は東から西の方角へ，そしてデウナから東にあるエンガ地区で人と豚に炭疽症が，そして肺炎と赤痢が大発生したことを考えると，2つの霊の名前がデウナ語族の領域の東，パイエラ（Paiela－イピリ）地域の説明に出てきたことは興味深い。パイエラの霊はエラピ（Elapi）とケラピ（Kelapi）といって，「地上と空を地平線でつなげている」霊である（Meggitt 1957: 54）。イピリの人々は，この2人の霊が「誰も知らない土地の者によって」（同上，参照）褒美を与えられていたと考えている。豚のご馳走と生まれたての赤ん坊の褒美を与えられている，と。さもなくば，宇宙をつなぎ止めておくなど至難の業である。自分たちの世界の地平線から，壊滅的な病気をもたらしたのは，善い霊が人間から十分なご褒美がもらえなくなって悪い霊に変わってしまったからだ，と考えたのは想像に難くない。この2人の霊の名は，デウナ族の東，ハーゲンの高地に住む2人の霊の名を呼び起こす。この2人もキリ（Kili）とヤリ（Yali）（ギルウェー Giluwe とヤリブー Ialibi）の名で呪文に登場する。

4. 1998年に起こった妖術

　以下に記述するのは，ジョセフ・ツカリア氏（Mr. Josepf-Tukaria）とケシナ・ケンドリ婦人（Mrs. Kesina-Kendoli）の夫妻による語りについてである。1998年7月に現地入りした我々は，子どもを2人亡くしたケシナの悲しみに出迎えられる形となった。デウナ族の女性は，泣き歌の名手たちである。泣き歌は，死者のティニ（霊）が死者の場所に行けるよう，生きている者のそばに残って病気をもたらさないようにする目的がある。なぜならケシナの歌の訳（P. J. Stewart and A. Strathern n.d.）が示す通り，嘆き悲しんでいる者のあまり近くにいると，その者がなかなか元気になれないからである。

　我々が現地に入るやいなや，1998年に「事件」があり，早くその話を聞かなければいけない，と言われた。次の日に聞かされた話は以下の通りである。

　「1997年に，大変な飢えの時が来て，今年（1998年），「事件」が起こった。私たちには4人の子どもがいた。レティ（Leti），リニティ（Liniti），ジョティ（Joti），そしてフレディ（Fredi）だ。最後に生まれたのは男の子で，フレディと名づけた。4番目の月の4日目の日に，病人がたくさん出たが，私たちには医者はいない。医者は（これはエイド・ポストの看護兵のことを指していて，本物の医者ではない）病気でメンディ（アルニ・バレーから遠く離れた町で，コピアゴ湖から車で

1日以上かかる）にいて，帰って来なかった。

誰も，どのようにして薬を手に入れればよいかわからなかった。コピアゴに行った者もいたが，あちらに親戚のいない者は村にいるしかなかった。私たちもコピアゴに行きたかったが，ケシナが死んでしまいそうだったし，ツカリア（ジョセフの父親）も今にも死にそうだった。ベン（Ben－ジョセフの兄弟の1人）も病気で死にそうだったし，ケシナの母親もそうだった。私たちの「養子の」息子オロ（Olo）も，それに私たちの子ども全員が病気だった。私（ジョセフ）も病気だったが，症状は散発的だった。

もうコピアゴ（徒歩で丸1日かかる）の医者のところに行くしかないと決めた。私はフレディを，イヤエ（Yeiye）という若者がジョティを運んだ。私たちは皆病気にかかっていてゆっくりとしか歩けなかった。途中ホライレ（コピアゴまでの中間点）で1泊した。翌朝，先に人を行かせて，コピアゴのヘルスセンターの車（地域の救急車の役目もこなす）で迎えに来てもらえるかを聞いてもらった。伝令に走ってくれた人はコピアゴで，ツンブド河の橋が流れたので車が渡れないと言われた。それに車はメンディにあって，いずれにしても使えなかった。徒歩で行くしかなかった。湖の近道をカヌーで行くことができた。そうして私たちはハウス・シク（ピジン語でヘルスセンターの意味）に着いた。でも，看護兵たちは仕事をしないでビリヤードをしていた。私は，「子どもが病気なんだ，助けてくれ」と言った。彼らは，ちょっと待ってろと言った。ウラーネ（Urane－以前ジョセフの村のすぐ近くのアルニで働いていた看護兵）が出てきて，看護婦を呼んでくれたが，看護婦は何もしないで，私たちに待っていろと言った。

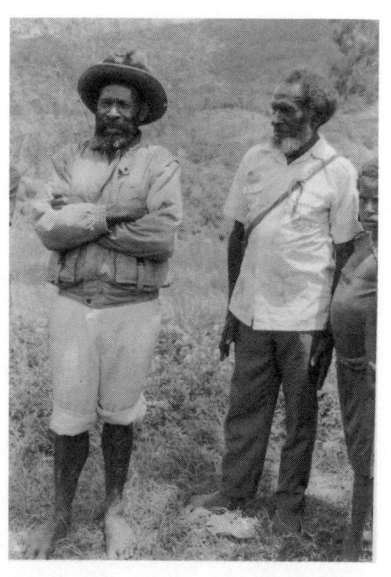

小さい娘のジョティは今にも死にそうだった。便意を催したと言ったが，1人で歩けないので，私がハウス・シクの外へ連れて行った。この時娘の首は恐ろしく後ろに曲がっていた（後にジョセフが説明してくれたのは，尋常ではない姿勢で，妖術師が娘の喉をかき切るために頭を後ろに引っ張っていたのだそうだ）。

図5-6　パケ・コムバラ（Pake-Kombara-左）とジョセフの父親・ツカリア（Tukaria）牧師（1991）

私は娘をハウス・シクに抱いて戻り，娘はそこで事切れた。これは8日目のことだった（病気が出たとの報告のあった4日後のことだった）。この時，ハウス・シクの車が戻ってきて，私の家族はヒラネ（Hirane）村に住むケシナの兄弟，ケニ（Keni）の家へ連れて行ってもらった。私たちは皆でジョティの死を嘆いたが，私たちもまだとても具合が悪かった。2日後ハグ（Hagu）に戻ってジョティを埋葬した。

　埋葬の次の日，私は豚を殺して蒸すと言って，「もし，ここに妖術を使う女がいても，息子のフレディは殺させない」と言った。ケシナと私は，2人で「また1人，子どもの死を悼むのはいやだ。ジョティを殺したのが妖術かはわからないけれど，この子を死なせたくない」と言った。私たちは村のもの皆にこれを告げた。その晩，フレディの病気はとても重くなった。朝のうちに私たちは豚を料理し，食べられるように切り分けた（ジョセフはジョティを殺して食らった妖術師に，フレディの代わりに豚を食べるよう奉仕していた）。私は「あなたたち女は，皆この子を抱いて祈れ，この豚を食べてこの家で寝ろ。誰もこの家から出てはいけない」と言った（これは，この女性たちに術を使って息子を殺させないためである）。ここまで話したら，私は眠ってしまった。それまでとても忙しくて，4, 5日寝ていなかった。目が覚めると，ほとんどの者がいなくなってしまっていた。フレディは冷たくなっていて，私は暖かい空気の中で，息子を抱えて座った。息子の目に涙が浮かび，私の肩を必死につかんだ。そうしたら，頭が後ろに曲がり，死んでしまった（ここでもまた，ジョセフは子どもの頭が後ろに折れるのは，妖術師が殺した証拠だと，後で言っていた）。

　私たちは嘆き悲しみ，息子も死んだと聞いて，親戚たちも皆戻ってきた。私は父に，息子をコピアゴに埋葬したほうがよいだろうか？と尋ねた（息子の母親の里である）。しかし，父は，自分も年老いたし，もうじき死ぬので，この子は姉と一緒にいさせたらよい，と言った。

　フレディが死んで間もなく，親戚が怒ってやって来た。妖術師をフレディのように殺して埋めてやりたいと。親戚はブッシュ・ナイフを取り出し，妖術師ではないかと疑われていた女たちを今にも殺しそうな勢いだったが，私たちは彼を引き止めた。「待て，本当に彼女たちが術を使って子どもたちを殺したのか聞くから。聞きに行くから，殺してはいけない」と言って止めた。私たちは，男たちの1人に聞きに行く役を頼んだが，その男は怖がって行かなかった。でも，2人の男が聞いてきてくれると言った（そのうちの1人も，この伝染病で子どもを亡くして

おり，妖術が殺したと思っていた）。

聞きに行った先の女の1人が，ああ，私と何人かの女たちで子どもたちを殺した，と言った。この女は発言した（告白のことである），そして仲間の妖術師4人の名も告げた。そして，なぜ子どもたちを殺したのかと聞かれて，女は3つの理由を言った。①ジョセフ（彼は父系集団アノアガロの大代表で，土地の利用に関して絶対的な権力を持っていた）がブッシュの生えていて誰も使っていない場所を，所有者は他にいると言って園芸に使わせてくれなかったから。②ケシナがミシンを持っていて，素敵なドレスを作って稼いでいたことに嫉妬したから。③ジョセフの家族は新しい服を着ていて，これが心配だったから（嫉妬していた，の意味）。

「わかった」と私は言った。女は告白し，他の妖術師の名前も告げた。さらに聞けば，さらに問題が起こるから，もういい，と言った。まずは息子を埋葬して，その後村人にこの話を伝えよう。どうするかはその時に言う。明日は，普通にパンダナスとかぼちゃ（このあたりに自生している食べ物で，よく食べられる）を土釜で煮よう。でも今，私はケシナをハウス・シクに連れて行かなければならない。ケシナは混乱して，とても病んでいて，みんなを追い払おうとしていた。2人の子どもはここにいるしかない。死んだ子どもたちはここに残ると言った。しかし私の家族はハウス・シクに行く。5人の女が妖術を使って殺人に関係していると聞いた。これは本当かもしれないし，本当じゃないかもしれない。どちらなのかは必ずわかるし，最後の日には神が真実を教えてくれる。もしも将来私がもうこの場所に住んでいないとなったら，この場所はブッシュで覆ってほしい。皆の誰にも死んでほしくないし，息子が妖術で殺されたのかもしれないから（ジョセフはここでも，土地に関する自分の特別な権力を行使している）。

私は，ドコヤ（Dokoya）という年寄りに，妖術師の容疑のかかっている女たちに元の場所へ帰れと言っているのか，それとも夫共々村から出て行けと言っているのか，と尋ねられた。私は，妖術を使う女たちは出て行かなければならないと言った。もし妖術を使えないのであれば出て行く必要はない，と言った。そして男たちも出て行く必要はない。私が怒っているのは，罪を犯した女たちに対してだ，と言った。

こうした話し合いが行われている間，容疑をかけられていた女の息子がやってきて，突然母親の胸を蹴りつけた。この女はその衝撃で死んでしまい，家に連れ帰られ埋葬された。私たちは妖術師の名前を告げていない。妖術師の1人が，自

分で他の妖術師の名前を告げたのだ。男も自分で母親を殺したのだ。

　この時には，フレディの死を悼みに来ていた者たちもほとんど逃げてしまっていた。ケニを入れて2，3人が残っていただけだった。男たちの自治会小屋で会議が開かれた。私は，母親を殺した男は誰に挑発されるでもなく，自発的に母親を襲ったのだと言った。だから私たちに責任はない。しかし，私とケシナの兄弟で自分の息子に殺された女の家族に補償するべきだ，ということになった。判決は，14項目（おそらく豚）掛ける4セット，それと現金200キナを女の家族へ支払うというものだった。また殺人を犯した男も，14項目掛ける4セットと，現金200キナを同じ家族に補償する。そしてこの補償が支払われれば，男は刑務所に入れられことはないことになった。また，殺された女の親戚も死んだ2人の子どものために，豚を2頭か3頭殺すことに決まった。母親を殺した男は，親戚から何の導きも得られなかったためにそんなことをしでかして，私たちにも補償金という多大な迷惑をかけたのだ。この判決はとても困難なものだった。なぜなら，キリスト教徒は助けてくれない（教会は，妖術による出来事に対しての補償の習慣を由としていなかった）。でも，助けてくれる者もいた。彼らが助けてくれなかったら，私はなすすべもなく大変だった。14項目掛ける4セットの補償は支払ったが，現金200キナはまだ残っている。

　私は，ジョティは死ぬと思っていた。あの娘はとても早く成長し，大きく，健康だった。息子のフレディもとても太っていて，村のみんながとても可愛がってくれていた（このように，子どもが大きく太っているというイメージは，人肉を食らう妖術師に目をつけられやすい魅力があることを意味する）。

　今年死んだのは，私たちの子どもだけではない。同じ時期に，たくさんの6カ月から3歳の子どもたちが死んだ。年寄りも幾人か死んだ。2人の老婆と1人の老人だ。やって来た子の病気の名前はケネ・ケネという（この名前は，この地方に最初の白人がやってくる前に広まっていた伝染病の名前と同じである）。症状は，息切れ，不眠，倦怠感，そして熱である。

　たくさんの人が死んだが，私たちはジョティとフレディが妖術で死んだのではないかと，2つの理由から考えていた。①兄弟がたて続けに1週間のうちに死ぬのは尋常ではない。②2人とも，妖術師が首をかき切る時のように，首を大きく後ろに反らして死んだ。私は，先週ケラネ・アノア（kerane anoa －予言者）にも相談に行っている。この予言者はビミン（Bimin －デゥナ族の領域の先，ストリックランド川の向こう岸）の男で，前に男の子がいなくなった時に相談したこ

とがあった。この時，この予言者は，妖術師が男の子を殺したと言った。死体が見つからないように重石をつけて河に捨てたのだと言った。この予言者は，物事を図る能力があって，それを衆人に告白できる。

まずケラネ・アノアと私は祈りを捧げた。それから予言者は，子どもたちがどういう風に死んだか，首が後ろに反っていたか，と聞いた。ケシナも私も，このことはしゃべっていない。予言者が言い出したのだ。私たちがその通りだと言うと，予言者は妖術師の仕業だと言った。村での告白で聞いた女たちの無礼を次々にあげ，妖術師かと聞くと，皆そうだと答えた。彼は，妖術師たちが子らを食らったのだといい，どういう風に切り刻んで食べたのかも教えてくれた。私たちは予言者を信じ，10キナの謝礼を支払った」（ここで予言者と呼ばれる儀礼的職能者も昔は存在し，ンデレ・ロワの術で魔女狩りをした。この力は，女性霊パヤメ・イマから特別な男性に授けられるという）。

ここで，ケシナが次の話をつけ加えた。

「私の頭はよく働いていなかった。集落の人々がやってきて，このトラブルや，妖術のことで文句を言いに来たから，私は示してやったのです。もう私たちのことを嫉妬する必要はない，と。私はすべてを壊しました。ミシンもなべも皿も。マットレスと毛布も燃やしました。全部です。人々はこういう物のために私たちに嫉妬していたから，今では何も使わずに暮らしています（妖術師たちは，ジョティとフレディをジョセフとケシナの物持ちの良さに嫉妬から殺したと言っていた）。私は彼らに言いました。「もしこんな物のために文句をいうのなら，全部上げるから勝手におし。もう私たちを傷つけないでおくれ」と（ケシナは，残りの2人の子どもたちも嫉妬から妖術師に食われてしまうのではないか，と恐れていた）。私たちはすべてに灯油を駆けて燃やしました。燃えた者は，全部家の下において，皆にもう使い物にならないことを見せています。もう，こんなことはたくさんです」。

解説：大変珍しく，激しさを持ったこの話は，多元的思想と今日の慣行の狭間に混乱する人々の様が容易に読み取れる。妖術，生物医学への試み，そして環境的なストレスがすべて含まれている。植民地支配以前の伝染病との対処の仕方との明らかな対照性が見て取れ，土着の考えとキリスト教とが合成され，姿を変えた古い慣行がいかにして人々の下へ戻ってくるのかを如実に表現している。多元性と衝突の両方の要素が含まれている話である。

ここまで，多元論は民族誌的口述の中で頻繁に登場している。次の章では，デ

ゥナ族の南，フリ族地域の資料を見ながら，これを正面から1つの現象と捉えて話を進めよう。

［注］
1) タロイモや豚など，ヒクイドリの骨の先に乗せて病人に与えられる物。呪文はパヤーメ・イマの霊たちに向けられて始まる。病人の霊が死者の国から戻ってくるように，と。呪文は，霊に向けて呼びかけられる，主の元に戻り，主の体とまた1つになるようにと。この呪文の別のバージョンは，A. Strathern 1996 にも紹介されている。

第 6 章　医学多元論

　生物医学と伝統医療は反目し合うもの，との見方が一般的である。伝統医療は近代医療の進行に支障をきたすものとして考えられているのである。しかし，実際には，土着のものと外来のものとが，人々の相異なる要件に応じて，うまく対応している例もある。そうであれば，この2つの体系は反目し合うというよりは，補い合っている，と見なすべきではないだろうか。加えて，外来医療は，病気の最終的な診断において，必ずしも的確ではない場合もある。グローバル化が進み，情報の共有化が容易になった近年において，受け入れられる西洋医学と，受け入れられないものとが出てくるのである。
　競合する医療体系が共存する場において，医学多元論は必ず存在するものである。そこでは，個人には治療法に選択肢がある。そしてその決定には，治療手段や，費用，または個人を取り巻く宗教的，政治的要因が絡んでくるのである。生物学的な現象は普遍的だとしても，原因の捉え方や，治療，そして怪我や病いの結果は，文化の違いに大いに左右され，その重大性も変わってくるのである。
　ステファン・フランケル（Stephen Frankel 1986）が，パプアニューギニアのフリ族の人々が持つ病観を述べている。生物医学の医師でもあるフランケルの，民族誌学的研究には独特の切り口がある。

1. フリ（Huli）族
　白人がフリ族の人々と最初に接触を持ったのは1930年代であり，オーストラリア行政は1950年代になると，フリ族間の戦争に積極的に介入し，統制を図っている。フリ族の人口は多く，サツマイモの栽培を中心に農業を基本とする人々で，養豚もする。彼らには，今でも地球と豊穣性の衰退に対する事細かな考え方があり，定期的な儀礼によって土地の豊穣性を再生する必要を重んじる（およそ13世代に1度）。その再生の儀礼は，ディンディ・ガム（dindi gamu）サイクルと呼ばれる。儀礼の周期性は，口承伝承されているように，昔に火山灰が降

ってきたことに起因すると思われる（Frankel 1986: 16-17; Ballard 1994）。火山灰は，地球の寿命が尽きたときにまた降るといわれており，その時には，おびただしい数の伝染病が襲ってくるともいわれている。儀礼的な言い伝えによると，フリ族はヘラ（Hela）の子孫たちであり，このヘラはまた，多くの他の土地の人々の父でもあるとされる。フリ族は，儀礼や慣習を近隣に住む他のヘラの子孫たちから借用してきた。ディンディ・ガムの言い伝えでは，ヘラの人々の間には儀礼の力が流れており，その力は地下水脈に張る根でヘラの土地全体に行き渡っている（Frankel 1986: 16-26）。同様の儀礼の道はパプアニューギニアの他の地方にも見られる（P. J. Stewart 1998）。

　フリ族はまた，カトリックをはじめとして，多くの教会によって布教区化されている。このことは，彼らの宗教観や慣習に重大な影響をもたらしてきた。3世代から10世代前，バイエバイエ（Bayebaye）という名の男の子が，儀礼の最中に誤って殺されてしまった。男の子の母親は土地を離れ，デゥナ族の北方の地へ行き，そこでフリ族の人々を末代まで祟る呪いをかけたという。バイエバイエは今日では，キリストに喩えられる。バイエバイエとは「完璧」であり，宇宙が調和し，穀物は豊作で，豚は肥太り，人々は健康であることを意味する。これは，フリ族の人々が今，渇望していることである（Frankel 1986: 23-26）。

　彼らの縄張りに白人たちが入って来た時，伝染病が蔓延し，彼らは社会的，政治的，そして宗教的にも大打撃を受けた。伝染病の蔓延は，新しいダマ（dama）の霊（白人たち）の登場がもたらしたとされる。以来，気管支炎，炭疽症，性病，そしてマラリア（ワビ・ワラゴ― wabi warago）にかかる率が高くなったという。疫学的にも，これらの病気はこの土地にヨーロッパ系の人間が持ち込んだか，または彼らの登場でより頻繁に出現するようになったと考えられている。マラリアが増えたのも，この白人たちが移動する時に持ち物に蚊や蚊の卵がくっついて来てしまったとも考えられる。

　1960年から1961年，フリ族の人々は，彼らを「手なずけ」統治下に置こうとするオーストラリア行政の見回り部隊と頻繁に接触するようになる。当時，白人の登場がもたらした急激な変化に，大いに混乱し不安も大きかった。ルル（lulu）と呼ばれる「狂気」が起こり，人々は予期せぬ行動を起こし，めまいや気の乱れも起きた。同様の狂気はまた，時を同じくしてもう1つの高地地域，パンギア（Pangia）でも起こっており，そこでも人々は類似する混乱状況に対処法を失っていた（A. Strathern 1977; P. J. Stewart and A. Strathern 1997a）。

後にフリ族の人々は、博物館と文化センターを兼ね備えた施設の運営を始めている。この施設の真の目的は、ディンディ・ガムの回復にある。青年が早熟になったことに危惧したことも一因である。このような事態は、宇宙に不均衡なものがあるためと考えられ、ディンディ・ガムをもって正そうというのである。土地の者たちの多くが儀礼の復興を歓迎したが、キリスト教の教えは人々の宇宙観にも影響を及ぼしていた。災いの霊ダマはサタンと並び称され、定期的な土地や地球の衰退もキリスト教の思想とない混ざり、「終焉の日」も時々予期されるようになった。1976年初頭、この気分は高まり、異言、癒し、そして懺悔が多く見られた。1983年の日食でも同様の反応が起こっていた。土着の考えと外来の信仰が複雑に混ざり合った結果、フリ族の人々は、疾病と健康の考え方を含む生活のあらゆる側面でその影響を受けることとなる。

(1) 健康と病気
　フリ族の考える健康とは、病いや疾病に抵抗できる状態にあることである。健康とは、儀礼や賢明な生き方を通して勝ち取るものと考えられている。病いは、本人の不注意や他者の誤った行いによるものと考えられている。特に、(他のパプアニューギニア高地民同様) 富と権力を惹きつける手段としても健康は大事であるとされる。独身男性の祭儀 (イバギヤー ibagiya) の長期に渡る訓練は、まさにこれを達成させ、若者が結婚し、大人として生活していくための力をつけさせるように工夫されている。
　この祭儀は、儀礼の専門家である成人独身男性によって統制される。若者をハンサムに、そして良い肌を持てるように薬草や呪文が使われる。これらはすべて、若者に力を与え、戦いで活躍できるようにすると考えられていた (Frankel 1986: 97-123)。パプアニューギニアの多くの地域同様、ここでも人びとのきれいな肌は見た目にも魅力的で、内面の道徳心の象徴とされる。身体の様子と道徳の持ち方にはっきりとした区別はない。社会的な利益をあまり生まない者は、不健康な者とみなされる傾向にある。このような独身男性の祭儀は近隣のデュナ族でも行われ、少年たちは成長の家 (palena anda) で他の者たちと離れて過ごす (P. J. Stewart and A. Strathern 1997b)。
　フリ族の人々には死は流動的である。死ぬ前から喪が始められたりもする。病気の時は、ホメダ(homedo －私は死にそうだ)という場合が多い。ホマヤ(homaya)は「死んだ」という意味だが、亡骸にも、あるいはまた重い病いから回復した者

にも，この単語が使われる（Frankel 1986: 59）。

　フランケルは，フリ族の人々が病気になった時に取る行動を，幾通りかに区別している。それは，何もしないこと，自助努力をすること，キリスト教の癒しを受けること，あるいはエイド・ポスト（小さな診療所で，多少の訓練を受けた看護兵が，ちょっとした薬の処方や体温を測ったり，たまには注射も打つことがある）か，ヘルスセンター（エイド・ポストよりは大きいが，病院ほど充実していない）に行くことである。年齢が上がるほど，何らかの治療を試みるよりも，何もしないことが多いという。多くはキリスト教の癒しを使うそうだ。5歳以下の子どもを持つ母親たちは，子どもたちを頻繁にエイド・ポストに連れて行くという。5歳から11歳までの子どもたちも，よく連れて行かれる。フランケルがいたヘルスセンターは遠隔地であったため，あまり使われていなかった。フランケルはまた，病気の対処法の内訳も数値化している。症状が出ても放置されるかまたは自宅で療養－64％，自助努力－4％，エイド・ポスト利用－24％，ヘルスセンター利用－2％，キリスト教の癒し利用－6％。フランケルは，自然治癒療法が多く用いられていることから，フリ族をなかなか実用主義的な人々だと述べている。

　しかし，かなり重い病いにかかった場合には，［社会に対しての］説明がより重要となるだろう。今日では，キリスト教の司祭たちは，病いの治療においては伝統医療と競合するようになってきている（pp.75-80, pp.176）。西洋医療は，儀礼や紛争解決のような他の処方とも合わせて使われている。そして，病気の原因とされる怪我の証拠なども求められる場合があり，こうなると，個人的な問題から公的な場所に移され，責任の所在や補償支払いの要求などが，時として原因とされる怪我を負ってから数年経て論議されることになる。

(2) 体液論的思考，環境，社会的関係

　フリ族伝統の考えでは，痛みと血は密接な関係にある。血は，身体のある場所に溜まることができ，痛みを引き起こすと考えられている。例えば古い傷に血が溜まり，それが痰を作り，慢性気管支炎となる，といった具合である。体力がなくなると，「血がちゃんと働いていない」，または「体の血が終わってしまった」という表現を使う。同じ表現は，パプアニューギニア高地のもう1つの集団，マウント・ハーゲンのメルパ族でも使われる。痛みに苦しむと，フリ族の人たちは単にダラマ（darama－血）という場合もある。痛みが身体のあちこちにある時

表1 健康を左右する4つの体液要素の土着用語比較表

	フリ族	メルパ族	ウィル族
呼吸	Bu	Mukl-nga	Aru
思考	Mini	Noman	Wene
知識	Manda	Noman-nt pili	Wene took
霊	Dinini	Min	Yomini

は，悪い血が動き回っているとも考えられている。メルパ族も，同様に血が（身体の中を）流れながらヒリヒリ刺す（メマ・ポクルパ・モロムー mema poklpa morom）という表現を使う。所定の場所から吹き出してしまった血が腰に溜まって痛みを引き起こしたり，血が腹に溜まってそこで固まり，腹が硬くなるともいわれる。これらの考え方は体液学的であり，所定の場所にない体液は身体のバランスを崩し，病気を引き起こす（本書第3章参照）。もう1つ，フリ族の人々が使う表現で，「血が水になってしまった」というものがあり，これは深刻な状態である（pp.82-83）。

　フリ族の人々にとって，生命，意識，知的活動，そして道徳的感受性は，次の4つの重要な要素からなっている。「ブ（Bu）」は，呼吸または生命力。気管支系の病気は危険なため，呼吸困難は悪い兆候とされる。「ミニ（Mini）」は，思考。これは「ブ」から派生する。適正な社会的意識を欠く人物は「ミニ」がない，といわれる。「マンダ（Manda）」は，記憶された知識。そして「ディニニ（Dinini）」は，霊。霊は睡眠中や病いの時に身体から分離する。この4つの要素は，高地民，のメルパ族（ハーゲン地域）とウィル族（Wiru —パンギア地域）の人々の考えとも比較できる（表1参照）。

　表1にある通り，それぞれの文化の中には同じ4つの要素に対する用語があり，これらが重要な要素として認識されていることがわかる。呼吸は生命に不可欠であると考えられているが，3つの文化共に霊とははっきりと区別されて考えられている。霊も生命には不可欠なものである。死は，霊が身体を離れて戻らなくなることで起こるとされる（我々の民話的表現，「死霊への執着を解く」と同様である）。思考と知識は密接な関係にある。メルパ族においては，理解はノマン（noman）の中にあり，一般的には思考や精神と訳される。ウィル族においては，知識は「人が思いを作る」と表現される。フランケルがフリ族の使う単語としてあげているマンダ（manda）は，メルパ族のマン（man—アドバイス，知恵）そしてウィル族のママ（mama—聖なる話，呪文の言語）と同じ語源であろう。

3つの文化に共通に，悪い思考は病気に通じ，それを正すのは知識である。ミン（min）やミニ（mini）の派生語とみられる単語は3つの文化すべてに登場するが，フリ族では「思考」，メルパ族とウィル族では「霊」である。

　疾病に関する環境的要素としては，フリ族ではミミズ（ンゴェー ngoe）の行動が重要視されている。また，食べ物の欠片も腹に残り病いの原因となる。マラリアは，低地からやって来た病気といわれているが，もちろんこれはその通りである。病気の中には，風邪のように季節的だとされるものもある。アマリ（amali）とは高齢の者が患うしつこい咳のことであり（たぶん肺気腫か結核の症状であろう），慢性的な胸の痛みを伴い，タバコの回し飲みには加われなくなる。これらの考えはメルパ族にもあり，ニューギニア高地の共通の経験から来る発想といえよう。

　近年では伝統的な療法をあまり使わなくなってしまったフリ族の人々だが，それほど遠くない昔，樹液，木の葉，花，草の先，そしてイラクサなどを用いた様々な治療が行われていた。焦がしたタロイモは，今でも下痢になると使われる（炭の成分が効くのであろう）。

　フリ族を含むニューギニア高地の社会において，病いは社会的な関係に基づいたものである。例えば，相手に怪我を負わすような攻撃は，何年も経た後の病気の原因と見なされる。フランケルの記述の中にも，ある老人が投げ飛ばされたときの話がある。この老人が，1年後に赤痢にかかった。老人は，投げ飛ばされ怪我を負ったときの血が体の下の方に溜まり，赤痢を作ったのだ，と言ったそうだ。もう1つ，頭痛持ちの女性の話では，25年前に夫に木の板で頭を叩かれたせいだと言う。このようなことを言う人たちは，加害者本人またはその親族から，何らかの補償を得ようとしている。ここに登場した女性は，夫のクランから豚を16頭もらっている。補償を得ることは負った怪我を治し，またその怪我が原因とされる後の病気の治療にもなるのである。

　この種の「治療」はパプアニューギニアの各地で見られる。人間関係に常に紛争と暴力が伴う環境がもたらすものであろう。フリ族の夫たちは，この補償支払いを恐れて妻たちを殴ることを思いとどまったりもする。女たちは，あまりにひどい扱いを受けると，自殺をほのめかし，時として本当に自殺してしまったりもする。自殺した妻が，夫が原因であるという徴候を残したために，夫のクランが妻の親族に90頭もの豚を支払った事例もある。人々の間に起こる様々な暴力的争いは，かかわった者たちを身体的，精神的両方の病いにしている事例は数多く

ある（pp.124-149）。

(3) 病いと怒り

病いは，恐怖（ギー gi），欲望（ハメー hame），悲しみ（ダラー dara），怒り（ケバー keba），そして悪意（マダネー madane）に起因する。

①恐怖

びっくりさせるという言葉は，霊が身体を離れた（モゴ・ラトゥラー mogo latra）ということである。これは病いの原因となり，ゆえに驚かせた人物の責任が問われる。霊と身体のつながりが繊細だとされる子どもたちの場合，特に［非難が］発生しやすい。子どもに起こりやすいけいれんと類似するものがある。妻は，夫が子どもをびっくりさせたからだ，と補償を求める場合もあり，病的現象も法的争いの原因になることもある。

②欲望

人の食べ物をむやみにほしがることも，病いに通じる。これは，食べ物を持っていた方が病気になる。お腹をすかせた者が唾を飲み込むことで，相手が病気になるのである（同様の考えはメルパ族とウィル族にもある）。たくさん食べたいという欲望はネガティブなことで，欲望を抑えられないことと結びつけて考えられる。また，欲望の塊とされる妖術師と同様である。

恐怖，欲望，共に，クヤンダ（kuyanda）の状態が伴うことで悪化する（子どもが母親の血を飲み込んでしまうことで起こる絡まったものの固まり）。ハメの病気は，欲張りな目つきで食べ物を見られたことが原因とされ，恐怖と同様，子どもに多く見られる。これに対処する伝統医療もあるのだが，今ではキリスト教徒が圧倒的多数となった母親たちは，西洋医療に頼るのが常となっている。

③悲しみ

フランケルの記述の中で，妻を亡くしたばかりの老夫の話で興味深いものがある。彼は妻をとても愛していたようだ。「彼女は私の肺にいる」というのが，その表現である。彼は自分の想いがあまりに強いため，妻にあちらの世界に連れて行かれるのではないか，と不安で夜も寝られない日々が続いたという。伝統的であった時代，彼を守る儀礼があったのだが，いまやキリスト教徒の彼にはこれは叶わなかった。彼は，恐怖とともに生きなければならなかった。一般的にもフリ族の未亡人たちは，それをストレスに感じることが多いようで，［配偶者に］先立たれた次の1年は死亡率が高い傾向にある（p.143）。

④怒り

　怒りには自虐的な行為が含まれ，怒りを感じた本人が病気になる。フランケルはここにメルパ族との比較を見ている。しかし，メルパ族においては，他者からの同情を惹けるよう，先祖の霊が病気を遣わしているとも考えられている。

⑤悪意

　他人に失望させられると，マダネを感じる。そして邪術を使い，恨む相手に病いを引き起こすかもしれない。トロ（Toro）という名前のダマ（霊）が力を貸すといわれている。トロはフリ族の北部地域のデゥナ族の霊である。他にも，南のデュグバ（Duguba）から来る邪術もあるという。一方，邪術を解く職能者もいる。近頃では海岸沿いの邪術，ナンビス・ポイソン（nambis poison）を怖がる人が増えている。これは，特に海岸沿いの地域で労働に従事して，他の民族と接触を持って戻ってきた者たちに顕著である。この他は，どこの誰から来た邪術か，という特定化はされないが，すべての場合怒りや悪意がかかわっていると考えられる。

　伝統的なダマによる攻撃には，豚の生贄を捧げて回復を祈る。豚の生贄は，人や穀物の豊穣を祈願して行われるものでもある。ダタガリウァベ（Datagaliwabe）は親族間の犯罪を罰する霊である。フリ族の人々の中でキリストの神のイメージも，この霊の性質そっくりである。だが，神は親族以外の者への犯罪や違反行為も罰するものである。ダマはすべてサタンと見なされているが，伝統的にはダマの中にも擁護するものもいたはずである。ここで明らかなのは，今や病気は宗教間の競い合いの要素となったことである。伝統的儀礼が長くなおざりにされると，怒った霊が病気をもたらすとも考えられているため，土着信仰とカトリック信仰のせめぎあいは激しくなる一方である。男たちは，霊の夢を見ることもあり，ある種の生贄が必要となる場合がある（pp.144-149）。夢は，儀礼的活動やセラピーに経験的活力を与えているのである。

　キリスト教徒たちは，病気になるから伝統的宗教の話すらするものではない，という。神も，なおざりにされれば報復すると考えられる（多分に旧約聖書的解釈である）。時として通院していたにもかかわらず，教会に戻ったことが健康の回復につながったとみる場合もある。霊の助けを得るために行われてきた生贄の儀礼は，キリスト教の祈りを捧げることに取って代わってきている。神対ダマ，要はサタンであるが，の図式が成立しているためである。

　フランケルは，土着の考えと外来の考えの間で生じた摩擦がもたらすものの辛らつさを記述している。ある未亡人が，胸の痛みを訴えて病気になった。彼女は

亡き夫の喪の儀礼を完結させていなかったため，彼の亡霊が襲ってきたと考えた。再婚したことが亡夫の攻撃につけ入る隙をさらに与えたとも考えていた（ハーゲン地域では，「未亡人の橋の豚」といって，このような事態を避けるため，特別な豚が生け贄にされる儀礼がある）。彼女の症状は大変重くなった。彼女はタリ(Tari)ヘルスセンターで治療を受けて回復した。亡夫の親族もまた生贄を捧げて，死んだ者を追い払うよう神に祈った。ここでフランケルは他の場面にもあてはまる感想を述べている。「必要と思われる儀式が禁じられていることで困惑したキリスト教徒としては，異教の徒にその儀式の代行を委ねるしかないのであろう」と（p.166）。

　土着信仰およびキリスト教共に，過度な感情の高ぶりは悪とされる。フランケルの記述の中にも，夫が金銭的に助けてくれないことに怒りを感じた女性の話が登場する。彼女は，子どもが病気になった時，神が彼女の怒りに罰を与えたのだと考えた。キリスト教徒の女たちは，実際に反撃はしないが，怒りを感じることで病気になることはある。彼女たちにとって，このことは大変な問題となるであろう。

　強制的抑圧として存在する病いは，フリ族のみならず，高地地方のあちこちに存在する一般的特徴である。高地には伝統的道徳心もある程度生き残っているようである。姦通の罪を犯した男は，子どもの命を危険にさらすことになる（パンギア地域にも同じ考え方がある）。このような考えは，人々の行動を抑制し，道徳を保つ役割をする。別の見方をすれば，病気は責任の所在を追及することにつながり，強制的な補償を求めるものにもなる。

　フリ族社会において自己表現を効果的に示すことは重要であり，健康を伴うものである。強すぎる感情は健康を阻害し，これを難しくする。ゆえに人々は他者に対する感情を露わにすることや，感情の高ぶりを憂うのである。また，危険はいつも身近にある。「社会は，そこに属する者の交錯する想いによって常に不秩序の危機にさらされているのである」（p.185）。フランケルもまた，多元的な概念がフリ族の慣習に取り込まれるまでには，常に考え方が交差し，混ざり合いながら変化していっていると述べている。しかしながら，ここに述べた資料からも，フリ族の人々が一般的には医療の選択において，非常に多元的であることは明らかである。

　フランケルは病いを生物学的には普遍的なものとして捉えるが，病いの体験の処し方は，文化的異なりがあるとしている。ある種の文化では診断が下されない

症状も，他の文化の中では認識され得る（それでも，まったく別個の物として認識されることもあるであろう）。彼はここで，子どもが母親の血を飲み込んでしまうことで怒るフリ族のクヤンダを引用している。血は胸に寄生虫のコロニーのような固まりを作り，専門家に除去してもらうしかない。この儀礼は，生まれたときに口の中に血があった子どもに行われると思われる（Frankel, p.101）。その他の点では，フランケルは「文化結合症候群（culture-bound syndromes）」を提唱する者があげる事例には懐疑的である。同症候群は，特定の文化の中では病気と認識されるが，生物医学的にはなんら問題とされないものである。彼自身，本書が登用すると同様に，疾病を生物学的と分類し，病いを社会的過程の産物と見なしているのであるから，2つの概念の異質性については十分に踏まえている。彼は，一般的な疾患や，新しく現れるようになった状態なども，より重篤な病いと同じく考慮に入れているため，調査地域の医療の促進にも大いに役立つ研究を行っている。また，生物医学出身の人類学者らしく，フリ族の人々の外来医療に対する反応にも興味を持っている。

2. ハーゲン地域における医学多元論

　パプアニューギニアのハーゲン（メルパ族）の人々とフリ族の人々との類似点は，新しい治療法が入ってきた時，その効果がまず検討され，さらには既存の文化的理論に合致できるかどうかを見極めてから初めて受け入れている点である。外界との接触の歴史の中で，ペニシリン注射はフランベジア疹，潰瘍，そして外傷の化膿治療にすばらしい効果を発揮してきた。この結果，エイド・ポストを訪れる人々の間で，最も人気の高いものが注射である。注射で治る，またはその必要のない類のものに対しても，やはり注射を要求する。逆の例が，スリムな体型の者に対して，「やつれている」，「骨ばかり」，「まったく身がない」，といった否定的な見方がされ，太った者はそれだけたくさん食べることができるということは，それだけお金を持っていることになり，富と健康が対で考えられる文化の中では，とても健康な人間と見なされる。このため，肥満傾向にあり心臓病のリスクが高い者も，減量療法を容易には受け入れない。

　注射が，激痛や深刻な疾病に対して非常に効果的であるとわかり，打たれることにストレスがなくなると，今度は何にでも聞く万能薬のように思われるようになってしまった。「シュート（Shoot）」といわれるようになった注射は，今や「呪術」と同格であり，それがゆえに他の治療法よりも好まれるようになった。注射

の人気が高いのは，伝統医療にそれと対応するものがなく，多くの「強い」物を持ち込んだ宗主国が持ってきたもう1つの「強い」物だからである。

　しかし，注射が外来医療の持ち込んだ最強の方式だとして認められたからといって，即座に西洋医学の病因解釈がすべて理解され，受け入れられたことにはならない。高地地方の医療における多元性は，しばしば2つの要因の結果として存在する。①まったく理解しないまま外来の治療法を受け入れられていること，そして②外界からやって来た病気には，外界からやって来た医者が，相応の儀礼を持って対抗しなければならないだろう，と考えての結果である。

　第1の要因では，人々は伝統西洋折衷両方を用い，結果もまちまちである。第2の要因では，西洋医学の範疇外の物であると認識されれば，伝統医療の方が好まれる。加えて一方の治療法で効果が上がらなければ，もう一方の治療法を試すのである。伝統医療，キリスト教の祈り，そして病院治療のすべてが患者を回復させるために駆使されるのである。

　実際儀礼の場において，伝統医療を単に迷信だと軽んじてみたり，精神身体的病因に大変有用であると反論したり，多くの議論が生まれてくる。このような議論をする場合，観察者と参加者の意見を明確に区別し，解説する必要がある。治療を実際に受けている者にとって，治療は効くか効かないかのいずれでしかない。西洋医療の場合は，作った者が「強い力」を持っているので，薬も「強い」に違いないと考えられる。伝統医療の場合では，病いをもたらした霊的存在には，儀礼が効果的であると考えられる。キリスト教の祈りには，神の「奇跡を起こす力」が働いて病気に打ち勝つ。

　そして，西洋，伝統いずれを問わず，同じように効果的とされるのが，皮膚の炎症や下痢の腹痛といった軽症に対する，薬草を用いた治療である。伝統医療全般にこのような症状によく効く薬草治療がある。また，ヨーロッパのシンサティック薬は，もともと世界中の様々な地方に住む人々が用いる薬草から有効成分を抽出して作られるものである。高地地方にも，こうして使われる薬草が数多々ある（A. Strathern 1989）。しかしながら，ハーゲンの人々は，ノマン（精神）が病気を引き起こす場合がある，と硬く信じている。ノマンがポポクル（怒り）を感じると，その人は病気になる。病人が出ると，ポポクルを何か隠していないか，それを告白して助けてもらえ，と人々は言う。病人が，誰かにひどいことをされた，と悩んだ末に具合が悪くなったとしたら，こうした問いかけは，想いを告白するきっかけとなり，それへの対処法も講じてもらえるのである。こうした告白

はまた，告白者の心を軽くするだけではなく，集団の中の規律の乱れを明らかにし，人間関係を修復するのに役立つのである。ハーゲンの人々にとって，病気を治すためには，まず最初に社会の関係が正されねばならない。

ハーゲンの人々のポポクルについての考え方は，西洋医療の身体化症状の考え方と緊密につながっている。ポポクルが病いの原因とされる症状には，固有のもの以外のセラピー療法も容易に併用できる。

ハーゲンの人々が病いになる時，西洋医療，キリスト教の祈り，そして土着の治療法のすべてが用いられる場合もある。しかし，そうできない場合ももちろんある。その最も顕著な例が，「邪術」による病いである。この場合，西洋医療はまったく効果を示すことはないと考えられる。たとえ西洋医療を使ったとしても，すでに諦められているのである。この場合，むしろ伝統的な儀礼に多額の費用が費やされる。

3. パンギア地域のウィル族

邪術による治療の過程に関して最適な例は，南高地州のパンギア地域に住むウィル族の人々のものである。ウィル族の人々が認識する邪術には3通りある。1つ目はトモ（tomo）と呼ばれる，毒と訳しても良い物である。食べ物や飲み物と一緒に摂取されると考えられるため，生贄と嘔吐とを誘発させる薬とが併用される。エイド・ポストの看護兵たちも，トモの病気を信じており，伝統治療の代替として催吐薬や下剤を処方している。ある看護兵は，長年自分のクランと敵対関係にあるクランからの嫁に浮気をしないようにと，トモと媚薬を飲まされ続けていると信じていた。これに対抗するために，彼はよく吐いていた（後に，幸いなことにもその嫁から別れを言い出されたこの看護兵は，さっさと別の女性と再婚していた。彼の親戚は皆，その後の彼が若々しく健康そうになった，と口々に言う）。と，なると，トモは腹痛や，少々吐いた程度で自然に治癒するであろう軽い症状に現れる場合では，西洋医療の手順を阻害するものではない。

2つ目の邪術はナケネア（nakenea）と呼ばれるもので，「残し物の邪術」と訳してもよかろう。危害を加えたい相手が残した物であれば，なんでも病気の道具として使うことができる。服の切れ端や，噛み終えて吐き捨てたサトウキビの残骸，血，爪，髪の毛，あるいは便。これら残し物を，攻撃者は直に触れないようにして拾い上げないと，攻撃者自身の物に同じように染み込んでしまう。こうした道具に使われないようにするには，残し物を水の中に捨てればよい。食べ残し

は常に水の中に捨てられる（水質汚染の原因となりそうな慣行である）。残し物を手に入れると，大事に包まれ，代表格の邪術師の元に持ち込まれる。持ち込まれた包みは，炎か水溜りのいずれかの上に吊るされる。炎が高く燃え盛り，包みが燃えると，被害者［残し物の所有者であり，攻撃の対象者］は高熱を出し，水位が上がり水に浸かれば，寒さに震える。ナケネアの術は，道具に使われた残し物が探し出され邪術師に十分な支払いをしないかぎり，効力を失うことはない。当然，病院に治療を頼ることはない。

　3つ目の邪術は，最も恐ろしく，西洋医療がまったく効かないとされる。サングマ（Sangguma），あるいはウィル族

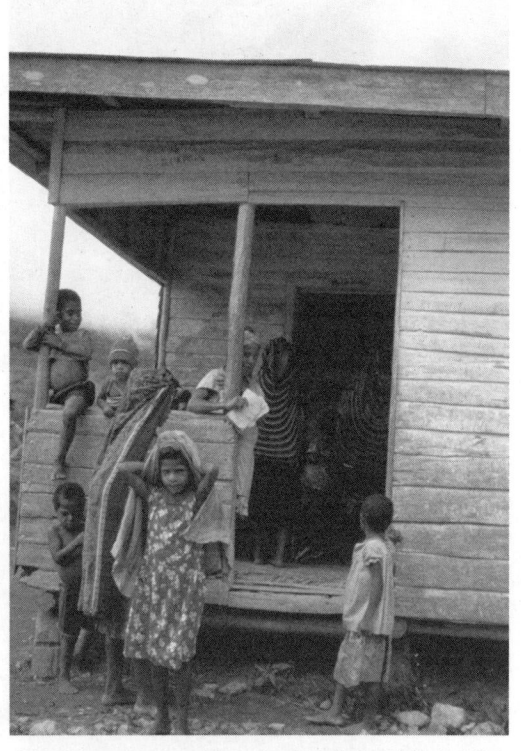

図6-1　アルニのエイド・ポストに集まる女性と子どもたち．ここは1991年，ウラーネ（Urane）によってスタッフが配置された（デゥナ族）

の言葉でマウアあるいはウロ（Maua/uro）と呼ばれる。邪術師は危害を加える相手を待ち伏せして，相手の動きを止める熱のオーラ［霊気］を発する。マウア使いの男たちが，集団で被害者を狙って「狩り」をする場合もある。対象の女性が庭で仕事をしていたなら，ブッシュから声をかけ，呼び込んだところで，集団で暴行を加えた後，殺すのである。マウアには，このように性行動とサディズムが密接に関連しているのである。相手が男性の場合，このような拷問は伴わない。男性はすぐに腹を切り裂かれる。邪術師は腎臓を引き出し，被害者の口に1つを入れる。そして腹の中に木の葉を詰め込み，呪術を使って腹を縫い合わせ，男性を自宅に帰す。男性も女性も，帰って腎臓を料理して食べろと言い渡される。家族や親戚がマウアの兆候に気づいたとしても，治療をしようともしなければ，伝統儀礼の中にもこれを正す者は存在しない。邪術師が言い渡した期日に，被害者

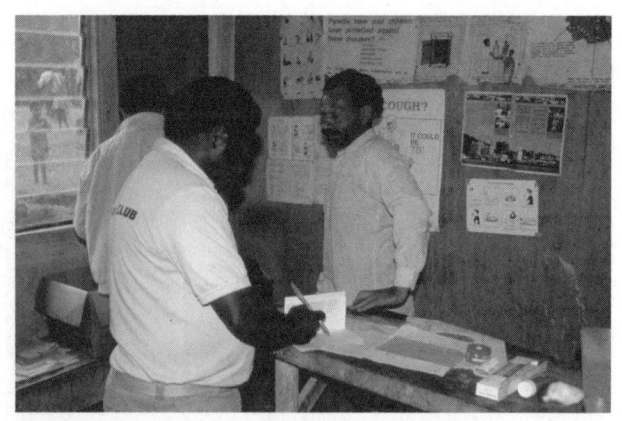

図 6-2 アルニのエイド・ポストの中．巡回スタッフが家族歴を記録している（デゥナ族）

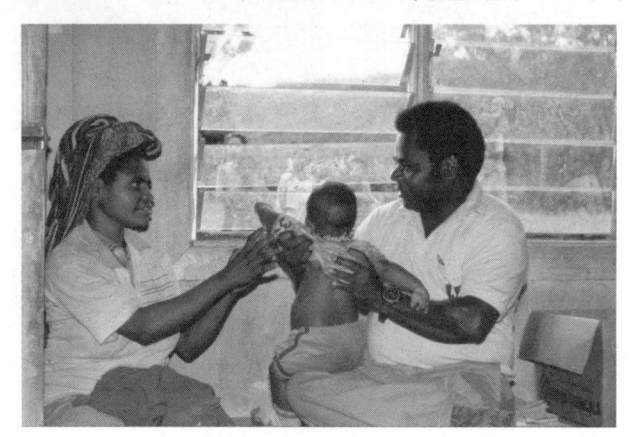

図 6-3 赤ん坊を診てもらう母親（デゥナ族）

は死ぬだけである。

　ウィル族には，ハーゲン地域の人々のポポクルに相当する考えはない。しかし，悪い感情が健康に与える影響については確固たるものを持っている。悪い感情はポアネア・ウェネ（poanea wene）と呼ばれ，交換関係の義理を欠く行為の場合に出現する。特に姉や妹の子どもたちが，母親の親族に贈り物を怠ったり，父親が子どもたちの代わりにすべきこの行為を怠ったりして，母親の親族が怒った場合があげられる。そして姉や妹の子どもたちが病気になるのである。富による支払いの贈与がされないと，症状は回復しない。この信仰は（ハーゲンの人々と共通しており）ウィル族に深く根づいており，彼らにとって善悪の社会通念を構成するものである。ハーゲンの人々同様，ウィル族の人々も，西洋医療をまったく

受け入れられていないわけではない。しかし，西洋の処方薬も使うが，的確な儀礼的交換も同時に行われなければ，病人の回復は望めないと考えられている。

　植民地化が始まる以前は，ウィル族の病気の概念は，タパ（tapa），ティムブ（timbu）そしてアロア・イポモ（aroa ipomo）と呼ばれる宗教的祭儀が核としてあり，また「母親の兄弟」症候群も歴然と存在した。これらの祭儀は，いまや完全にキリスト教のセクトに取って代わられた。ルーテル，カトリック，ウェズリアンや福音教会，といったセクトがそれであり，すべてのセクトはまた，病気になった時は神への祈りとともに，病院やエイド・ポストで治療を受けることを説いている。キリスト教は伝統宗教に取って代わり，西洋医療はこの新しい宗教と互換性の良いものとして見られている。

第7章　病いと感情

　大貫氏の日本研究検証の中で（第2章），日本的な物態化（physiomorphism）では，身体に病気がある状態に対して道徳的な批判をしない傾向があることを議論してきた。しかし，多くのパーソナリステックな医学体系の中では，病いと社会的，道徳的状況とは関連づけられており，さらに感情面にまで影響すると見なされている。メキシコの例を取って，このような考え方がススㇳと呼ばれる状態に表れることも議論してきた（第2章）。同様のパターンは，ニューギニア高地の例にもあげられている（第6章）。
　この章では，この点についてさらに深く検証していくこととしよう。

1. メキシコの降神術ヒーラー

　カヤ・フィンクラーが，この点について我々の理解を深めてくれる議論を，メキシコの降神術（Spiritualists）寺院で治療を施すヒーラーたちの研究の中で展開している。メキシコにおける降神術信仰は，1861年，カトリック教会への反発を発端に起きており，1923年，メキシコ・シティに本山を構えて以来，同宗派の寺院を増やし階層性を確立しながら影響力を拡大している。本山は教会の「子宮」と称され，カトリック教と異なり女性信者が重職についている（Finkler 1994a: 15）。そのため，寺院の長には女性が就くことが多く，その下に監督者，保護者，数名の「柱」と称される会衆を世話する者，証言者となる霊視能力者，金（gold）のペンを司る者，そして最後に降神により力を得るとされるヒーラーや治療師が続くのである。
　降神術信仰の神も宗教様式もキリスト教と同じである，例えば神（エホバ），イエス・キリスト，聖母マリア，そしてエリアス神父。この最後の人物は，オトミ族（Otomi Indian）の女性とスペイン系ユダヤ人の男性（mestizo）との間に生まれた男性で，この宗教の始祖である。彼はキリスト教の10の教えに，さらに12の教えを加えた。ミサは啓発と呼ばれ，トランス状態に陥った霊媒師が神の

言葉を会衆に直接語るものである。

　降神術寺院は，意識的にカトリック教会とは違った佇まいを擁している。三角の中に目をあしらったシンボル以外には，絵画も偶像もない（三角の中に目があるシンボルは，アメリカ1ドル紙幣に描かれるフリーメーソンのシンボルと同じ物と思われる）。降神術者たちはカトリックと異なり，妖術の力や「邪視」は否定しているが，カトリック側から見れば彼らこそが妖術師となるかもしれない。治療行為は寺院の活動の中に巧みに組み込まれた信者獲得の手段であり，1度信者になって後に改宗する者たちには頭痛が襲うといわれている。トランス状態に入った霊媒師は困窮の末に亡くなった者や，殺害された者たちの名前を呼び，彼らに「光を与え」安らかにすることで，この世の者たちを病める行為を止めさせる。ヒーラーたちは，特定の病気は「闇に住む」霊の仕業とし，「高い光」の霊の守護を促す。「高い光」の霊はまた，治療を処方する者でもある。守護霊はスペインの侵略者たちの渡来前の時代に生きたインディオ治療師や，その後の時代の者で，薬草と薬品の両方を用いた混合療法を処方する。治療は無料で施されるが，信者になり，啓発の恩恵を受け続けるよう促される。正式の癒し治療は，リムピオ（limpio－明らかにすること）であるとされ，象徴的な規律に則って施される。例えば，投薬量は奇数が基本で偶数にはならない（3滴の処方はあっても，4滴にはならない）。治り難い患者は「授かった者」とされ，能力を生かして新しいヒーラーとなることを促される。

　癒しのために寺院を訪れる患者は，好ましくない感情が病気の原因となると考え，さらにこれに体液理論を組み合わせて考えているメキシコ人たちだけである（好ましくない感情は，状態に適さない食物を摂ることで引き起こされるとも考えられている）。怒りはよく例に出される感情である。降神術者たちもこの考え方を取り入れ，治療を施し，現代医学で治療不可能な病いは，混乱した霊の仕業と考えている。隣人，配偶者，親族など生活を共有する者から課せられる責任，罪悪感といった事柄は考慮することを避け，また，生きている者が妖術を使うという考えも排除し，社会性を保つことこそが健康を維持するものだと説く（Finkler 1994: 53）。

　ヒーラーが取る行動は，物質的あるいは身体的な疾患よりも，精神的疾患の治療を得意としている。一般的な因果関係説やカトリック的なものの考え方を「直す」ことと，患者を降神術信仰に向けることを趣旨としている。そして，生物医学との対立を図っているわけではないため，多元的な市場体系にも対応が可能で

あり，特に生物医師にかかることのできない貧困層や，現代医学の医者に相談しづらい問題を抱えている者，あるいは生物医学との「相性」が悪いような，社会通念に関連する慢性病を抱えた者の治療にあたることが可能である。

このような原因を多く抱えているのが，低賃金階級の女性である。彼女たちの生活には対処するのが非常に困難な争い事が多く，そのような環境が多くの場合病気を引き起こす。このような状況下では，頭痛や腰痛のような比較的単純な疾病の場合，最初の治療で完治するように見られるが，長期的に寺院の儀式に通うことは生活習慣病を患う者や，他の常連患者にとって，社会的，精神的両側面を助ける場となり，心理療法を受ける場ともなる。患者が「治った」と思うようになるのであれば，実際の疾病が一向に治癒しなくとも，これは有効な治療であると見なされるべきであろう。

患者側が妖術を病気の理由にしても，これを否定し特定の文化は受け入れない降神術治療は大変興味深いところであるが，もう一方では通説や文化的象徴に訴えて医師と患者のコミュニケーションを図ってもいる。患者は常連でない限り，個人的な問題に対するアドバイスには耳を傾けたがらない傾向にあるが，フィンクラーによれば身体的症状を訴えるという行動は，「不安感情や心理的苦悩の身体化である」（p.61）と見なされる場合が多い。他人に言い難いことを抱えている患者にとって，ヒーラーが霊とコミュニケーションを取れるとされ，全知の者であると見なされていることは，身体の不調に関係があるかもしれない様々な事情を事細かに説明する必要がないという安心感を与えている。

ヒーラーになるのに性差別はないが，女性が大半を占める。患者は火曜日と金曜日の治療の日にまず祭壇に進み，寺院長が捧げる祈りを聞く。その際白いローブを纏う。治療の間に入ると，守護霊に降神を願う。その場に集まる者に挨拶をすることで，降神した霊は名乗りを上げる。その後，患者の治療が始まり，香料水が助手によって配られる。ヒーラーが，患者を個人として認識するようなそぶりを見せない，威厳たっぷりに手短なことをいう様子は，生物医師のエトスを模したもののようである。しかしヒーラーは，治療に信心することを強調し，超自然的な知識を披露することで，患者が受身になりやすいように環境を整える。患者は，治療師の造詣の深さに安心感を得ることができ，「プラシーボ効果」を生んでいる（Finkler, p.86）。

ヒーラーが取る行為の中には，セラピー的なものも登場する。まず，「除去」(desalojo) もしくは「清め」（患者からはリムピオとも称される）がある。これ

は，治療師が目を閉じたトランス状態のまま，患者を軽くマッサージすることである。この後，なぜ今日は来たのかを問いかけ，患者が痛みを感じるというところを探るようなしぐさをする。時には，痛みをもたらしている邪悪な霊が乗り移ったとして，ヒーラーが失神することもあるが，患者は必ずしもこのことを理解しているわけではないようである。これらの最後に治療が処方されるのであるが，ほとんどはお茶（煎じ湯）や薬湯である（ヘンルーダ，ローズマリー，カモミール，香油，バジルなど）。他には，強壮剤，精神安定剤，下痢止め，などもあり，マグネシウム入りのミルクのような市販薬も含まれる。

　ヒーラーは往々にして独断的であり，患者が例えばススト（恐怖，魂が抜ける）を患っている，と訴えても聞き入れずに，悪いところはどこにもない，と言い渡すことが多い。アンモニア，オーデコロン，消毒用アルコールなどの香料水が「お清め」に用いられる。家族間の争いには，「耐える」ようにとのアドバイスしか与えないようである。例えば，夫の浮気に悋気した妻には，彼の気持ちを自分に向かせるように，やさしくしろといったものである。切羽詰っている，と訴えてくる患者には，セラピーとして清めに使う花を探させて気を紛らわせ，後にそれで実際に清めをしたりもする（p.90）。フィンクラーは彼女が観察した1212の治療例から，降神術治療が宗教的象徴主義と実用主義を併せ持ち，そしてこのことが治療を効果的なものにしているといっている。

　清めのための木の枝を持ってくるように言われた女性の例を説明しよう。治療師は，患者の持ってきた木の枝を3つの束に分け，「お前は今，聖なる霊を見ているのだ」という。これに対して患者が，頭痛は消えたが気持ちが悪い，と答えると，3個のレモンからとった果汁を渡され，3日間朝に飲むように言われる（p.92）。落ちてきた植木鉢が頭に当たり，ススになったと訴えてきた男性の場合は，もう2回花を持って治療に来るように言われ，ローズマリーや他のハーブの入った薬湯に浸かり，ローズマリー茶を飲むように言われる。そして治療に訪れた際には，消毒用アルコールでマッサージを受け，治療師にこう言われる。「お前はビタミン不足である。私は何でも知っている。微笑みながら歩け」（p.96）。

　患者が，初診，習慣的，もしくは常連であるかどうかで，治療の結果は変わってくるようである。初診患者や習慣的患者の治療は下痢，単純な婦人科系の病気，または，具体化した症状以外は，成功率が低いようである。とはいえ，多くの場合，患者は何度も治療を受けに訪れる。清めの治療は非常に好評のようである（カトリック教の懺悔にも似たようなものであろうか）。「降神術治療師の治療法」と題

した章の中で，フィンクラーは治療の事例を3つの区分に分けている。医師と患者の関係，技術と手順，そして，患者の性質もしくは症候群である（p.157）。そして，生物医学における医師と患者の関係と比較して，降神術治療は医師・患者の関係よりも技術に，相互理解よりも霊的な力の存在に委ねるところが大きいと論じている。

　清めの行動は，こういった癒しの技術の1つである。はじめに指摘すべきは，ヒーラーたちがこれを「除去」と呼んでいることである。患者の体から悪い霊を取り除くことを意味するとみられ，フォスターの定義を用いれば，多分に「パーソナリスティックな」イメージである（第2章参照）。患者側はこれを「清め」と呼ぶことからも，この儀礼が患者の中のもう1つのイメージ世界である「闇」（悪霊）対「光」（聖霊）に合致するものであることが伺える。闇対光の構図は，ナチュラリスティックなイメージである。確かに，この2つの異なったイメージ世界が同時に存在することは，概念が共有されていないのではなく，互いに研鑽し合うものである，と言えなくもないであろう。いずれの見方をしようとも，フィンクラーの言う「清めの象徴」，清められることで病気の終わりを象徴し，一時的にでも患者は快復した人を演じることができるのだとする意見に，異論を唱えることはないだろう。フィンクラーはまた，この事象は初診または習慣性の患者に顕著に見られ，常連の患者では，快復したというよりは，ヒーラーに転向し，自身がトランス状態に陥ったりするようになり，むしろ「形が変わった」と捉えられていることを指摘している。このようにトランス状態に陥ることにも，軽い効果があるとみられる。

　2番目の技術は軽く触れるマッサージである。これはおそらく患者をリラックスさせ，ちょっとしたトランス状態にし，ヒーラーの言葉を受け入れやすい心理状態にする作用があるのであろう。常連患者には，啓発（寺院のミサ）の儀礼的「技術」は痛みを和らげる体内のエンドルフィン［内因性モルヒネ様物質］を刺激する象徴的な行動となり，身体症状の緩和を引き起こすプラシーボ効果［偽薬による治療効果］があるのであろう（p.168）。

　しかし，もう一方で寺院の啓発に参列することは，霊の意思に背いているような罪悪感と不安感をもたらしてもいる（キリスト原理主義との類似点である）。ここで行われていることは社会的なものであって，医療的なものではない。患者をより強く寺院に引きつけようとする行いである。部分的にあるイメージを植えつけることで効果を発揮するこの手法は，チューチャ（Chucha）という名の女

性の例を取ればより鮮明になるであろう。動悸とはクリスタルの粒がぽつぽつとグラスに落ちていく様なものだ，という啓発の教えは，神の言葉として彼女に浸透した。純粋さと浄化のイメージは非常に重要だと思われ，フィンクラーはこの欲望をメキシコの汚職と経済・政治的困窮の歴史と関連づけ，清められること，そして再生への欲望とみている。

　この一連の手法は，我々が軽い精神性の病気だと思うような状態にいる常連患者には効果的であるようだ。しかし，例えばコンチャ（Concha）という名の患者（p.176）のように，重度の患者には有効ではない。コンチャの母親は，夫の愛人が娘に「具合の悪くなるような食べ物ばかりを与え」，妖術をかけたのだと主張していた。霊的な治療がコンチャの状態を少しも改善できないでいると，母親はますます呪いをかけられたと固く信じるようになった。フィンクラーは，コンチャの症状は素人目に見ても，「統合失調症」であることは間違いないと述べている（p.179）。コンチャの事例をパンチョという男性の事例と比較してみよう。パンチョは裕福な中年男性で，ひどい腰痛に悩まされていた。医者に手術を勧められていた彼は，降神術治療師に腰にショールを巻かれ，左右に力いっぱい振られると，痛みが消えてしまう。たまたま運良く背骨のひずみが矯正されたのだろう，といえなくもない（p.136）。しかし，医療の現場はこのような矛盾に満ちているものだ。

2. 治療と癒し

　フィンクラーは寺院の治療師たちを，ヒーラー（healer）と呼ぶが，時には治療師（curer）とも読んでいることから，彼女がこの2つの用語を互換的に用いていることがわかる。

　しかし，我々の観点からは，ある程度の区別はするべきであろう。実際的には，降神術治療師たちが行っていることの多くは，特定の症状の治療（cure）である。彼らの用いる処方はヨーロッパの民間医療に酷似しており，キュランデロあるいはキュランデラと呼ばれる［メキシコでは］人気のある男女の施術者の手法とも重なるところが多いのであろう。この意味では，彼らの成功は場当たり的であるが，多元的な側面では生物医学に対する文化的代替物として有用であるといえよう。しかし象徴的という意味では，彼らの目的は治癒・癒しであり，患者に人としての存在意義を再生させることで，身体的な快復をもたらそうと勤めているのである。この章でも述べたような手法を使って，これは果たされており，カトリ

ック信仰に対する儀礼的代替物であるともいえる。さらには，生物医学における医師と患者の関係のように，個人的なものではないにしても，治療側と患者側との関係は成立しているといってもよいのではないだろうか。治癒・癒しを与えるという目的は，慢性的な軽い身体化現象や精神的疾患の症状を持つ常連患者の場合に，より明確に現れている。このような患者には，完治こそしないであろうが，新たな存在意義を与える癒し療法は顕著である。治療形態としては，「清め」という癒しの手法と「処方」という治療の手法の混合形であるといえよう。ここでも，癒しと治療の両技法のどの部分が，どのような割合で組み合わされているかを理解するには，その社会の幅広い脈略に，文化的理念や歴史的変遷（変遷がどのような権力紛争を伴っていたかも含め）も踏まえて，医学がいかに順応しているかを見なければならない。

　フィンクラーの研究は，特に身体化という現象に見られるように，心理的な要因に関する疑問を生むものである。医療人類学は，このような疑問に深く関わっているので，次の問題として検討することにしよう。

第8章　民族精神医学

1. オーストラリア・アボリジニー

　精神科医による医療人類研究は，彼らが常に精神医学的理論を通文化的なものであるとの前提に立って論理展開するため，［独自の専門分野として］識別しやすいものである。ジョン・コーティーの著書『医学は法である（Medicine is the Law）』（Cawte 1974）についても当てはまるものである。コーティーの主要な論点は，この本の題目の通り，オーストラリア・アボリジニーの治療師や医師たちが彼らのコミュニティ内の社会的支配において重要な役割を果たしていることと，医学と法律が常に協力関係にあるということにある。この状況は，フランケルのフリ族研究の中で，病気についての責任の所在が霊や神にあると論じられていることと共通点が多い（本書第6章，医学多元論参照）。コーティーの論点には精神医学的な脈略がある。例えば，ワルビリ族（Walbiri―オーストラリア・アボリジニー）の医学を論じる時，ミレネバ（millelba）の概念に触れている。ミレネバとは個人の霊的なカウンターパートで通常は守護するものであるが，ひとたび過ちが起こると病気を引き起こすものである。コーティーはこの問題を「ヒステリー症の研究」（p.34）の中で，フロイトが展開する自発的意味論（motivational meaning）と比較している。

　彼はまた，フロイトの転移（transference）の概念にも言及している。患者は，親や他の権力者に対して持っていた信頼感を医師に転移する。ゆえに，アボリジニーのヒーラーたちも，信頼や信仰に頼らなければならない。しかし，文化の変容はコミュニティや人々の考え方を分断するものであり，ヒーラーの仕事を難しくしている。治療を効果的にするためには，ヒーラーは患者の過去も含めて，個人と知り合わなければならない。西オーストラリア州北キンバリー地域のアボリジニーであるワルビリ族の医師たちは，通常シャーマンではあるが，自らの病気を治した者たちではない。彼らはミッション系の医療従事者たちから，時として邪魔者扱いされている。ワルビリ族の医師たちも，白人の医療のおかげでマバン

バ（mabanba―癒す霊）が弱まっているという。

　病いは，ミレルバ（millelba）やティジャンバ（tjanba）と呼ばれる罰する霊や，マムル（mamul）の霊に憑かれたり，ヤーダ（yarda）と呼ばれる邪術で固体が体の中に埋め込まれた，といった解釈がされる。マバンバに精通する者は，人体離脱して人を病気にした邪術の源を辿ることができる。「マバンバは人々の物質心理（object psychology）欲求の象徴として，医師の全能を包むものである」（p.47）。マムルの霊は被害者の腎臓の脂肪を攻撃し，ワルビリ族の医師がこれを取り戻すのである。毒を持つムルガ（mulga）の木枝は，ヤーダ邪術を人の中に歌い入れるのに用いられる。このような邪術に対する恐れは，人々に過度の恐怖症をもたらす。ティジャンバの役は踊り子たちが担っており，ティジャンバの霊に扮し，長老たちの命を受けて処刑を行う。コーティーは，この描写が超自我とイドの役割を果たしているといっている（p.53）。彼は，自分の民族誌的な資料をフロイトの概念と重ね合わせようと試みている。しかし，この試みは時系列的にもっともらしく，彼の資料を心理学的見地から並列するにすぎないものとなってしまっている。そして，固体を呪術に用いることはフロイト的な分類に合致する，ということを単に強調して終わっている。

　ティジャゴロ（Tjagolo）は害を及ぼすことのできる呪術の物質で，以前は政治的に敵対関係にある集団間で多く用いられた。コーティーが研究を始めたのは，このような物質への信仰も使用も減ってきていた頃ではあるが，代わりにティジミ（tjimi）信仰は盛んであった。ティジミとはグレムリンのことで，キリスト教の教えの普及とともに悪魔と同格になり，厄介事の元凶とされるようになった。この地域の土着の専門家たちはウングル（Ungur）と呼ばれる神話の蛇と生涯かかわりあうことでその力を得るとされる。ティジャゴロは，ワルビリ族の医師がイニシエーションを受ける際に，へそから体内に入る蛇の卵に似ている（p.64）。ウングルは，ティジャゴロが体内に入った人から，それを取り除く力を医者に与えるのである。

　コーティーは邪術の被害者たちの中で，妄想型の統合失調症，病理的な人格，うつの状態，心気神経症，有機的な脳の悪化，癌腫，といった症状を持つ人々の例を多くあげている。これらの事例が論じられる時の疑問は，①彼はこのような事例をあげることで，もともとこのような症状を持った人たちの存在が，邪術という考えを誕生させたと言いたいのだろうか。②ならば，どのようにして。③そうでないのであれば，精神疾患などの症状のない他の患者たちの事例はどうなる

のか，ということである。

　例をあげれば，妄想型の統合失調症患者は，霊が彼に話し掛けてくる，と訴えていたが，排泄物邪術のしわざだとも言っている（この邪術は，便を盗んで行われる）。そのような邪術に冒された人々は，みな精神疾患なのであろうか。もう1人，カイアディルト族（Kaiadilt）の40代の男性は，身体的および社会的乖離感を抱き，うつであった。この男性もまた，排泄物邪術に冒された，と訴えている。コーティーは，この男性を取り巻く社会的環境が，この症状を引き起こした，と言っている。そうであるならば，これら患者が自らの症状を語る時に，邪術に言及することの意味は何なのか。コーティーはこの点を追求していない。彼いわく「我々の基本的価値観としての精神衛生とは，好んでいわれるほど自民族主義的ではないようだ。邪術のような制度に例証されている通りである。それは，古代の，そして多分にエキゾチックな症候群ではあるが，しかし，画一的な精神衛生の概念に形作られるもの，つまりは個人の安楽と社会的利便性に，形作られるものなのである！」（p.101）。

　コーティーは，精神疾患の発生率の高さをヨーロッパ人との接触に結びつけていく。1960年代に700人強の居住者がいたオーストラリアのヨウエラ地域を取り上げ，幾つか異常な行動とみられる事例をあげている。これらは個々に何らかの伝統的信仰と関連性があるとされるが，統合失調症やカタトニー（緊張性昏睡）の症状が見られる事例である。伝統信仰の中では，これらの症状は動物霊（虹蛇や，魚など）が憑いたとされる。これらは，治療師たちが息子たちに引き継ぐ「トーテム」であるかもしれない。ここで，コーティーは本領発揮とばかりに精神医学的解釈を講じている。部族民である父親は，自身の問題を内なる霊のものだと認識する，例えば，診療的には躁病（mania）の症状である，そして息子たちは，それを外側の別の物として分裂させる，例えば統合失調症である（p.181）。この分析は，統合失調症を文化接触症候群と位置づけるものである。コーティーはさらに数例の精神疾患の事例をあげ，「アボリジニーとしてのアイデンティティの危機，白人に対する拒絶感，貧困に関連して起こる家庭生活の障害，社会分断化現象，そして喪失感の蔓延」に言及する。彼のあげる事例の多くに表されるのは不幸な文化形態の崩壊であり，しかもそれが多元的な社会へとつながるものではなく，人格形成の現実的危機である。結果として不安のみが生まれるのである。

　ジャニス・リードは，『邪術師と癒す霊（Sorcerers and Healing Spirits）』の中でこれとは異なるアプローチをしている。彼女の民族誌的資料は部分的にコーテ

ィーの用いたものと重なっているが、彼との違いはリードがモノグラフ的な見方をしており、またフロイト的な分類法を用いてはいないことにある。彼女の分析には、文化、社会構造、そして歴史的背景が考慮されている。彼女の研究対象は、イルカラ（Yirrkala）地方のヨルング（Yolngu）族で、この人々はムルンギン（Murngin）族としても知られており、ロイド・ワーナーをはじめとして、ナンシー・ウイリアムズ、イアン・キーンといった学者が研究を重ねている。

　オーストラリアのノーザーンテリトリー準州に居住するこの人々を、コーティーもまた調査のために訪れている。他のアボリジニー同様、ヨルング族の人々も土地を財産と見なしてきていたが、所有していた土地のほとんどを失い、政府機関やミッション系の施設に隣接する特別居住区に移り住むようになった。1970年代には、この土地を離れた多くの人による「回帰」現象もおきている。イルカラの町そのものは人口800人程度（アボリジニー）の小さなもので、鉱山の発掘権がおもな収入源であった。居住環境は衛生的とはいえなかった。上下水道の不備は胃腸器系の病気や鉤虫の繁殖につながり、貧血、眼病、そして皮膚病を併発させた。気管支炎のような病気も非常に多く、雨が降れば狭い寝床にすし詰めになる。多量の飲酒も問題となった。リードの主張は病気の取り扱いを他から孤立した行動と見るべきではないとする。なぜならば、白人による制圧の歴史の中で、人々が奪われてきた己の生命を統制する権利が、病気の場面においては予見、予知の可能性を維持することが可能だからである。

　この記述からも、病気が邪術や霊の所業であるとする考えはイルカラ地方において健在であることがわかる。この比較的平等主義的なアボリジニー社会において、嫉妬は邪術の行使につながるとして捉えられてはいるが、同時に同じコミュニティ内で邪術が働いたといわれる場合は決して多くはない。嫉妬は同集団の中で起こる感情で、見知らぬ他人に向けられるようなものでは元来ないものであるため、これは大いに矛盾する考え方である。このような恐れや嫉妬は白人社会にも向けられる。土着のマルンギィテ（marrngitj－ヒーラー）は、白人の病院に勤めないか、と誘われたが、他の白人医師に嫉妬され、害が及ぶことを恐れてこの話しを断ったとの記述もある。

　聖域とされる土地も、病いにかかる危険を伴う。例えば食べ物の採集などのように、特にその場所でしてはいけないとされる行動をとった場合、この危険は大きくなる。これは単に食物に関連する規制の一例であるが、例えば妊婦は「トーテム」的とされる食べ物を食べると、肢体の不自由な子どもを生むといわれてい

る。

　結婚制度もまた病気を引き起こす土壌となりえる。誤った婚姻は病いの原因となる。両者を結びつけるものは怒りである。若い婚約者が，約束した相手ではなくほかの愛人のもとへ行ってしまえば，怒りが生まれ，後に邪術につながるかもしれない。この土地の人々は，社会的関係が波立つことは病気の発生率の「文化的」要因である，と認識している。邪術は単に道具であり，最も手っ取り早い理由でしかない。

　ヨルング族はヒーラーと邪術師とを区別している。ヒーラーの役割ははっきりとしている。「超自然的」現象を体験することで，「賢く」なった者がヒーラーとなる。その力があることを，実際に病気などを癒やすことによって実証されなければならない。ヒーラーは，霊に癒しの石を授かる。リードの著書には，治療師が誕生するまでの過程に関する聞き取りの記述がある（p.59-61）。話をした男は，「レントゲン石」を持っており，人の身体の中を覗けるのだといった。成人男女，そして子どもも，ヒーラーとなれる。超自然的なものとのかかわりを持つとしながら，ヒーラーたちは精神に疾患はない。時として，彼らに疑問を感じる者たちもいる。ヒーラーたちの最も重要な役割は，ガルカ（galka）と呼ばれる邪術と戦うことであり，これはまた非常に難しいこととされる。ヒーラーは医者，セラピスト，そして宗教指導者としても働かなければならず，その役割は多様かつ複雑であり，重責であるとリードは記述している（p.78）。

　ヒーラーが力を得た経緯についての記述には，彼が自分の所を訪れる霊がガルカ邪術によるものかどうか，多少の不安があったことを示している。このことにも，「良い」ヒーラーと，「悪い」邪術師の境界線が曖昧であることが見て取れる。ヒーラーは，事実，時として邪術師として恐れられる場合もある。民族誌的な観点からも，この考え方との類例がみられる。驚かされることは，ヨルング族がこの曖昧な点を否定することに勤めている点である。この傾向は歴史的変遷によっても強調されているのだろう。ガルカは異教徒であった時代を連想させる。ある一定のレベルにおいては，ヨルング族はキリスト教徒であり，ヒーラーの存在の方が邪術師の存在よりも受け入れやすい者になっている。しかし，少なくともある1つの例は，ミッション系の人間（宣教師たち）とヒーラーたちの間で摩擦があったことを物語っている。この時，宣教師たちは人々にキリストのみが神であることを受け入れるよう強硬に説いており，これは多数の信仰の存在に直面した時に人々の取る折衷主義的な反応に真っ向から挑む姿勢である。

ガルカとは身体を襲い，血を破壊する者である。マルンギィテは，その破壊された血を，それ以上のダメージを与えることなく元に戻せる者である。いずれの場合においても，リードの言う通り (p.79)，身体の脆弱さが焦点である。血もまた，力の集まる物であり，コントロール次第で良くも悪くも作用する。病気の者は血を失うこと，もしくは「なくなる」ことを恐れる（メルパ族の考え方とまったく同じである）。清めや患者の解放を意味する儀礼，または葬式に参列した後の儀礼などには「失われた血」の象徴として，そしてそれを取り戻すために赤黄土が用いられる (p.81)。

ガルカは血を吸い出し，相手を死に至らしめる。これを止められるのは，術をかけているガルカだけである。術をかけた相手の女性が自分の親族だとわかったガルカが，彼女の血を後々使うために，土に埋める代わりに湖に投げ入れ，自らの呪術を冷めさせたという事例もある。これだけで彼女は生き長らえたのである。邪術師がこのように境界を切断したり，侵したりするイメージは，彼らの外科手術への考え方を理解する助けになる。外科医は，ガルカと同じような者とみられている。外科手術は身体を無駄にし，血を汚すと考えられている。手術を受けたある男性は，リードに，厚生省に掛け合い，自分の失った血に対する補償を引き出せと言ったそうだ。

邪術師は身体のエッセンス（尿，汗，排泄物など）を干上がらせるために熱を使うこともある。熱も，治療に害を及ぼす物である。治療に意欲を失ったある子どものヒーラーの親は，子どもが熱いお茶を飲みすぎたためだという。下着も，車のエキゾーストパイプに詰められることがある。エンジンがかけられ，下着が熱せられると，その下着の持ち主は下腹部の病気に冒される。

ガルカが血と共に抜き取る物質は脂肪である。脂肪は生命の指標であり，生命エネルギーは脂肪を介して動くとされている。人と動物においては，腎臓の脂肪が最も重要であり，邪術師の中には腎臓の脂肪を盗る専門家も存在する。被害にあった者は，皆死んでしまう。

リードの研究によると，マルンギィテの仕事は疾病のもたらす有害性から身体を回復させることである。先にも述べたように，この人々は同じコミュニティ内の人間が邪術を使ったと疑うことを拒んでいる。ガルカが仲間の中に紛れ込んでいることを否定する。しかし，1981 年の調査時には 1974 年の調査時と異なり，人類学者の聞き取り調査に対して，邪術師たちは昔よりも近くに存在するようになった，と述べている。外界のガルカに責任を負わせる心理は，コミュニティ

内からの非難を排除したいとするものであろう。例えば，親類を喧嘩の末に殺してしまった場合，外からのガルカに命じられたのだということができる（p.88）。クランは復讐の対象になりやすいものである。婚姻も特定の集団内で執り行われることが多く，これもよそ者の嫁を迎えることは後に邪術をかけられやすくするとされるからである。「邪術師とヒーラーはヨルング族における社会秩序と安全の2極性，すなわち，軋轢と調和，病気と健康，危険と安全，外と内，を具現化するものである」（p.90）と，リードは結んでいる。彼女のこの結びは，いかにして「半世紀に渡る変化」の中で，病気に関する土着の意味群が定着し得たのか，という問いへの鍵となるものである。古い理念も，新しい問題に対処するべく，巧妙に解釈の領域を広げているのだ，と彼女は記述している（p.119）。

　西洋の教えとアボリジニーの長老たちの教えとが相容れない場面では，個人は，その矛盾を無視して受け入れるか，合成するかの選択肢がある。①キリスト教徒，②医療従事者，そして③一般の若者，の三者には，それぞれ異なった解決法があるようである。そうはいっても，医療従事者たちですら，邪術の怖さを認識しているのである。邪術の症状は，生物医学の検査では「明らかにならない」が，患者は死ぬのだ，と彼らは口をそろえる（パプアニューギニアに見られる症候群とまったく同じものである）。死が突然のことであったり，予期せぬことであった場合は特に，ガルカだと思うようである。

　聖書大学（Bible College）で教育を受けた若いキリスト教徒たちは，時として心配事や不安を病いの原因としてあげる。これは，コミュニティの人々も納得のいく考え方である。しかし，これも，邪術が原因である可能性を排除したものではない。マルンギィテを雇うことにより，神が土着のヒーラーに病気の治療をする力を授けたと解釈し，筋を通すことができる。ペンテコステ派の復興運動がアーネムランドを1970年代後半から1981年にかけて通過した。その際，その地域の人々に，神の存在をかなり強力に植えつけたが，それでも，この土地の人々は伝統的な信仰と，新しく紹介された宗教とを何とか融合させようと努力した。反面，邪術を信じないが，キリスト教も信じないとする面々もいる（pp.132-3）。例えばガルカの仕業とする者と，バッテリー液だとする者といったように，同じ死に対して異なった解釈が与えられる。酒も非難の対象となる。しかし，親族の中には，邪術のなせる業だと疑う者も出てくる。個人の価値観が逆説を生む場合もある。誰しもがこれで死ぬわけではないのだから，と。大量の飲酒の果てに死んだ者たちに関する話は，悲劇的なものである。文化的な軋轢や，多くの混乱が

あるのも明らかである。異なった思想や考え方を簡単に融合するなど，至難の業である。リードが強調するように（p.153），西洋医学を治療に用いても，ヨルング族の考え方によってしか説明しきれないことがあるのだ，と。実践対思想の混合主義的細分化とでもいうのだろうか。非常に興味深いのは，イルカラから離れて，それぞれの故郷に散って行くことが，より健康な状態へつながっていると示唆される点である。一般的には，社会医療の理論は経験に支えられ，対応可能であることから常に適応できるのである（p.156）。

2. 民族精神医学的アプローチ

ここまでこの章で述べてきたアボリジニーの例が示唆することは，民族精神医学（ethnopsychiatry）の括りがいかに広大な範囲に及んでいるかということである。我々はまず，民族精神医学が時として西洋精神医学をその理論的な根拠として引用する場合がある，との観点から出発した。しかし，民族誌的な資料の数々は，ほどなく我々の議論を邪術と，その一般的な活用論へと展開していってしまった。怒りといった感情は，第7章で理解した通り，ここにも明らかに関係している。そこで本章の後半は，再び民族精神医学的アプローチを，まずはアトウッド・ゲインズ（Atwood Gaines 1992）の研究を参照しながら検討することとしよう。

(1) ゲインズの文化構築主義

ゲインズは，アメリカ式人類学の立場をとっている。つまり，すべてのシステム（体系）は文化的に構築され，その構築物も民族誌的に探求できるものである，というものである。このアプローチは同時に，精神に疾患を持つ者に対する取り組み方（治療を含む）を通文化的に考慮するなど，精神医学と呼べる範疇に入る現象群に基盤を置くものでもある。西洋式精神医学が世界の民間，学問，両精神医学と共に研究対象に含まれている。分析の焦点は，対象となる体系の論理性，志向性を解釈し，理解することにある。このようなアプローチには，分析の基本を西洋的な理論に置く，という前提はない。この例証はコーティーのアボリジニー研究にも，そして彼の検証に真っ向から対立を見せたリードの研究にも見られる。ゲインズは，行動の正常性が文化によって構築されるのであれば，異常なものも然りと指摘する（1992: 8）。民族精神医学は正常と異常の両局面を考慮しなければならず，それを踏まえたうえで社会的な人格像，自意識，人間関係，といった事柄を考慮しなければならない。これらは，邪術や妖術といった発想が道徳

の理想像といかに関係しているか，というような場面で，非常に重要な象徴的役割を担うものなのである。この点に至ると，民族精神医学は再び確固たる枠組みのある学問ではなくなり，医療人類学の範疇と重なる学問となる。例えば具現化の理論である。

ゲインズの研究の例のように，文化相対学的観点を前提としたものは，彼自身がまた批判的医療人類学（Critical medical anthropology-CMA, 本書第 13 章参照）のアプローチと比較をしているものでもある。CMA のアプローチをする研究者たちは，病因を資本主義思想や体制といった媒体に置くとされ，このような考え方はゲインズいわく，普遍主義思想を基に「文化，歴史，意味，そして人を無視した」自民族中心主義者たちの勝手な創造でしかない (p.19)。

彼の定義する文化構築主義的アプローチの前提を以下に概略しよう。

①医学知識が問題となる，また，生物医学自体多くの伝統的思想を包括している（本書第 6 章の医学多元論参照），②民族医学における現実は社会的相互作用を通して創造される。これは生物医学者たちの議論と，邪術や妖術に関する議論にも通じている。③民族医学体系は文化的歴史の自由な形式の産物であり，常に変化し続けているものである。④民族医学は文化表現の 1 つであり，大貫氏による日本の生物医学研究にも顕著に示されている（本書第 2 章参照）。そして，⑤民族医学は人間の経験的現実と通じている（本書第 9 章で宗教的癒しについて論じている通り）。

上記にあげられた主要な視点は，すべてが本書の中に何らかの形で登場している定理である。しかしながら，我々はゲインズほど強弁に批判的医療人類学を否定し，かつ民族精神医学を支持するものではないことも，追記しておくべきであろう。むしろ，我々はこれら部分的に相反する観点を持つものは，より広い意味での分析論においては互換性が高く，双方共に学ぶことが多いのではないかと推察する（第 13 章参照）。

文化相対学的アプローチには，独特の文化理論形態を持つとされる様々な体系を，いかに並列に比較できるか，という問題がついてまわるものである。実際には，文化理論には重なる部分や似通った部分は出てくる。問題は，異なった部分が出てきたときに，それがどのように違い，どう解釈すべきかを示すことであり，その方法論を追及することで，物質的，歴史的，そして経済的な原因を掘り起こせるのである。例えば，邪術や妖術信仰の話である。これらの信仰は，純粋に文化構築の世界観であるように思えるが，苛酷な自然環境や人々の歴史的移動に対

する憤慨の表現であるとの見方もできる（Riebe 1987）。また，我々が指摘したように，政治的側面の変化も影響している（P. J. Stewart and A. Strathern 1997）と思われる。

　民族精神医学的アプローチには，さらに2つの課題がある。1つは，「精神疾患」の定義である。1つの文化が異常とした行いが，別の文化ではごく正常な行いであると捉えられることは事実である。このため，例えば健全かどうかの基準は現場ごとに決められなければならない（例えば，ニュコルの研究による，南部インドのシャーマンとアメリカ精神医学診断の比較研究を参照：Gaines 1992: 69-84）。文化が違えば身体と精神の関係の定義や解釈も違ってくることから，「精神世界」における障害の有無を明確にするのは，より難しいことなのかもしれない（この問題については，A. Strathern 1996 などを参照）。ゆえに，民族精神医学は精神の問題だけを取り扱えばよいという安穏な場所に留まれないのである。精神疾患だと，我々が思うような状態も霊が憑いたのだ，とみる向きもあったりするのだから。

　この問題は，この本の中にたびたび登場する「文化結合症候群」にも関連するものである。特定の文化にしか存在しないような，またその中でしか説明のつかないような，特殊な病気があるのだろうか。ある意味，文化構築主義的発想とは，我々に文化の範疇でおこる「あらゆる」病いは，特定の文化の中にしか生まれない，といわせるものである。しかし，だからといって，我々が異文化に共通点や同一点を見出すことを止めるかといえばそうではないだろう。ただ実際には，特徴的な症候群に焦点を合わせがちにはなる。

　周知の例は，アモック（amok－攻撃的）の行動とラター（latah－驚愕コンプレックス）である。共に東南アジアに見られるものである。この2つは，どこにでもとは言えないかもしれないが，より広い範囲で見られ，この種の行動傾向の精巧な例ともいえるだろう。例えば，パプアニューギニアのマウント・ハーゲンに住むメルパ族に見られるポポクルという怒りも攻撃的な行動につながる場合もあるが，ポポクルを感じることは病気になる原因とも見られているため，症候群としてはアモックとかなり異なるものである。しかし，ポポクルそのものが文化結合症候群である，といえなくもない。さらには，他人を驚愕させること，ロパ・ルト・ンデュイ（ropa rut ndui）と呼ばれるが，これもミン（霊）を身体から剥離させるとされ，結果として人におかしな行動をとらせる原因となる（しかし，ラターのように精巧なものではない）。

(2) イラン人のパシティス

　ここで議論の題材として、あまり知られていない例を出すこととしよう。パシティス（Parsitis）と呼ばれる「イスラエルに居住するイラン人による病気と診断の文化的制約」（Pliskin 1987）という研究の中で取り上げられている症状である。

　この診断は、典型的な文化的多元性の状態に現れる。典型的な地理的移動、個人的移動の両局面でも現れる現象のため、正しく理解されれば「移動病（displacement illness）」と称してもよいものである。移住者や難民のように、移動生活をしている人々の間では、ますます顕著になりつつある。「イラン人の患者が、イラン人特有の方法で身体のトラブルをイスラエル人の医師に訴え、医師がなんら身体的問題を見つけられない時に、「パシティス」という診断を下す」と、プリスキンは記述する（p.192）（さらに単純に、異人症（other-it is）といってもよい）。

　この症候群は、アーサー・クラインマンが初めて識別した「身体化」（大貫氏の日本研究でも取り上げたが）に対応するものである。診療者は診断名を決めてからでないと治療の処方ができず、患者側もまた自分の症状に名前がつき、正当化されないことには安心できない（「慢性疲労症候群（Chronic fatigue syndrome－CFS）」の問題とも比較できる。この症候群が患者と内科医にどのように受け止められているかも含めて）。このようなレッテル貼りは、文化モデルや(患者の)社会的地位などにも影響されることがあり、プリスキンが指摘するように、下層階級の人間が精神疾患と診断されるような症状を見せた場合、上層階級の人間からはその人が単に変わっているだけだ、とみられたりもする（p.195）。

　プリスキンが言い表している局面で、内科医の中には、身体化症状（例えばパシティスのような）を正当な窮迫症状と認識できなかった者もいる。だから、精神科医に診させるということもなかった。患者の中には、羞恥心から精神科の診療所などを拒絶した者もいる。報告された身体的症状は、頭痛、虚弱感、腰痛、全身の痛み、動悸、食欲不振、めまい、不眠、腹痛、消化不良、腕や足の痛み、リューマチ、そして「肝臓焼け」である。これらの患者は、恐怖心、怒り、否定的感情の抑圧、心配、インポテンス、なども訴えている。多くは、最終的には何らかの形のうつ病と精神科で診断されている。患者自身は自らの感情に言及していないが、身体化現象的な形で様々な症状を訴えている。「イスラエル人の内科医たちは、イラン人の患者たちが他の患者と違う共通点は、家庭内の役割や仕事上の役割を上手に果たせない、奇妙な具合の悪さを訴えてくる、心理的な不安が

身体的なものに置き換えられている人たちだ，という見方をしている」，とプリスキンは報告している（p.201）。

パシティスという名称（レッテル）は，こういったステレオタイプの基に作られた非公式な診断名であり，誤診へとつながる可能性を持つものである。そして，背景にあるのはナラハティ（narahati）と呼ばれる，家（故郷）から遠く離れることで感じる悲しみを意味するイラン人の思想である。しかし，イラン人たちは，このような悲しみを表に出すことは，弱さを見せることとしてなかなか打ち明けずにいた。その代わり，様々な身体的症状を現したのである。その中には，文化の影響が認められる「肝臓焼け」や「血が少なくなる」といった症状もあった（この考え方は，実はパプアニューギニアのマウント・ハーゲンに住むメルパ族などには非常に理解されやすいものであったであろう。第3章参照）。プリスキンは，彼女の論点を裏づける細かな症例をいくつもあげ，文化はすべての診断に関するやり取りに不可欠な要因であり，文化の違いを考慮しないことから無理解が起こり，プリスキンが称する「声なき境界（silent boundaries）」が診療側と患者側の間を隔てることになる，と結んでいる。

プリスキンの研究は，我々が本書で論じるいくつかのテーマと通じるところが多く，医学の多元性や，医師・患者間のコミュニケーションなどにも当てはまる（第6章，第12章参照）。彼女の研究で「文化結合症候群」といった問題に象徴されることは，診療の現場において，いかにレッテル貼りが「偽りのカテゴリー」を生むか，ということである。つまり，異民族に対する無理解の産物が，文化結合症候群から来る診断ミスを生んでしまうという現象である。このような現象は，例えばラターなどとは明らかに違うものである。ラターの場合は，同一文化の中で特定の行動パターンに対してのステレオタイプ化は，いわば当事者同士に暗黙の了解があってなされるものであり，異文化間で無理解が生じて起こるものではない。とはいえ，レッテル貼りの現象は，その効果が増幅されることも含めて，同一文化間，異文化間の両局面において見られるものである。さらには，イラン人のパシティスも，通文化的な観点からも地理的，社会的剥離感の一種として理解可能であり，また，前述の通り「イスラエルに住むイラン人」特有の症候群とははなはだ言い難い。

我々がここで示しておきたい点は，文化結合症候群はある点では非常に現実性が高いものであるが，別の観点から見ればあまり価値のある見方であるとはいえない，ということである。なぜならば，共通点を無視し，相違点のみに重点を置

第8章　民族精神医学　123

く考え方になってしまうからである。ゆえに，民族精神医学にとって，学問上異なった文化理論の重要性は認識しなければならないが，我々の住むこの世界を理解するためにはこの理論は不必要である。身体化現象も，クラインマンの研究を追っていけば，多くの文化の中で起こる現象と認識されており，イギリス，アメリカ，中国，ニューギニア，そして，イスラエルに住むイラン人たちの間でも，日常的に起こる現象である。

　プリスキンの研究はまた，医師・患者間の相互作用の特徴を決定づけるもう1つの要因，コミュニケーションにおける道徳的価値観という局面を明らかにする。イラン人の患者たちは自己診断も行っており，強さ対弱さに関する道徳観に縛られていた。反面イスラエル人医師たちは，患者側の家庭内や職場での問題に対して口をつぐむ態度を見て，これらの場面においてその患者はその役割を道徳に見合う形で果たしていない，と判断してしまっている。ポール・ブロドウィンのハイチにおける「医学と道徳」研究（Brodwin 1996）には，病いにかかった者にとって，いかに道徳上の立場が重要になってくるか，そしてそこにカトリック信仰がどのような影響を及ぼすのかが記されている。ハイチ人はマニ教徒的な人間像を作り上げている（これは，今日パプアニューギニアのマウント・ハーゲンでも現れてきている）。これは，良い魂と悪い魂というエスノセオリーに基づいて作りあげられたものである。カトリック教徒の薬草医たちは，夢に現れる良い天使の力を借りて患者の治療を行っていた。そして病気はイワ（Iwa）と呼ばれるサタンの使いの仕業だという。イワは，悪意を持って他人を傷つけようとする者，薬草医の敵に呼び起こされる。そこで，薬草医たちは，ホウンガン（hougan－土着の儀礼専門家）に相談するのである。ならば，病気そのものは，他者の敵意の現れと捉えられるのであろう（Brodwin 1996: 182 の事例を参照）。

　まさにこの病気の治療という場面で，道徳的な競合があり，治療は癒しへと変貌を遂げる。この場合の癒しとは，良い天使に象徴される社会的価値観を再確認する作業で，善と悪に遭遇することである。ブロドウィンの研究は，逆上した行動をとることは生活のストレスを反映して死者の霊が憑いたと見なされ，宗教的な枠組みにおいても治療されることを記している。これは，その人の「良い霊」が一時的に体の外に出てしまったことを意味し，悪い霊を追い出し，良い霊が戻ってこられるように癒しを施さなければならないとされるためである（p.183）。ブロドウィンのこの研究は，民族精神医学の基本的立場である地域の文化理論を理解することの重要性と，「精神世界」の障害と判断される症状とのすり合わせ

がいかに困難であるか，という事実を示している。この障害と受け取られる行動も，ハイチでは，憑依として受け止められるからである。

次の章では，カトリック教のカリスマ性という観点から癒しを取り上げ，この問題をさらに深く掘り下げることとしよう。しかし，場面はハイチではなく，アメリカに移そう。

第9章　精神の癒し－カリスマを信仰するカトリックたち

1. カトリック・カリスマ刷新運動

　文化人類学者トーマス・クソルダスは1973年以来,「カトリック・カリスマ刷新（Charismatic Catholic Renewal）」の巻き起こす現象と, この宗派が重きをおく癒しについての研究を続けている。刷新とはペンテコステ教会の系統を取り込むカトリック宗派の運動である。ペンテコステ派は聖霊に感興され,（その名の通り）異語を話すこと［speaking in tongues － この場合では古代の言語, または神の言葉を話すことを意味する。礼拝の際, 強力な信仰心から興奮のあまりトランス状態に陥った信者が, 意味不明の言葉を発することを指すと, 聖なる力と祈りによって病者の癒しを与えることを尊重している。

　カトリック刷新は1963年, ピッツバーグ市のデュケイン大学の教職員数名が, ペンテコステ派への改宗儀礼を体験した際, カトリック教会との決別よりもむしろ, ペンテコステ流の考えをカトリック教会に組み入れることを選択して興ったアメリカの新興宗教である（Shaara 1994: 109; Csordas 1994: 16; 1997: 4）。この運動は, 第2バチカン公会議の宣誓を受けカトリック儀典書が解禁となったことで, 容易になったとみられる。宗徒には, イエスとの「個人的な関係」を持つことと, カリスマを通じて「精神の賜物」に触れることが約束されている（Csordas, p.18）。この2つはペンテコステ的解釈を取る, アッセンブリーズ・オブ・ゴッド教会のような, カリスマ信仰プロテスタント教会の特色である教義モチーフと同一の物である。

（1）カリスマ運動と癒し

　パプアニューギニアのマウント・ハーゲンに1997年と1998年の両年に調査で訪れた際, このプロテスタント教会信者たちに上記の話を聞くことができた。カトリック・カリスマ運動は, しかし, ペンテコステ派が好んで使う「真のカトリックへの転生」というイメージよりは, むしろ「本当の自分」を見出した, とい

うことを好む。これでクソルダスの著書のタイトル,『聖なる自己 (The Sacred Self)』の説明がつく。本当の自分とは,「神の中の自分」と同一であることからも聖なる自己なのである (Csordas, 同上)。クソルダスはさらに, この聖なる自己を見出す過程の自発性, 自律, そして親密性に関する定義も判別しており, また, この定義を一般的北米文化に関連づけている。「健やかさ」とは, ゆえに, 人生におけるこれらすべての要因が正しく整理された状態を意味する。儀礼による癒しは, この状態に導くものであり,「癒されるということは, カリスマ世界を聖なる自己として体現することにある」(Csordas, p.24)。そして, この自己の状態を得るためには, まず, 自己は「傷つく」か,「壊れる」ことが先決なのである。

　クソルダスが本の初めで答えようとする問いは, これまで, 何度となく問われてきたものである。「信心することで癒されるのだとすれば, それはどのように行われるものなのか?」(p.1)。答えは「癒す」という言葉に, どのような意味合いを持たせるかで大いに変わってくるのである。ゆえに, 大きな括りでは本書の主要テーマ, 治療と癒しを定義すること, であるといえよう。視点が変われば, この意味もおのずと異なるであろうが, 我々はクソルダスが言うように,「癒し」をその人全体を診るものであり,「治療」は人が体験しているある特定の状態を診るものとして使い分けたい。クソルダスは研究の中で, 宗教的癒しがいかに研究対象としていた人々の「自己」を全体論的に影響しているかを表したかった。聖なる自己は, 神と調和されたことで癒された, もしくは完全な形に直されたものである。

　しかし, カリスマ運動は, 癒しのために特別な儀礼を行うこともつけ加えておかなければならないであろう。一連の儀礼は, 1974年, ノートルダム・サッカー場で毎年行われていた全体大会の際, 自己発生的に始まったのが最初である。この時, 癒しは「何の前触れもなく」始められたのだという。このような記述はペンテコステ教会の典型であり, 初めてキリスト教伝道者たちが炎の鉤爪に見舞われたときのごとく大きな力に突き動かされたという描写に始まるのである。この時を境に, 教会でミサが行われる際には, 癒し供与者は式の進行を行い, 前に進んで祈りを捧げようとする者には延吏がつき, そして感極まって卒倒してしまう者を受け止める「キャッチャー」が登場するようになる。音楽を奏でる者, そして少人数の祈りのチームも加えられた (Csordas 1994: 36)。聖餐式に進み出る者たちにはオイルが塗られ, 牧師の手が置かれ, 祈りを受託する。ヒーラーは, 癒されたい者に抱えている問題は何か, と問うこともあれば, インスピレーショ

ンで自分から指摘することも，また「神にすべてを委ねよ」とすることもある。時として特別の部屋で癒しのセッションを開く場合もあり，この際には祈りのチームも，より長い時間を哀願者たちと過ごす。こういったセッションは，より長時間の個人セッションへと続き，さらなる祈りとカウンセリングが施される。癒しの祈りは独りの時にも行えるものである。癒す能力とは，カリスマと共に受ける精神の贈物である，と解釈されている。その能力には悪魔の存在を見分ける力も備わっている場合もあり，悪魔払いの能力も備わっている。

　ヒーラーたちは，身体的な癒し，感情的な悩みを内側から癒すこと，そして悪魔からの解放とを区別している。最初に述べたものは，いわゆる治療の範疇に入るものであるが，生物医学のそれとはまったく違う手法がとられるのは明白であろう。内面の癒しは，我々が定義する「癒し」と同等のものである。人間関係の修復や記憶の修復といった，この内面的な癒しには，かなり重きを置いているようである。興味深いことに，ペンテコステ派の中には，イエスが身体的な癒しに従事したとして，このような癒しに否定的な者もいる。ペンテコステ教義のいたる所には，イエスを見つけそして救われることが，内面的な癒しをもたらす，という意味合いのことが書かれているにもかかわらず，である。悪霊は，司祭によって完璧なエクソシズム（悪魔払い）の儀礼が行われなければ追い出すことは叶わず，その際，憑かれた者の口を通して冒涜する言葉が発せられたとしても，神が悪霊を去るように強いるのであると考えられている（p.410）。

　それなりに形の整った考えもこれに伴って出てきている。例えば，身体的疾患は，生理的なトラウマから生じていると考えられるため，内面の癒しがまず先決だと考えられる。彼らなりにいうならば，トラウマが残るような体験をしたことで，悪魔のつけ入る隙ができた，ということになる。身体の状態には，社会的な要素も働き，例えば神経痛は理不尽な思いをさせられた，と憤慨することが引き金になる。患者は，その相手を許すよう促され，内面を癒すための祈りを行ってから，初めて身体の治療法が検討される。マウント・ハーゲンのポポクル（怒り，いらいら，憤慨）の考えとの類似は明らかである（第3章参照）。癒しのそれぞれの領域には，いくつか明確に指定された儀式が設定されている。「羊の血の降霊」（Calling down the blood of the Lamb）は，哀願者を保護するために，そして「霊の結び」（binding of spirits）は救済と解放のために行われる。ヒーラーは，治療を施す力を与えてくれる霊が，自分の魂の「奥深く」（deep level）からその力を働かせている時，「塗油（the anointing）」を体験する。「手当て」（the laying on of hands)は親密さと支配の両方を表す行為であり,「癒しの手」(therapeutic touch)の形式をとる場合もある。これは,キリストを信望する者の体の上で手を動かす行為であるが,ここにクソルダスが人類学者ジョン・ブラッキングの名案を引用する「プロトリチュアル (protoritual)」[もしくは儀式原型] の状態がある (Csordas 1994: 56, Blacking 1977: 14 の引用)。プロトリチュアルとは,様々な儀式があたかも自発的な流れによって進行することで共同体化する状態を指し,これはペンテコスト信者たちのいう「魂に突き動かされる」状態とよく似ている。この意味では,プロトリチュアルとはクソルダスが「癒しの体験」と呼ぶ物を構成する部品であるといえよう。

(2) 儀礼による治療とイメージ・パフォーマンス

クソルダスが最も重要とする議論は,同時に彼の本の基本論でもあるが (Csordas 1994: viii),司教たちが行う癒しが基本的には「自己過程 (self processes)」であるという点である。この意味は,患者,もしくは受諾者は,癒しに必要とされる変化に自らかかわっており,間に入るヒーラーから聖なる力を得て,癒しを享受するということである。ゆえに,身体の癒えは自発的に起こる。これは,プロトリチュアルが多彩な共同体験の中で,自発的に起こるのと同じだ,というのである。癒しとは,「身体機能の関心 (somatic mode of attention)」(Csordas 1994: 67) が変化すること,言い換えれば身体の中の自己が外界とどのような関係にあるか,ということである。治療の過程は,このような変化を必要とし,またそれを与え,「自己を造る」変化でもあるのである。儀礼による治療とは,この観点から論じられるべきである。

一例を紹介しよう。生物学博士であった 55 歳の既婚男性が,長年腰痛に悩まされていた。年とともに激痛が走るようになったが,生物医学の医者にはかかっていなかった。彼は,カリスマ信仰者であったため治療の儀礼を受けた。その際体験したものは,純粋に精神的なものであったのだが,その後腰の具合は良くなったという。そしてそれ以降,腰が痛くなりそうになると,神に治して下さったことを感謝すると,それほどひどい腰痛は起こらないのだという。雪掻きまでできるようになったとも報告されている (クソルダスの研究は,おもにニューイングランド地方で行われている)。

クソルダスは,この男性の症状を「心因性」と診て,「サジェスチョン」による治療であったとする意見には同意しない。そういった理由よりも,彼はこの男

性が己の問題に注意深くなり，身体の関心が変化したことによってその問題に対処できるようになったのだ，と論じる。腰痛は万人が持つ共通の問題である。緊張が症状を悪化させ，男性が「治ったのだ」と思うことで意識的にリラックスしたことが，症状を軽くさせ，かつ，慢性的な状態であったために腰痛の発作に慣れていたことも，幸を奏したと解釈できなくもない（Csordas 1994: 69）。ここで起こることは，増幅的な効果であり，奇跡による癒しではないが，「聖なる体験」が効果の過程であることには変わりはない。

　ここでいう増幅的効果とは，クソルダスが研究対象としたカトリック・カリスマ運動の一集団に特定したものであるかもしれないが，彼もこの過程は他宗教の癒し術の底流でもあるのではないかと考えている。そして，癒しそのものは宗教体の中で充実した人生を得るための重要な序章であるとも考えている。いわく，「さらに具体的にいえば，〔中略〕聖なる自己は神の王国と称される共同体の一員として創られる者である」（Csordas 1994: 160）。

　癒しが起こるとされるメカニズムの1つが，イメージの創造によるものである。癒す過程を始める演出の1つとして用いられる。ある治療セッションで，ヒーラーは患者に，礼拝のカリス（礼拝に用いられる聖杯）を思い浮かべてみよう，と言い出した。そして，その杯の中に，子どもの頃の患者と両親を，さらに患者の持っている不満や怒り，そして憎しみのすべても杯の中に入れてイエスに捧げよう，と言った。ヒーラーが患者に，今何が見えるか，と問うと，患者は神が彼女を受け入れ，杯からすべてを流し捨て，空にしてしまうのが見える，と答えた。患者はまた，聖母マリアも見えると言い，「あなたの中には私たちの心がある」とイエスが告げるのを聞いたといった。成人した女性である患者を子どもの頃の自分と融合させたことで，患者は「より大人になったように」感じることができ，幼い頃に受けた虐待を思い出すたびに感じていた彼女の父親への憎しみを，乗り越えることができたのである（Csordas 1994: 128-129）。

　クソルダスはこのように連続して行われるものを「イメージ・パフォーマンス」と呼ぶ。ここに上げた例では，「天啓による記憶の呼び起こし」という特徴も現れている。呼び起こされた記憶は，神の血を受けた聖杯に入れられている。ヒーラーはまた，患者に，自分と夫を聖皿（神の肉を乗せた平皿）に載せ神に捧げるように促す。ある意味，このイメージよってすべての問題は神の手に委ねられ，関係した人々全員が神への捧げ物となり，救いをもたらす神の血と肉に混ざり合ったのだといえる。重要な場面では，ヒーラーは「神は近くにいられるか？」と

問う。聖なる力は聖なる者が現れることによってのみ授けられるからである。儀礼が行われている間,「ヘルパー」たちは精力的に異語を発して祈り続け,神秘的な雰囲気をかもし出し,神をそば近くへと呼び続ける。主体イメージであるカリスがまず思い起こさせられ,その後に続く想像はすべて現実に起こったこととして扱われる。

このような連想の本質を追及して,クソルダスは記憶の癒しにおいては,記憶が呼び起こされること自体が聖なる覚醒と見なされ,また,呼び起された記憶はトラウマ的であり,ゆえにそのトラウマを与えた相手を許すという過程が出てくる,と記述している。また,イメージ・パフォーマンスにイエスは,真のヒーラーとして登場している,と続ける (p.143)。人間のヒーラーは,トラウマの原因となったことを示唆する「知識の言葉」を探るために登場する。患者の人生は特別なものとされるため,それに接近することは神聖な力の導きであると考えられている。

さらには,トラウマ的な記憶とは意識の剥離と考えられ,それによって被害者は身体と自己がばらばらになっている状態にあると考えられている。ヒーラーは,トラウマに見合ったイメージ・パフォーマンスを演出するために,時間をかけてその実態の把握を試みることもある。クソルダスは,この点を (p.182) 自説である増幅的治療の根拠にしている。彼は,ヒーラーと患者の人間関係が治療の効果を左右する,と考えることは危険であるとしているが,しかし,彼の示す根拠を基に,我々はヒーラーと患者の人間関係こそが重要である,と考察する。理念的には,患者が神の力を借りて自らを治すのだ,という点が強調されている。しかし,実際にはヒーラーが常に患者のそばにいて,連想を始めるきっかけを作り,その筋道を立て,どのような行動をするべきかを導いている。

このような行為は,親密かつ支配的な人間関係が構築されていなければ効果を上げることはできないのではないか。クソルダスが記すように (p.161),癒しにおいて,イメージは記憶に対応する。我々の論点は,ヒーラーがこの過程を始めさせていること,患者の想像力を導き,「避けられない現実」(p.163) として受け止められるような出来事に発展させている,ということである。ヒーラーのこの優れた導きが,患者にイエスとの共生を理想的な第2の自我として「現実化」させ,聖なる自己へと変化させるのである (p.164)。

第 9 章　精神の癒し　131

(3) 悪魔の存在

　カトリック・カリスマ運動は明確に悪魔の存在を認識しており，これは悪魔憑きのイメージに強く象徴されている。そして，ヒーラーたちの行うエクソシズムは，一般的なカトリックの伝統的手法と明らかに類似している。悪霊は，トラウマを持ったことで弱った人に憑くとされ，様々な種類の悪霊の名前を記したものもある。これは，中世に作られた，抽象的な用語（呪い，うつ，嫉妬，など；クソルダスは 53 のルーツ，あるいは主霊・主悪霊を列挙している。pp.182-184）を用いた名前のリストに代わる物である。悪霊にかかわる危機は，姿勢が崩されたうえで床に倒れることが印となる。逆に，「聖霊に包まれた休息」は，「キャッチャー」の腕の中に倒れ込んだ後に床に寝かされ，健やかさの印となる。後者は神が定期的にもたらすものである。

　悪霊にかかわる危機は，珍しい，怖い出来事で，サタンの仕業とされる。聖なる卒倒は神の中へと自己が祝福を受けて解放される象徴となり，親密感と平穏を意味する。悪魔憑きは，暴力的で，不安に満ちた侵入行為である。クソルダスは，このどちらも，身体が実際に感じる体験の記録として考慮されるべきであると強調している。この考えも，彼の癒し論に密接につながるものである。なぜなら，「聖霊に包まれた休息」は人をリラックスさせ，神聖な存在による癒しに対して心が開くため，神がその時を選んで癒しを施すだろうからである。癒しを伝達する穏やかさは，「暴力的で怒りに狂った」様子（p.261）で表現される悪霊にかかわる危機とは非常に対照的である。悪魔憑きの状態になった者は，とても行動的になり，目をかっと見開き，超人的な力をもって他者との親密な関係や支配を拒絶する（本書第 7 章，ハイチにおける悪魔憑きの事例も参照のこと）。この場合，取り憑いた悪霊はイエスの名に「縛られ」，去るように言い渡される完全なエクソシズムが必要とされる。

　クソルダスはさらに，悪霊の危機に陥った者が表す症状は重度のうつ，ナルシシズム症，そして総合失調症であるといい，文化的価値観として聖なる自己を取り巻く人間関係の重要な要素，自発性，親密性，そして自律に反するものとして見なされる，と記述している。そしてこの 3 要素をさらに異語を話す慣行に関連づけている。新しい信者は「信仰を持って積極的」（能動，個人主義的）であるようにと説かれるが，同時に「賜物には背かない」（受身，協調性）ものだ，とも説かれるのである。賜物に背かない，とは神が人生をコントロールすることを受け入れるということである。信仰を持って積極的に，とは自発的に行動するこ

とである。共に神との密接な関係を表し，神はまた，もう1つの自己である。この3要素が身体の行動で表されることも，注目されるべきであろう。これはまた，クソルダスの基本定理である「自己過程とは〔自分を取り巻く〕世界の局面を主題化し方向づけする状況過程であり」，それによって自己はさらに「文化的アイデンティティを持つ存在として客観化される」（1997: 64）という論を裏づけるものである。

2. 比較考察

　クソルダスの研究は，宗教的癒しに関する一般的文献群（例：McGuire and Kantor1988; Frank and Frank1993）に属すものであると同時に，彼独自の「癒し論」を確立しようとするものである。彼は「文化現象学」（Cultural Phenomenology）と呼ぶものに，その根幹を置いている。彼の言う文化現象学とは，ある現象を体験した者によるその現象の詳細な描写を指し，実体験録といえる。このような描写は，他の文化における癒しの過程を分析する際に表れる特徴と同様のもの，異なるもの，さらには発達途上のものをも現している。クソルダスは例えば，象徴効果（象徴の操作）のみに頼った癒しや，ヒーラーと患者の人間関係に重きを置く癒し，あるいは1回の儀礼によって癒された，といったような体験談では納得していない。彼の目的はこれらの体験談を生起過程的かつ総体的に探求することにある。彼の研究がもたらす最も重要な貢献は，自己の再構築と癒しを結びつけたことと，この再構築が増幅的過程であるとした2点である。

　クソルダスの理論を本書で先に述べてきた2つの事例と比較すると，大変に興味深い。第1の事例はパプアニューギニアのメルパ族の治療と癒しの体系（第3章，第4章），そして第2の事例がメキシコにおける降神術（第7章）である。

　メルパ族にとって病気はポポクルから起こるものであるのは，前述の通りである。怒りを感じている本人が病気になるのだが，慣わしとして憤慨の原因を明らかにしなければならず，それによって憤慨の原因を作った者が病人に補償する。この補償が病人を回復させるのである。この考え方の今日的キリスト教版では，病む者は怒りを明らかにする（もしくは告白する）が，この懺悔といわれる暴露行為は，神のもとから己を遠ざけてしまっている怒りを除去することにある。怒りを放棄してしまえば，回復するのである。

　メルパ族の考え方のキリスト教版は，1990年代にとても好まれるようになったものだが，カトリック・カリスマ運動の考え方によく似た，この内面の癒しと

は憤慨やトラウマを吐露し，その原因となった相手を許すことから始まる，というものである。厳密にいうと，憤慨することは罪ではないが，聖なる自己の回復の妨げになる。メルパ族とニューイングランド地方のカリスマ信仰が共有する特徴は，他者に憤慨することで自らが病気になる，という思想である（憤慨や悪意を他者に投影して相手を病気にする，妖術の逆説である）。交換を本性とするメルパの人々は，相手に補償させることでことを収めようという解決策を講じたのである。悪いことをした相手に対して憤慨し，怒りを感じたのであるから，それに対する補償義務を感じるのが筋である（補償が拒否された場合は，反撃行為も妥当になる）。

　キリスト教的解決法は，戦いや補償を要求するよりもむしろ許すことにある。癒しの重圧は個人の自己管理能力に置かれ，またこれは神の加護なしには得られないのである。ここでいう作用している感情を本人の中に戻すこととは，カリスマ信仰の場合，記憶の回復に通じる。なぜならば，トラウマを呼び戻すことでこれに対処する儀礼を行えるからである。この意味では，心理学的，精神医学的思考は，カリスマ信仰に多大な影響を及ぼしたといえよう。メルパ族においても，ポポクルは長く個人の中に存在し慢性病となりえるが，長期的なポポクルを引き出す儀礼の過程とは未だ遭遇できていない。メルパ族のノマンに要約される自己・個人の考え方は，癒しの過程および環境への順応性という意味では，「個人」の考えに共通点はあるかもしれないが，しかし，カトリック・カリスマ運動で強調される癒しは，特に自己責任と自己の成長に関する点においては，クソルダスが北米民族心理学と呼ぶものの範疇に入ると思わる。現代的な意味でのキリスト教徒化や近代化という点では，メルパ族の「強靭なノマンを育てる」という考えも，北米的思考を構築せざるを得なかったときと同じような外的力に対応すべく現れたものとみてよいのかもしれない（A. Strathern and P. J. Stewart 1998 参照）。

　クソルダスのいうような瞬時に現れるのではなく，ある種増幅する力によって現れる癒しというものになると，メルパ族の中では識別が難しくなってくる。少なくとも，プロテスタント・ペンテコステ宗派の教えでは，瞬時に現れる，奇跡的回復が強調されているからである。しかしながら，この点についてはさらなる調査研究が必要であろう。クソルダス自身，彼の考えの正当な評価は他の事例が十分に出揃わないと下せない，としている。

　メルパ族の考えの中では，イメージ（想像）上の出来事は，クソルダスの研究の中にあるものと同等に劇的に存在している。ただ，メルパ族の場合は，そのほ

とんどが夢に現れるという点では異なっている。夢の話の中に，自己過程がかなり詳細に語られるのである。クソルダスが記述するカリスマ信仰は，どちらかというと夢の話には信憑性をおいていない。夢は，サタンが見せることの方が多いからである（1994: 93-5）。メルパ族の夢の重要性は，明らかに文化背景から来るものである。カリスマ信仰では，夢は異教徒的なのであろうか。しかし，少なくとも想像上の儀礼は両方にある。本書第4章中に，メルパ族の儀礼の専門家たちが実に詳細に野生の霊が旅をする様を語るくだりが出てくる。どのように患者の死んだ縁者たちと言葉を交わし，霊に退散してもらうまでのやり取りなど，抒情詩的で事細やかである。これは，病気の原因と回復までの過程を描写したものである。この描写が呪文として用いられるのだが，その言葉はあくまでも想像と経験から語るものであり，その場で起こる様々な現象の描写である。これは，クソルダスがいうところの「現象学」である。

興味深いことに，まったく同じことがメキシコの例にも対応する。フィンクラーの研究にもクソルダスのいう「増幅的効果」が応用しうるデータがある。フィンクラーは，初めて来た者，常用者，そして常連という分類をしている（Finkler 1985: 58-59）。初めて来た者の場合では，ヒーラーによる詳細なイメージ語りは行われないが，リラックスさせるためのマッサージという「触覚テクニック」が使われる。これは，ヒーラーが霊の導きによって，インスピレーションで診断および治療法を言い渡す時のものであるが，ここに登場する技術もすべて，カリスマ信仰の実践する癒しの特徴を持っている。信者となる常連の者たちに関しては，以下に記すフィンクラーの引用がクソルダスの研究との共通点を表している。

「もちろん，シンボルは様々な方法で伝えられる。癒しの時であったり，宗教的儀礼の最中であったり，常連の者たちだけが常に置かれる状況下で伝えられる。寺院の儀礼に参加することはゆえに，癒しと宗教的儀礼に，間断なく接する機会を設けるという意味で，治療の重要な部分である。

チューチャ（事例調査された患者）の場合，治療者は彼女の心臓の鼓動を，空のコップに落ちる結晶の粒に喩えている。粒が落ちるようは，ミサの間に起こる神のご神託であり，チューチャは空のコップである。その後も，チューチャはこの喩えを頻繁に引用するようになる」（Finkler 1985: 171-172）。

常連がミサに出席することは，特別な癒しのセッションに「加わりて」増幅的効果となる。同じことはもちろんカリスマ信仰の場合にもいえよう。チューチャに提示された癒しのイメージは，彼女を病気の状態から，神のご神託を受けうる

る状態へと「変換」させている。これはクソルダスの研究から，我々が引用したカリス［聖杯］と平皿の例の通り，身体的な病気を精神的な健康状態へと和らげながら変えていく過程と共通するものである。チューチャの事例では，彼女自身が神の言葉を受ける器である。カリスマ信仰では，患者は自身の苦々しい思い（彼女の「病気」）を満たしたカリスをイエスに手向けると，それを愛（彼女の「癒し」）に変換してくれたのだ。

　我々がここまでに見て生きた例はすべて，それが癒しの過程を左右するとまではいかなくとも，少なくともある意味ではヒーラーと患者との「関係性」が重要である，というものである。メルパ族の儀礼的職能者は，患者と親族関係にあることで影響力を発揮していた。たまたま親族関係になかったとしても，両者の関係は死者への「供犠」を含んだ謝礼によって有効となる。メキシコ降神術寺院のヒーラーたちはトランス状態に入り，階層性社会に適した，命令口調を使うことで権威を得ている。カリスマ信仰のヒーラーたちは，誠心誠意祈ることで，患者と「共に努力」し，患者の聖なる自己を解放する。我々がこの点を強調するのは，クソルダスもフィンクラーも，「人間関係」が癒しの効果にさほど重要ではない，と述べているからである。それに対して我々は，癒しの過程にはその文化に適した，また象徴的である「遂行中の人間関係」は必ず含まれる要素である，と考える。

　本書12章では，生物医学も含んだコミュニケーションと人間関係について再度話をしよう。しかし，その前に，疫学（第10章）と豊穣性（第11章）に関した事例に触れるとしよう。

第10章　空気，水，場所

1. ヒポクラテスと環境医学

　環境医学は新しい学問ではない。ヒポクラテス集典にも，住む場所に特有の環境が身体にもたらす影響についての論文が記されている。これが「空気，水，場所」の調査である。ギリシャ世界の土地の観察が，そこに住む住民の健康に及ぼす影響や病いと関連づけて記されている。疫学の源はこの調査に見ることができる。とはいえ，当時はまだ深刻な疾病の蔓延や発生に限っての研究であった。今，疫学は複雑な学問になった。病原の性質はもとより，発生を取り巻く条件には，地理的要因のみならず社会的，文化的背景が絡んでいることが認識されるようになったからである。歴史学者や科学者たちも，疫病が人類史に及ぼす影響を様々な場面で論じてきている。帝国が軍隊ではなく，目に見えぬ病原菌によって滅ぼされる様は，これら学者たちによって語られてきた。そして，現在「菌戦線」を張る多くの国家にとって，これらの研究は決して忘れられない教示なのである。しかし，医療人類学が目指すところは，人々が日常の中でいかに疾病の発生を解釈し，それと闘い，そして共存しているかという観点から，疾病の発生パターンを見ることである。

　ヒポクラテス論文に登場するこの調査も，各地方の慣行との関連づけをしており，医療民族誌といえるのである。調査論文を書いている学者は健康が季節によって左右される，と指摘している。暖かい風か冷たい風か，またどの方向から吹いているか，湿地帯で軟水か，塩っ辛い硬水か，という具合に水源にも関連を見ている。そして，その土地の社会的習慣にも目が向けられている。土地の住民は暴飲暴食の習慣があるのか，それとも賢い食生活に飲酒はほどほどなのか，といった具合である（Hippocrates 1978: 148）。論文筆者はまた，医師は自らが民族誌学者となり，これらの点についても研究すべきである，と述べている。

　さらには，風の影響に重点を置いた形で，重なり合う条件の簡潔なモデルも列挙している。暖かい東南，西南の風が吹く場所では，水は豊富だがやや塩辛く，

住民は頭から流れ落ちて内臓を刺激する粘液に苦しんでいる。彼らの頭の位置は低く, ぷよぷよした体型である。女性は下り物が多く, 流産しやすい。子どもたちは引きつけを起こしやすく, 男性は下痢, 赤痢, マラリア, そして冬場の発熱が治りにくい。また膿胞性の皮膚病や内出血, カタルからの片麻痺などに冒される。この地域性は (本章でも後に論じられるエセックスの湿地帯と似通っていると思われるが), 次に北東, 北西の風が吹く地方と比較されている。そこでは水は硬く, 冷たく, そしてやや塩辛い。住民は強靭で痩せており, 便秘が多く, 粘液よりも胆汁に悩まされ, 膿や胸膜炎も多い。男性たちの食欲は旺盛だが飲酒量は少ない。眼病も多く, 慢性化し重症となる場合もある。住民の性質は従順ではなく荒い。女性たちは固く冷たい水のために子をなすことが難しく, 月経も不順である。子どもたちの思春期は遅い (Hippocrates 1978: 149-151)。

このような描写が, 性格を含む人の状態のあらゆる側面に触れていること, そしてそれらが体液によって (例：粘液に対して胆汁, 柔らかいに対する硬い) 分類され, またかなり説得力のある影響, 要因として想定されていることは特筆すべきである。この考え方の中では, 我々がいうところの「環境」が大きな役割を示しているが, それ自体も体液学的考えに取り込まれている。

ヒポクラテス論文はこの理論体系で様々な環境に関する事柄を論じており, 良い特徴と悪い特徴を示している。例えば, 最も良い水は高地にあり, 甘く, 清らかで, 深い湧き水のため夏には冷たく冬には暖かい。病人はできる限り良い水を飲むべきであり, 腹が硬く炎症を起こしそうな時は最も軽く, 炭酸が多いものほどよいと説く。腹が柔らかく, 粘液で一杯の時には, 最も硬く塩っ辛い水が良いと説く (この, 清水に治癒力があると信じることが, 後のフランスはヴィシーなどで起こった天然水ブームで, あらゆる病気に効くとして大流行する。あるいは, ドイツはバーデンの万病に効く温泉治療である。Maretzki 1989 参照)。

論文の後半では, 話はさらに進み, アジアとヨーロッパの主だった違いが論じられ, 双方の人々がなぜこれほどまでに違うのかが検証されている。この目的の1つには, 人はいかにして硬く戦闘的に, あるいは柔らかく平和的になるかの輪郭を描くことにある。ゆえに, 筆者の医療民族誌学は政治的な諜報作業へと容易に形を変える。その変貌の鮮やかさは, スキュティア人, エジプト人などのことを書いたギリシャ人歴史学者, ヘロドトスを髣髴とさせる。これよりかなり後年, 16世紀, 17世紀にはイギリスで生まれた土地こそが人にとって住むに最も自然な場所である, との考えが起こる。その場所がいかに不健康な土地であろうとし

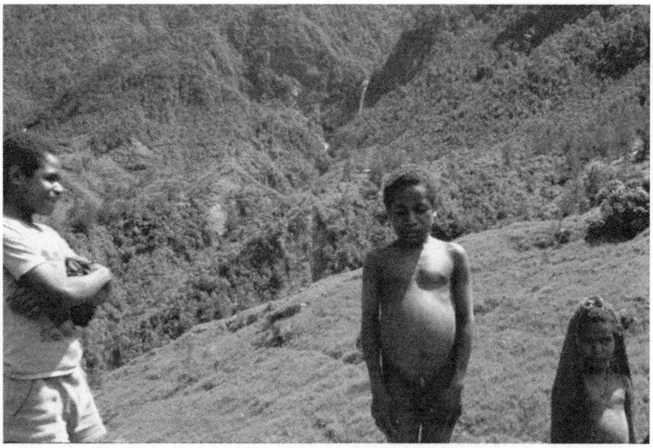

図10-1　デゥナ族の土地．真中の少年の脾臓は，マラリヤ発作から炎症性肥大を起している．

てもである（Wear 1995: 166）。

　同じく筆者はまた，マラリアを含む熱病の発端ともなる環境条件についても指摘している。彼は，湿地や湖の臭く澱んだ水の存在をあげ，これが膵臓を硬く肥大させ，夏場の赤痢や四日熱を長引かせる原因と考えている。妊婦や授乳中の女性たちもこういった水の悪影響を受けていた。このような水と発熱とを関連づける観察は，我々にマラリアが疫病の1つであるとの考えに至らせた。

2. マラリアの研究

　本章では，世界の各地で起こる疫病発生の条件を，マラリアを例にとって話を進めることとする。疫病を生み出す社会条件，そして，疫病によって生み出される社会条件の答えが見つかるかもしれない。資料には，ヨーロッパの歴史も入れ，他にもヨーロッパから遠く離れた太平洋諸島やニューギニアのより近年の研究も合わせて考慮していこう。過去についての話とは，確かにある意味まったく別の国の話となるが，それでも地理的な観点を移動させれば現在との類似点を見ることが可能である。マラリアを題材にこの意味を説明しよう。今日，熱帯の多くの国々において，マラリアは健康と生命にかかわる深刻な問題である。しかし，19世紀末までは，イギリスの南東部においても同様に，コミュニティを弱体化する大変深刻な問題であった。

(1) イギリスのマラリア

メアリー・ドブソンの著書『初期近代イングランドにおける死と病気の等高線 (Contours of Death and Disease in Early Modern England)』(1997) では，17 世紀および 18 世紀，イギリスのエセックス，ケント，サセックス 3 地方の湿地帯におけるマラリアの歴史が分析されている（Bruce-Chwalt and Zulueta 1980, 第 13 章も比較参照のこと）。イギリスでマラリアが頻繁に見られたこの頃は，ヒポクラテス理論の中の環境が人体に及ぼす影響に関する考え方が再び脚光を浴びた時期であり，小教区間の微細な地理的差異が熱心に研究されていた。例えば「イギリスのヒポクラテス」とも称されることがあるトマス・シデナムも，「ロンドンにおける空気の伝染性と疫病の構成」（Dobson, p.19）について書いており，彼の研究も多大な影響力を持って受け止められていた。ドブソンが実に 1,185 に上る 3 地方の小教区（parish）について書いた上記の本も，1,000 冊は下らない著作や研究書をまとめたものである。

このように膨大な資料からまとめられた物であるにもかかわらず，彼女の著書では疫病パターンが非常にわかりやすく，鮮明であり，当時の研究者たちの視点も決しておざなりにはされていない。例えば，海抜 50 フィート以下の湿地帯は「悪い水」と「悪い空気」の場所であり，澱んだ水たまりから湧き上がる臭気，霧，あたりに群がるブヨの大群などには伝染病の要素が多く，酸っぱく塩っ辛いような汚い水は飲めたものではない。そして，海抜が上がるとともに状態は好転し，特に 300 フィート以上の場所になると，土地は健やかで，良い空気と良い水に満ちてくる，といった当時の記述も考慮に入れている。ドブソンは，「死と健康の等高線はほんの 400 から 500 フィートの差で，距離にして 10 マイル足らずの場合もあった」(p.3) と記述している。彼女はまた，「悪い空気」の場所には B の印が入った，イギリスの東南地方「嗅覚」地図を作成している (p.14)。B の場所は湿地帯と符合し，これはまた，18 世紀エセックスの牧師たちが利用していた「住みたくない場所」を表した地図とも合致している (p.296)。

住みたくない理由として土地の牧師たちが主教にあげたのは，病いの多さ，とりわけ悪寒，と死への恐怖である。悪寒は決してマラリアだけを指すものではなく，三日熱が主だったようだが，いずれにしても，長年周期的に悪寒から来る瘧(ぎゃく)に苦しみ，最後には患者は死んでしまうのである。当時の研究者たちは，悪寒の原因を湿地風と考えており，蚊が媒介する伝染病とは考えていなかった。他にも，水が原因と唱える者もいたが，この症状は，飲み水に適した澄んだ水の土地にも

悪寒に倒れる者がいたことからも，信憑性がないと受け止められていた。「マラリア」という単語そのものも，元は「悪い空気」という意味である。発疹チフスや腸チフスも，この「悪寒」に括られていたが，当時の記録を読むと，マラリアの典型的な症状（膵臓肥大や，周期的な発熱発作）が記載されているものに対しての恐怖は一段と強かったようである。1807年にエセックス州を訪れたアーサー・ヤングは，土地に暮らす人々の顔色が土気色をしていたことと，子どもたちの腹が大きく膨らんでいたことを書き残している（Dobson, p.315）。マラリアが蔓延していたことを示唆する記述である。

マラリアを示唆するものにはもう1つ，悪寒によってはキナノキ（Peruvian）の種類から取られたキナ皮が効いた，とされる記述がある。キナ皮からは，キニーネアルカロイドが抽出される。キナ皮はジェズイット皮（Jesui's bark）とも呼ばれる。おそらく，南米でイエズス会の神父たちがこれを焼くように用いたからだろう。ロバート・タルボーというエセックス州の医者が，悪寒に倒れたチャールズ王をキナ皮を使って助けたことで，ナイトの称号を与えられたという記述も残る。キナ皮が悪寒を抑えることはできても，完全に取り払うことはできない，との認識もあった。キナ皮は非常に高価で，供給量も少なかったことから，湿地帯に住む人々は「ハーブなどの薬草や，お守り，オピウム，そして酒の力に頼ることの方が多かった」（p.317）と，ドブソンは記している。

湿地熱は常に土地の者を苦しませた（例として，ライ町のサミュエル・ジーク）。日記には，1670年8月から1671年5月までの間に142回の発作があったこと，そして1667年から1693年，ジークが47歳で死亡するまでの間に計330回の発作に見舞われたことを書き残している（Dobson, pp.313, pp.318）。他所の土地から来た者には，より激しい症状が現れた。ダニエル・デフォーの記述には，高地から嫁いで来た女性たちが次々に若くして亡くなっていったことが書かれている。また，大人よりも子どもたちの症状が重かったとも書かれている（p.319）。

ドブソンは，河口のやや塩分を含んだ水で繁殖する「ハマダラ蚊（anopheles atroparvus）」がマラリアを媒介していると考えていた。また，「熱帯熱マラリア」は3週間以上気温が摂氏20度を超える日々が続かないと胞子生殖できないため，この地方に蔓延していたのは「三日熱マラリア」であろうとも指摘している。塩水湿地はハマダラ蚊の繁殖に適しており，三日熱マラリア原虫の繁殖サイクルは摂氏16度の日が16日間あれば完結でき，ハマダラ蚊はマラリア原虫を人に媒介できるようになる。古い記録を見ると，秋に葬式の多かった時期は平均気温が高

かった時期と符合し，原虫が活発であったことを示唆する。しかし，冬の寒さがきつい分，夏にかかったマラリアの潜伏期間が延び，翌年の春に症状が出ることも考えられなくもない。干ばつや熱波はハマダラ蚊の活動を活発にし，より広い範囲で病気を媒介していた。

　イギリスの湿地帯地方では，16，17世紀にマラリアが横行し始め，その頃に国外から原虫が何らかの形で伝播したものと考えられる。マラリア自体で死ぬことはなくても，それにかかったことでさらに体力が落ち，他の病気で死亡することも多かった。ドブソンの著書にはこれら致死病のリストも載せられている（p.331）。ペスト，天然痘，腸チフス，赤痢，性病，結核，ブルセラ症，発疹チフス，インフルエンザ，肺炎，気管支炎，しょう紅熱，百日咳。壊血病もおもに低地で多く見られ，きれいな水が少なかったことからコレラや腸チフスが大発生することも多かった。ドブソンも，「マラリアのある多くの国では，腸チフスとマラリアの組み合わせは致死の最も大きな原因として知られている」（p.336）と書いている。栄養失調もマラリアを悪化させる原因として忘れてはならない。また，マラリアにかかって食欲が減退することで栄養失調になる事例も珍しくなく，いずれにしても致死要因の1つに数えられる。

　マラリアが人々の労働能力を削ぎ，貧困を悪化させ，季節労働者を苦しめていたことは明白である。女性の季節労働者たちは妊娠や出産で体調を崩し，母乳の免疫機能を乳幼児に与えられない事例も多かった。19世紀，フェン地方の医師たちの記録には，高齢の女性たちが乳幼児に砂糖水や，汚いカップの中で糖分発酵させたパンを与えたり，それにはオピウムが混ぜ込んであったりした，と記述されているが，果たして工業が発展する以前にもそのような事実があったかどうかは明らかにされていない。

　16世紀イギリス湿地帯でのマラリア蔓延は，皮肉にも，潮の低さと農業開発のために干拓地を作ったことが一因となったといえよう。原虫は当時のオランダ移民が持ち込んだものかもしれない。しかし，この移民たちによってイギリスの干拓事業は成功し，1920年代までは発生していたとはいえ，19世紀までにはマラリアによる致死率も格段と落ちるのである。1860年代，エセックス地方のマルドンが行った医療調査の回答の中には，脾臓拡大症が少なくなったことを証拠に，調査の20年前まで蔓延していたマラリアが急激に減少していると述べたものもあった（第一次世界大戦の帰還兵が持ち帰ったマラリアが，イギリスにおける最後の大流行である）。

しかしながら，排水機能の向上だけがマラリアの発生を食い止めたのではない。耕地が発達し，新種の牧草を用いることでより大規模に健康な家畜を飼育することが可能になった。これに伴い，蚊は人よりも家畜を媒介としたとも考えられる（Dobson, p.354）。人々はまた，家畜の近くに住まなくなり，家屋の喚起性能も高まっていった。家畜と人との距離が遠ざかることで，人の病気に対する防衛力が高まったといえる。畜農業者は住居用の高台の土地と，牧畜用の低地湿地を合わせて所有するようになっていく。興味深いのは，同じ頃，熱帯地方でも同様のことが起きていたことだ（そして20世紀半ば頃には，ニューギニア高地でもプランテーションの地主たちや政府の役人たちも，使用人たちの長屋を見下ろす高台に住居を建て，物理的にも，心理的にも民衆から自分たちを隔絶するのである）。

19世紀半ば，キナノキからキニーネが初めて分離されたことで，価格が抑えられ，利用度も高まった。定期的に村人にキニーネパウダーを配布する小教区もあったようだ。場所によっては，マラリアの耐性が出てきたこともあったであろうし，マラリアが弱まった場所もあったであろう。湿地帯の人口はすでに入植していた人たちの出生率で保たれていたために移民が少なく，発疹チフスのような熱病も拡散することはあまりなかった。エセックスではマメ科の食物の多様化や果物で食生活は向上し，1834年以降は地下水を汲み上げることで，よりきれいな水の供給ができるようになっていった。そして徐々に，悪寒の治療にはオピウムがキニーネに取って代わって用いられるようになった。とはいえ，昔ながらにキニーネを使うところもあったが，オピウム1ポンドがキニーネ1オンスの値段で買えるならば，それに越したことはなかったようだ。

ドブソンのこの非常に骨の折れたであろう研究は，熱帯地方のマラリアの歴史と比較するうえで，興味深いものである。ロンドンをも含むイギリス南東部において，マラリアが蔓延した時代があるという事実だけでも少なからず驚かされる。彼女は，かつてのイギリスは，今とは様相の違う国であったことを鮮明に描き出している。太平洋のパプアニューギニアのような国では，今もってマラリアの撲滅，治療プログラムは人々の健康と生存にかかわる重要なものである。

(2) 世界のマラリア問題と対策

マラリアとは，歴史上絶え間なく人々を苦しめてきた病気である。世界の人口の3分の1は絶えずマラリア感染の危機に晒されている。アフリカでは，熱帯熱マラリア（Plasmodium falciparum）によって毎年100万人の子どもが死亡する。

三日熱 (P. vivax)，四日熱（P. malariae），卵形熱マラリア（P. ovale）はそれほど致死率が高くないものの，それでも世界における死亡理由の大きな要因となっていることに変わりはない。この病気の撲滅を阻害するものは，蚊の繁殖を抑えられないことと，クロロキン薬に耐性を持ったマラリア原虫の出現にある。

　マラリア・ワクチンの開発は困難を極める（Kwiatkowski and March 1997; Spencer 1994: 150; Mark Alpers 参照）。マラリアが蔓延している国は，世界経済の中で重要な国ではないため，自国による研究費の捻出が難しく，経済的に豊かな他国は，研究結果が直接的に自国の利益に反映されにくい病気に対しては，なかなか研究資金を援助してくれない。よって，マラリア・ワクチン開発は資金繰りに苦しむこととなる。この現実的な問題の他にも，ワクチンの治験調査の難しさが加わる。マラリアが蔓延している地域の大半は，医療調査を行うためにはインフラの整備が整っていない地域であり，正確なワクチン治験調査には適していない。子どもの大半がマラリア原虫に寄生されているような地域では，発熱の原因がマラリアなのか，他の原因による炎症なのか，判別が難しい。エセックス湿地帯でも，同様の問題はあった。

　ヨーロッパ人がやって来るかなり以前から，太平洋の島々には人が住んでいたことは，考古学研究で明らかになっている。そして，19世紀以前にこれらの島々でどのような感染症があったかは，当時の航海記録の中に見ることができる。マラリアが，しかもほとんどが三日熱型であったことがわかっている（Schuurkamp 1992）。マラリア原虫は，アジアからニューギニアを通り，そしてソロモン諸島に沿って太平洋諸島へ渡ってきたと考えられている。海洋を行き来するカヌーにくっつき，卵が渡ったか，風に流されて小さな虫が飛ばされて来た時に一緒に渡ったのかもしれない。太平洋諸島の人々は，蚊の繁殖しやすい海岸線やその近くの湿地帯に住居を構えることをある程度避けてきたが，ヨーロッパ人たちが交易拠点や宣教拠点を海岸線に構えるようになり，これに惹きつけられた地元の人々が増えるにつれ，マラリアの問題は深刻化していく（Miles 1997: 19-21）。

　世界におけるマラリア問題の深刻さは，どの文献を読んでも明らかである。繰り返される流行，クロロキン耐性種の出現，そして本質的にはきちんとした治療と公衆衛生で制御が可能なことも。デソウィッツ（Desowitz, 1991: 123）は，「1年に2億5千万人がマラリアにかかり，少なくともそのうち250万人は死亡する」と書いている。タンネとブラッソフ（Tannes and Vlassof 1997: 523）は3億から5億の人々が世界中でマラリアにかかっており，そのうち2百万から3百万人が死

亡する，と述べている．イギリスの湿地帯の研究でも述べられている通り，マラリアの被害は社会そのものにも及び，死に至らなくとも精神疾患が残ったり，生産性の減少が起こるのである．効力のあるワクチンは未だ開発に至っていない．

このように包括的な撲滅手段がない場合には，地域による複合的な制御政策や，人々の健康への関心と生活態度に頼るしかなくなる．タンネとブラッソフはまた，ジェンダー問題もこの病気とかかわってくることを強調している．女性や子どもの方が罹患する確立が高いこと．女性の方が男性よりも治療手段の選択肢が少ない場合も多い場合もあるが，家計の実権は男性側にあること．ゆえに女性への早期治療や効果的治療は難しくなる，と主張する（Dobson 1989: 112 も参照のこと．父系社会では，父親が男性や後継者の治療を女性の治療よりも優先する傾向があると述べている．女性は，「転がるココナッツ」のようなもので，結婚と同時に家を離れていくためである）．

今日のパプアニューギニアにおいて，タンネとブラッソフの主張は適応するかもしれないが，辺境のエイド・ポストの慢性的な薬不足の方がより深刻で，根本的な問題であろう．我々が1998年7月に行ったフィールド調査でも，コピアゴ湖のアルニに住むデュナ語を話す人々の近くのエイド・ポストにはクロロキン錠剤が底を尽き，しかも最後の錠剤は政府から支給されたものではなく，ポルゲラ合弁会社（Porgera Joint Venture）という［金の］採鉱会社からもらったものであった．人々は，地元選出の政治家が貧しい辺境地区に住む自分たちを蔑ろにしていると感じ，鬱々として生活していた．

デソウィッツ（1991: 155ff）は，土地の民話や信仰がマラリアの原因として発展した事例もあげている．ヒポクラテスの推察した湿地から立ち上る黒い悪臭を放つガスを原因とする説にも触れている．これは先に見た通り，18世紀イギリスのエセックス湿地でも一般的な考え方であった．1996年，フィリピンで行われた殺虫剤キャンペーンが，成功しなかった理由も，土地の人々がマラリアは汚染された水と疲労が原因であると考えていたためである．ローマ人作家，マルクス・ウァロも，スワンプの水と空気に巣くう，目に見えぬ獣のせいだと考えていた．カルロス・リンネウスは1735年，マラリアをテーマに医学博士論文を書くが，その中でヒポクラテスが湿地帯の患者の黒く変色した膵臓を，黒胆汁のせいだと考察したことも，飲み水に含まれる粘土質の粒子が体内に溜り臓器を冒し，その結果発熱する，と結論を書いている．

顕微鏡は1674年には発明されていたが，微生物が病気の原因となり得ること

が初めてわかるには，1870年，ルイ・パスツールの研究を待たなければならない。1895年までには，マラリアの原因である原生動物も適切に観察されるようになり，徐々にヒポクラテスの説いた湿地の毒気感染説から蚊が媒介する感染病であるとの考え方に移行するのである。皮肉なことに蚊による媒介説は，アフリカやアジアに住む住民が，「蚊に刺されて病気になった」との報告をしたことが，この新しい学説の裏づけとなるのである。メスのハマダラ蚊が唾液中に寄生している原虫の胞子を，血を吸う際に感染させていることを発見したのは，最初に1898年，カルカッタにおいてイギリス人学者，ロバート・ロスが，次いで1899年，イタリア人学者，ジョバンニ・グラッシである。この発見によって，蚊のライフサイクルを短縮することの重要性，そして，蚊に刺されない予防法がクローズアップされ，20世紀の公衆衛生政策へとつながってきた。

　ここで興味深い点は，地域住民がマラリア熱にかからないようにするため，非常に正確に「実用的」な知識を持っていた，ということである。エセックス湿地の住民たちも，自分たちの住んでいる場所が不健康な土地であることはわかっていたが，他に移り住む場所がなかった。ニューギニアでは，低地の湿原に住む人々は蚊の多いこの土地で，蚊に刺されないようバスケットの中で寝たり，丘の上の風通しの良い場所に家を構えたりしていた。

(3) パプアニューギニアとマラリア

　ニューギニア南高地に住むデゥナ族の人々の土地は，涼しい気候と風の強さ，そして石灰質の岩場を流れる急流が蚊の繁殖を抑えている。そこに住む彼らは，ストリックランド川峡谷の低地は不健康な土地で，そこに住む人々は病気になりやすく，寿命も短いのだと口を揃える。彼らは妖術の起源をこのストリックランド周辺と考え，低地から上がってきた女性が妖術師の子孫と考えている。もしも，低地から高地へと移り住んできた人々が，マラリア原虫を体内に寄生しており，また耐性を持っていたとしたら，彼らの出現によって確かに高地にもマラリア原虫は移動が可能であったであろうし，また，彼らが来たことで死人が増え，耐性を持った者たちが熱病にかかっても死なずにいるのを見れば，この考え方が生まれるのも自然なことであったであろう。これは，先に書かれたインゲ・リエベのカラム (Kalam) 族の人々の研究 (Riebe 1987) でも述べられている通り単に推察にすぎないが，それでも，その土地の人々の考え方は，1つの次元では，妖術のような神秘的な解釈法も取るが，同時に別の次元では，正確な環境への認識で

疾病への知識体系を形成している証となりえる。また，デゥナ族の人々の妖術起源は（多くは流行病死の原因とされるが），ストリックランドにできた穴から男性の人肉食霊（タマ）が現れ，その霊が食べようとした女性を娶り，その女性の子孫が妖術の霊力を受け継いだのがはじまりとされる。

　妖術による疾病の多くは，湿地帯の水溜りからやってくるとされている。蚊が繁殖しやすい場所である。これは，この人々の環境と疾病との関連に対する考え方を示すものであり，妖術は，近代医学の微生物や寄生虫が果たす役割を担う解釈である。

　パプアニューギニアのような熱帯の国では，マラリアは未だ深刻な問題である。マラリア問題に対処すべく，比較的長きにわたって公衆衛生策は実施されてきており，1904年まで続いた北部クイーンズランドのサトウキビ・プランテーションのメラネシア人労働者への対処もこれに通じる。オーストラリアのクイーンズランド州やノーザーンテリトリー準州におけるマラリアの発生は，ニューギニアとオーストラリアの両国で働いていた鉱山労働者が持ち込んだと考えられる。オーストラリア熱帯医療研究所（Australian Institute of Tropical Medicine）は同国初の医療研究所であり，1つにはマラリアの研究のために1910年1月，タウンズヴィル市に設立された（Spencer 1994: 15）。オーストラリア政府がイギリス政府からパプアを受け継いだ4年後のことである。パプアは，1975年，パプアニューギニアとして独立した国土の南半分を占める。

　研究所はまた，フィラリア症とデング熱の研究も手がけている。パプアのアングリカン教会（聖公会－Anglican Church）のような宣教団体も，多くの宣教師が布教先でマラリアにより倒れていたことから，協力体制をとっていた。1921年には，この医療研究所は連邦厚生局の一部となり，ニューギニア北部のラバウルにもう1つ研究所が設けられる。ラファエル・ウエスト・シレント医師は，一時期タウンズヴィルの研究所とニューギニアの厚生検疫所の両方の所長であった人物である。1920年代，シレント医師はニューギニアとパプア両地方のマラリア事情をまとめている。その中で同医師は，蚊の駆除政策はその土地の蚊の生態に充分配慮したうえで実施されるのが望ましいと述べている。これには，その土地の人々の蚊の知識が不可欠である，と我々は考える。

　歴史学者ドナルド・デヌーンが指摘した通り，植民地の白人支配者の関心と，植民地の先住民の関心とを，しっかりと識別することは重要である（Denoon 1989: 22）。1888年から1898年の10年間，英領ニューギニア（後のパプア）の

副総督を精力的に務めたサー・ウィリアム・マックレガーが用いたような,「熱帯医学」への最善のアプローチは,この両者の利益と関心を融合させたものである。マグレガーは特に環境医学を主唱し,水の浄化とその一定供給に力を注いだ (Denoon 1989: 22)。

　第二次世界大戦中ニューギニアは日本軍との戦いの場となり,マラリアへの関心は新たなものとなる。戦時中,オーストラリア空軍（RAAF）のマラリア学者としてパプアに駐屯し,1946年に同領地の公衆衛生局長となったジョン・ギュンター医師は,マラリアが領土民に及ぼす悪影響を,海岸付近のプランテーション労働力低下の一因とからめ,さらなる研究を進めた。当時の彼の報告書には次のように記されている。「マラリアをコントロールすれば,1に労働者1人あたりの生産量を15%増加でき,2に労働者補填数を25%削減できる。マラリアをコントロールすることで,コストを数十万ポンドも節約することが可能になる」。ギュンターはまた,マラリア対策は修学人口の能力向上にもつながると述べている (Spencer 1994: 74)。DDT撒布と蚊の幼虫（ボウフラ）の羽化予防に水溜りや池などに油を引く予防策が講じられていたが,彼はメスの蚊が屋内に滞在する時間が不確定だとして,DDT撒布の効用には懐疑的であった。ボウフラのコントロールの方に重きを置いたようである。これもまた,その地域の蚊の行動パターンを把握していることから出る論理である。

　スタンレー・クリスチャンという科学者も,近年解放区となった高地での研究をしており,海抜1,650 m以上のワギ（Wahgi）やチンブー（Chimbu）地区ではマラリアが風土病としてあるが,東側のゴロカ（Goroka）谷にはいないことを報告している。ガンブシア・アフィニス（Gambusia affinis fish）［別名 mosquito fish. 和名：カダヤシ（カダヤシ目カダヤシ科）,注：異説有］が,ボウフラを食べるため,予防策の一環として高地に放流された。ギュンターはまた,1947年に地域保健士訓練育成プログラム（Native Medical Orderly Training Program）を発足している。海岸沿いのプランテーションに働きに来た高地出身者にはマラリア予防を施すことが義務づけられた法も成立させ,ミンジ（Minj）やバンズ（Banz）のような高地地方では大掛かりなドレーン工事を行い,後のコーヒー・紅茶農園の建設を可能にしている。また,1954年にはミンジにマラリア・コントロール専門学校を設立し,国内全土のフィールド・オフィサーがここで訓練を受けるようになる。1956年にはマラリア学者であるウォレス・ピーターズ医師も就任し,多くの伝染病研究を行っている。

ピーターズ医師の研究には人の巨脾症発生率や，地域別のメスの蚊の動径パターンなども含まれている。そして，道路網の発達とともに高地地域へのマラリア伝染が起こるとみて，貯蓄されている DDT の撒布を海抜 1,800 m までに拡大することを提唱した。しかし，これは単に予防策としてではなく，マラリア撲滅を意図してのことであった。ギュンターは，住民が DDT 撒布を奉仕として行うことを期待していたようだが，住民側はこのような労働には報酬を要求した。ピーターズ医師の研究ではまた，三日熱型の方が致死率の高い熱帯熱マラリアよりも伝染例が多いと記している（当時は，熱帯熱マラリアの発症率は 30 − 40％程度であったが，これ以降の研究では熱帯熱マラリアが増加傾向にあり，また現在は，加えてクロロキン耐性型が増加しているとみられる）。1957 年，ギュンターの後任としてパプアの公衆衛生局長に就任したロイ・スカラジ医師は，1959 年になると，マラリア問題は，教育，開発，住宅事情，土地利用，そして「土着民の病気に関する根本的無知」とかかわる，と強く説くようになる（Spencer1994: 105 から引用）。いずれも，医療人類学を学ぶ者には容易に理解できる項目である。

ここで，別のアプローチとして，マラリアへの感染を意識しているかどうかに関係なく，人々がどのように蚊に刺されないようにしているかを聞く方法もあることを述べておこう。例えば，煙を使うことや，油や灰を体に塗る，居住地の選定法，排水や側溝の作り方などがある。さらには，犬や豚といった家畜との共存生活のパターンも蚊の行動パターンと比較しながら観察されるべきである。この章の最初にも述べたような，ドブソンのエセックス州の民家の家の整いを思い出してほしい。エセックスでは豚小屋で家の周りを囲むことで，家畜を人の蚊避けにしていた（Dobson 1997: 354）。ニューギニア高地では，家畜の豚は夜，餌やりと盗難防止のために女性たちの家に入れられる。これは蚊の行動パターンにどのような影響を与えるのであろうか。伝統的に火は家内で熾され，蚊は近寄りづらいであろう。このような生活パターンは文化的変容とともに変化し，ヨーロッパの生活パターンに似せて家畜は人から離れた所で飼われ，家内では火が熾されなくなっている。

スペンサーの研究で興味深いものがもう 1 つある。熱帯巨脾症症候群（TSS − Tropical Splenomegaly Syndrome）について触れているものであるが，この研究では 1971 年当時，ニューギニアのマプリック（Maprik）地域ではマラリア対策が致死率の高い巨脾症発症の軽減にあまり役立っていないことがわかる。マラリア性巨脾症から TSS への移行は 6 歳から 20 歳までの患者のグループで顕著に見ら

れるが，抗マラリア薬の投与で患者の73％は脾臓が小さくなるという研究結果も出ている（Spencer 1994: 137）。

　この研究報告は，前述した住民の知識と症状の見方にも関連して，非常に興味深いものである。1998年半ば，デゥナ地域の人々は，よく我々のところに「脾臓」の調子が悪い，と訴えてきていた（この言葉は1991年初めにも用いられていた）。この症状の表現の方が，発熱していることよりも，彼らの病気を表現するのに適していたようである。豚の脾臓がある種の儀礼に用いられることから，脾臓（地域言語ではハエニィ（hayeni））に対する意識が以前からあったのだともいえるであろうし，あるいは，ここの人々にはこの症状がマラリア学習の導入部であったとも考えられるであろう。いずれにしても，彼らの脾臓への関心は高く，前述のマプリック地域での研究にあるようにTSSに移行してしまうケースが多いのであれば当然な関心事である。

　1998年は，パプアニューギニアにおける伝染病研究に非常に重要な年である。1997年から1998年にかけてエルニーニョ現象がもたらして記録的な干ばつと，それを追ってやってきた大雨でマラリアを含む新たな伝染病の大規模発生が起こった年である。オーストラリア国立大学の人文地理学者マイケル・バーク博士が行ったパプアニューギニアの健康調査でも，この年，広範囲のマラリア発生が報告されている。これは，人々が食べ物を求めてブッシュに長く滞在したためであろうと推察される（ASAO Net March 23, 1998）。このことは，パプアニューギニアにおけるマラリア対策がマラリア撲滅には未だ至っていないこと，そしてマラリアは新たな外的ストレスが加わることで，瞬く間に息を吹き返し猛威を揮うことを表している。そして，こうした特性は何もマラリアに限ったものではなく，結核といった他の伝染病にも共通する発生の条件である。

　マラリアにはまた，蔓延性の高さから来る予防薬の過剰投与によって，人の抵抗力が弱まったり，予防薬に耐性を持った新種・変種の病原菌を生み出してしまうという厄介な問題がある。

　我々の観察するところでは，パプアニューギニアの村人たちは公衆衛生的な環境整備よりも，クロロキン剤のような外来の薬で病気の治療をすることに，より懸命である。近年のエイズの流行による同社会の反応は，彼らが治療薬の未だ開発されていない病気に対していかに恐怖心を抱いているかを如実に表している。マラリアに関しては，1976年には有効な予防法は存在しないという認識のもと，各分野の乗り入れ研究，おもにワクチン開発，診断基準の改正・修正，そしてベ

クターコントロール研究といった治療法の確立へと傾倒している。

　パプアニューギニアにおいては，これらの研究は1979年以来ゴロカにある国立医療研究所（Institute of Medical Research）と同研究所のマイケル・アルパース医師が中心となって行われてきている。最も力が注がれているのはワクチンの開発である。1991年にはワクチン治験が行われ予定であったが，1998年現在，未だに治験を行うまでに有効なワクチンの開発には至っていない。マラリアは1980年代，アフリカ大陸のみならず，ヨーロッパや北米大陸でも蔓延の兆しを見せている。

3. エイズ問題－パプアニューギニアの事例を中心に

　アメリカにおいてエイズは多くの人類学的研究，おもに応用人類学とエスニック研究の分野での研究が行われているが，本書ではパプアニューギニアの我々の調査地での話しに少し触れるに留めよう（アメリカにおける免疫学に関する書として，「ポリオからエイズの時代へ（from the days of Polio to the Age of AIDS）」を副題とする Martin 1994 を参照のこと）。

　1998年半ばまで，パプアニューギニアのハーゲン地域では，エイズは話題にならなかった病気である。しかし，同じ年，新聞や教会でエイズが取り上げられるようになると，突如として誰もが認識するものとなった。そしてハーゲン地域出身の，あるラグビー選手が，外国に渡った時知り合った女性と一夜を共にすると，翌朝「エイズの世界へようこそ」と書かれた置手紙があり，ラグビー選手は帰国後の検査でHIV陽性と診断された，とする風聞が人々のエイズ認識に拍車を掛けた。

　この話では，ラグビー選手がHIVキャリアーの女性に騙されて性交渉を持たされたこと，そしてニューギニア人ではないその女性がまた，選手にHIVをうつすことで彼が帰国後ニューギニアにHIVが広がることを意図していたのは容易に理解できる。しかし，興味深いことに，事件のラグビー選手は，この女性がHIVキャリアーであることを承知のうえで性交渉を持ち，しかも自分の妻たちとこの女性との両者と性的関係を持ち続けたと言っている。ゆえに，発端であるHIVキャリアーの女性も，性交渉後HIV保菌者となったこのラグビー選手も，ニューギニアの人々の道徳観の外に置かれることとなり，このことこそが，エイズのもたらす最大の悩み事となるのである。

　我々がフィールドにしているハーゲン地域では，教会が周辺の人々に婚姻外性

交渉を禁じ，また，HIVの検査が済むまでは結婚してはいけない，と説いている。我々が聞き取りを行った住民は全員，エイズが性交渉でうつる病気であると認識していたが，多くは蚊やシラミも媒介すると考えていた。あるいは，コップや食器を共有するのも危険だと考える者もいた。誰もHIV罹患者を実名であげる者はなかったが，どこの家族にはいるらしいという言い回しを用いて，感染者の存在を知っていることは話してくれた。彼らはまた，男性の感染者は4，5年で，そして体力的に弱い女性は2，3年で死んでしまうと言う。ラグビー選手の例を用いて，裕福な男性が海外からこの疾病を持ち帰り，国内で若い女性を買春して病気をうつすのだ，ということが一般的な見方でもあった。

　南高地州のデゥナ族の居住地域では，エイズは1998年に初めて発生したとされる。罹患者の名は明かさなかったが，遠隔地の小教区で女性がエイズで死亡しているということだった。この疾病は「島々」からニューギニアに入ってきたのだと人々は言う。

　前述のようなパプアニューギニアにおける初期の口述と，タンザニアをフィールドにしている人類学者ブラッド・ヴァイスの報告とを比較してみよう。ヴァイスは1988年から1990年，東アフリカのタンザニアでハヤ族の調査研究を行っている。タンザニアは年々エイズ蔓延が拡大している国でもある（Weiss 1992）。ヴァイスはハヤ族の「プラスティックの歯」にまつわる現象を研究している。「プラスティックの歯」は，近年ハヤ族の世界を侵し始めた物体である。幼い子どもたちは普通の歯ではなくプラスティックの歯を生やしたと見なされると，これを取り除かれる。

　プラスティックの歯は下痢，嘔吐，発熱，そして衰弱を引き起こすとされる。ハヤ族にとって歯の発達は，子どもの健全な発育と血縁関係の正常な構築を意味するものであり，その先には帰属集団との関係，名づけ，そして語りの資質の座標でもある。言い換えれば，口と歯は，ハヤ族の社会におけるマイクロコスモスであり，口の中に起こる変則は社会生活に何らかの変則を示唆するものと捉えておかしくはない。

　「プラスティック」は様々な形を持つ異質物であり，ハヤ族に影響してくる物品や，物質社会への変貌の典型例として捉えられている。本物の歯の代わりに入るプラスティックの歯は，健全な生育と社会的生産の侵害と見なされる。ヴァイスは，外界から来た伝染病と位置づけられるこの「プラスティックの歯」症候群を，コーヒー売価の年々の値下がりや，土地分割法の悲哀や，貨幣価値の減少といっ

た，世界の中のハヤ族の存在の弱さを体現するものではないか，と言っている。

　ヴァイスはさらに，プラスティックの歯にまつわる考えは，エイズに対する考えと平行しているとも書いている。「プラスティックの歯同様，エイズもハヤ族の裕福なビジネスマンが性交渉を通じてウガンダからカゲラ市(ハヤ族の居住地)に持ち込んだものだと考えている」。さらに，プラスティックの歯も，エイズも身体を衰退させ，口から入る食べ物を上手に身体に吸収できないと考えられている（ハヤ族もまた食行動と性行為を関連づけて考える），とも書いている。しかし記述の中には，エイズとプラスティックの歯を比較した場合，歯は子どもの「スリム」（slim －エイズの呼称）の一種であり，それを治せる医者はいるが，エイズは治せる医者がおらず，ただ死んでいくだけだ，といった男性の話もある（Weiss 1992: 546)。

　パプアニューギニアで集められた語りは，未だハヤ族の事例のように，象徴的複合体を形成するに至っていないが，基本的な捉え方は同一のものである。有害なグローバル化の産物として見なされるエイズは，分断された世界を行き来し，つなげてしまう不穏な性行動の存在を意味するのである。

第11章　豊穣性（受胎）

　豊穣性への関心は，我々の世界のあらゆる場所において儀礼の根幹を担うものである。どの場所でも，その集団を守り，維持していくために，多大な労力と資源，資財が投入されている。本書の第3章，第4章，第5章でも取り上げたように，パプアニューギニアのハーゲンやデゥナ地域で行われる，集落から病気を取り除く儀礼的慣行の多くはまた，豊穣性の増加のために行われるものである。

1. 豊穣性と不妊をめぐる問題

　豊穣性は，男女の体液が受胎行為へと流れていく様として捉えられることが多い。マギルブレイがスリランカで行った性的パワーと豊穣性（受胎）の研究では，バッティカロア（Batticaloa）地域の人々には，精液を2種類とする考えがあることがわかっている。男性精液と女性精液の2つである（McGilvray 1994）。女性の精液は子宮にあり，血液が元になってできているものと考えられている。受胎はこの2つが混ざり合った時に起こり，胎児は，母体の血液が頭蓋泉門を通して直に栄養を与え始めることによって成長を始めると考えられている。妊娠中に月経が止まるのは，胎児に栄養を与えるべく血液がそちらに流れているからだとされる。

　バッティカロアでは，不妊に悩む女性の多くは伝統医療に助けを求めている。そういった治療では，伝統医療従事者の記憶デバイスとして歌が用いられ，その歌詞に合わせた薬草が配合して使われる。また，この歌唱は途中で中断されることなく，最初から最後まで歌い切られるものでもある。ここで不妊治療に用いられる薬草はアーユルヴェーダの伝統的薬草学に説かれるもので，地元のハーブショップなどで売られている。治療は体液のバランスを整えることを目的としている。不妊はまた，悪意を持った霊のいたずらとも，他者がこれら邪術を使って引き起こす災いとも考えられている。これに対抗するため，「マントラ」を唱えたり，ヒンドゥー教の神々や，イスラム教の聖者に救いを求めることもある。豊穣性（受

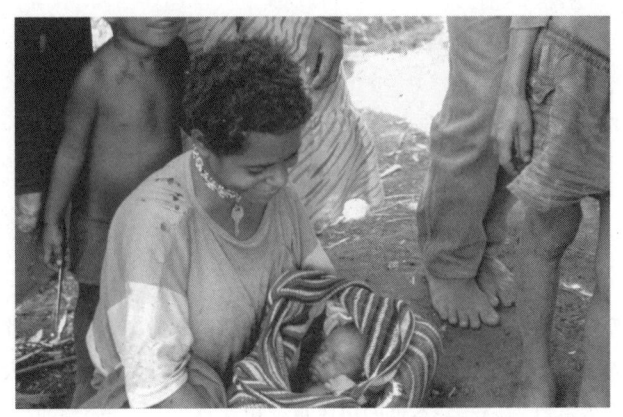

図11-1　ネット・バッグに赤ん坊をくるむ母親（デゥナ族）

胎）能力は様々な感染症によって阻害されるものでもある（McFalls and McFalls 1984）。性感染症によってファローピウス官が傷つくことでも不妊症になる。淋病は官閉塞，子宮外妊娠，持続的な下腹部痛，そして不妊症も頻繁に引き起こす。

　不妊という問題は，様々な文化の中で多様に対応されるものである。南西ガーナ地域に居住するアオウィン（Aowin）族には，様々なタイプのヒーラーたちが存在する。不妊に悩む女性たちは，政府が運営する病院にもかかれば，イスラム教，キリスト教のヒーラーたち，あるいは部族内の女性の霊媒師や男性の薬草術師（昔は男性の霊媒師もいたようだが，現在では霊媒はもっぱら女性が行う）にも同時に診てもらっている。アオウィン族の人々は，ヒーラーを固定することはなく，最初に診てもらった方法がうまくいかなければ，別の施術者を試すようである（Ebin 1994: 131-134）。

　アオウィン族の人々にとって，豊穣性（受胎）とは霊的世界とのつながりの深い項目であり，宇宙観の一部に位置づけられている。子を持つまでは，男性も女性も完全には社会人として認められず，不妊の女性は妖術師である疑惑が持たれる。アオウィン族において，女性は出産という特別な力を持った存在である。ゆえに，子を産めないと，神の怒りに触れた女性と見なされる。霊媒師にとって，治療の根幹は患者と社会の関係性にある。霊的世界との不調和は，その家族に不妊という不幸をもたらすと考えられる。

　エビンの研究では，霊媒師から不妊治療に訪れた女性には，幾通りかの診断と治療法が提示されている。①妖術師だと宣告された例。②伝統的な清めの儀式と生贄を捧げることを無視したために神々の怒りに触れ，エフェヤ（efeya）とい

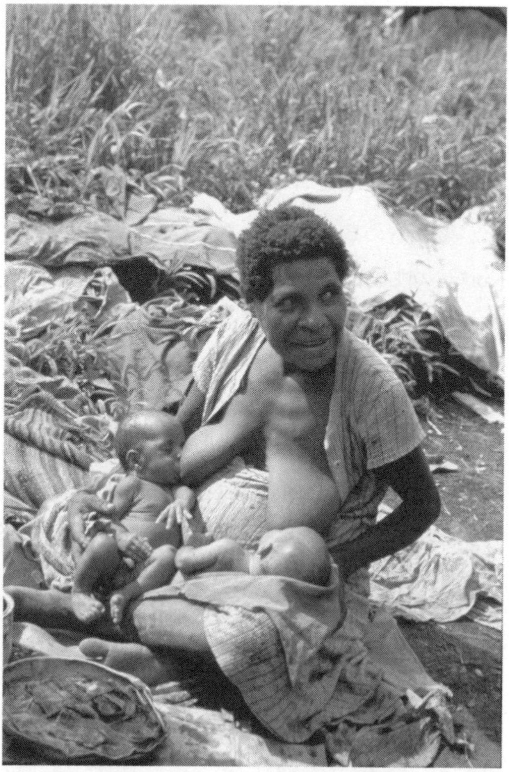

われる害を受け，子ができなくなったと言われた例。③第1と第2婦人たちとの不仲や，夫との不仲が原因でエフェヤの害を被ったといわれる例。④自らの行いが原因で，嫁ぎ先の親族との仲がぎこちなくなり，そのため，モンズエ（monzue）といわれる深刻な状態を生み，家族のみならず集落全体に害を及ぼしていると言われた例，などが列挙される。

　こういった診断に対して霊媒師が行う治療には，①お清め，②まじない，そして③人間関係の修復，があげられる。お清めでは，女性は川で身を清めた後，卵や鶏といったささやかな贈り物を神々に捧げ，それが済んで後，霊媒師は女性の身体を泥で

図 11-2　双子と母親（デゥナ族）

ペイントし，町まで彼女に連れ添って送り届ける。町全体に害を及ぼすほどの行為をしたと見なされた女性は，何週間も霊媒師の霊場に身を寄せ，日々お清めの食物を食し，毎日身体を洗うなどの行動を繰り返さなければならない。このお清めの期間は，女性の親族が霊媒師を訪れ，羊を神々に捧げる儀式を行うことで終了する。そして，モンズエを取り払うよう，祈りを捧げるのである。2番目の治療法としてあげられるまじないでは，薬草が用いられる。様々な薬草が様々な症状に対して施される。第3の治療法では，親族との関係修復が患者に促される（Ebin 1994: 135-142）。

　このような霊媒師の治療と平行して，薬草術師にも診てもらうことがあるようだ。薬草術師は先にも述べたように男性である。彼らは不妊に悩む女性たちの身体的症状を聞きながら，不妊の原因を探っていく。患者を取り巻く人間関係に原因があるとは考えない薬草術師たちは，患者たちの日ごろの行いを正すように促

したりはしない。純粋に，身体的，あるいは生理的な原因であると考え，原因を探り，薬草治療を施すのである。

2. パプアニューギニアの豊穣性と不妊

　パプアニューギニアのハーゲン，パンギアそしてデゥナ地域では，不妊への懸念が幾つもの豊穣儀礼に表されている。1つ例をあげるならば，アム・コール（Amb Kor－女性霊）祭儀がある。定期的に行われるこの儀式は，女性が子を産み続けられるように，そして家畜（豚）と土地が豊穣であり続けられるように，と祈るものである。この儀礼が正しく執り行われれば，儀礼を行う者たちが集めた祭儀用の石に，アム・コールは自分の豊穣力の一部をその石に授けてくれる。祭儀用の石を取り囲むようにシダの葉が置かれ，石には豚の脂（kng kopong－精液を現わす）と紅土（ui kela－血を表す）が塗られる。儀礼の終わりにはその石が集団の住む土地に埋められる（A. Strathern and P. J. Stewart 1998; P. J. Stewart 1998）。

　アム・コールのような豊穣を司る女性霊は，ニューギニア高地に本当に多く伝えられる（P. J. Stewart and A. Strathern 1998）。パンギア地域の女性霊はアロア・イポ（Aroa Ipono）と呼ばれ，デゥナ族ではパヤーメ・イマ（Payame Ima）と呼ばれる。これら女性霊の祭儀に加え，他にも豊穣儀礼が行われている。皆，同じように人の体の成分を表すものが，土に住む霊に捧げられる。デゥナ族の地域では，かつてハンブア・ハトゥヤ（Hambua hatya）と呼ばれる儀礼が，ストリックランド川とコピアゴ湖周辺，ヨコナ（Yokona）小教区と，フリ族の人々がケロキリ（Kelokili）と呼ぶ遠く南に

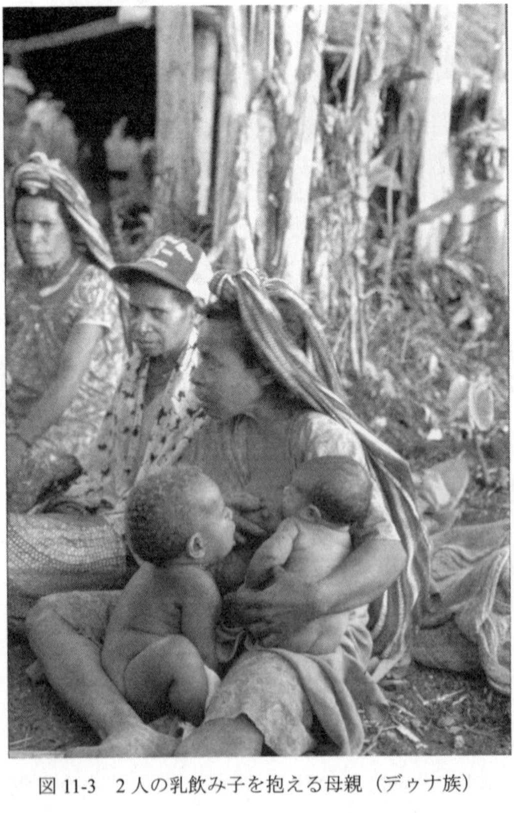

図11-3　2人の乳飲み子を抱える母親（デゥナ族）

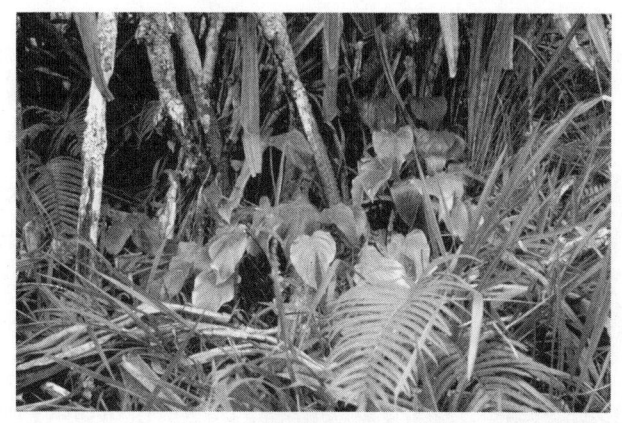

図 11-4 パレナ（Palena）と呼ばれる，豚と人の成長を助ける呪術用の草．アルニの近くにて（デゥナ族，1991）

位置する聖地との間の土地で行われている。この儀礼では，人が解体され，生贄に捧げられていたとされる。解体された生贄の体はそれぞれ祭儀上意味を持つ場所に埋められ，ケロキリにある穴に棲むという人食い霊ハンブアに捧げられたといわれる（P. J. Stewart 1998）。同地域で行われた人の生贄を介すもう1つの儀礼に，キラオ・ハトゥヤ（kirao hatya）と呼ばれるものがある。この儀礼では，ある特定の出自集団の処女の月経血が集められ，ケロキリまで運ばれた後，穴に納められた（A. Strathern and P. J. Stewart 1998）。月経血を提供した女性は生涯処女を貫くとされた。これは，古代ローマの女神ヴェスタに仕える処女たちを連想させる。これらの儀礼は人と家畜の受胎をもたらし，また，土地の豊穣を願うものであった。

　豊穣儀礼は，ジェンダーのあり方を説く教えとともにハーゲンやパンギア地域に流れてきたものである。この両方の土地では，女性霊の祭儀は豊穣（受胎）のためだけではなく，月経血の持つ毒から男たちを守るためのものでもあった。月経血は，男たちに病気をもたらし，時には死に至らしめる恐ろしいものと考えられていた。男性の性器につくことも，誤ってその血で汚された食物を口にすることも，危険と考えられていた。それゆえ，月経時の女性は，男性から隔離され，男たちの食事の世話をせず，その間別の小屋で過ごしていた。興味深いことにパンギアでは，月経血が男性の体に入り込んでしまうと，その男性は妊娠してしまい，子を育てる子宮も産み出す膣もないその男性は死んでしまう，と考えられていた（P. J. Stewart and A. Strathern 1998）（この地域の人々が，キリスト教徒とな

った今日，これらのすべての儀礼的慣行は行われることはなくなった）。

ハーゲン地域では女性の妊娠に至るまでの受胎行為は，まず最初の段階として男女の性的コポング（脂）が女性の膣粘液と男性の精液が交わって作られ，次の段階で男性のコポングが女性のメマ（mema－血）を包み，卵（koi mukl）のような胎児の袋を作るのである。この2番目の段階は，「包む（kum ronom）」と表現される。この袋は，子宮で育てられれば，子どもに成長する（A. Strathern and P. J. Stewart 1998b）。この一連の身体化の動作は，前述した女性霊の祭儀で，最後に石を埋める時の儀礼と並ぶものである。

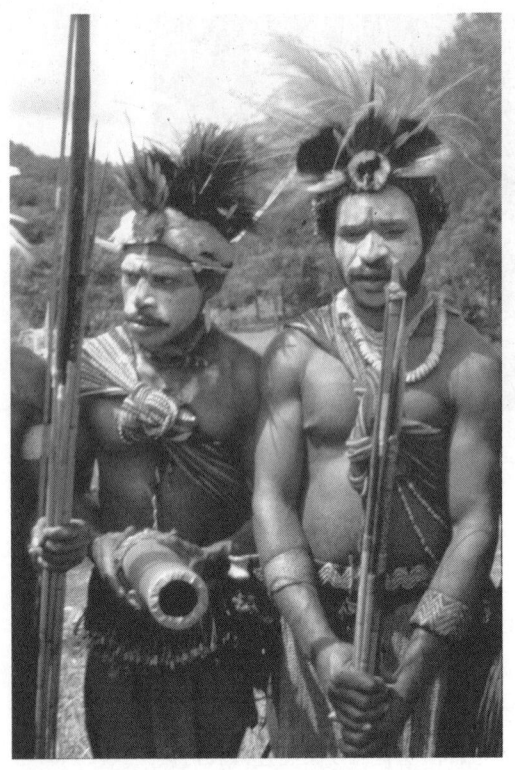

図11-5 踊りのために着飾るデゥナ族の若者．彼らの装いは，「成長の儀礼」を済ませて（Palena）小屋から出てきた少年たちを彷彿させる．

パプアニューギニアのハーゲン地域では子宮内で子どもが育つという考えはない，と書く人もいるが，我々が1997年から1998年に行った聞き取り調査の結果とは合致しない．この調査では，様々な年齢層の男女に聞き取りを行った．ハーゲンの人々も，妊娠期間中に胎児が育つことはわかっており，その成長を助けるために特定の食物を取らなければいけないとも考えている．次に紹介する語りにもある通り，女性のコポング（脂）とメマ（血）が，胎児が子宮の中で成長するのに大切であると考えているのは明らかである．ここで述べるコポングの中には，妊娠期間中に特に食べられる滋養食も含まれている．緑色野菜や，他の水分を多く含んだ野菜類，それに豚の脂である．また，赤色の食べ物が血に活力を与えると考えられ，妊娠期間中には多く摂られる．男性のコポング（精液）は，妊娠期間中と授乳期間中は命に害を及ぼすものと考えられる．特に，母乳を「腐らせる」ものと考えられている．ゆえに，

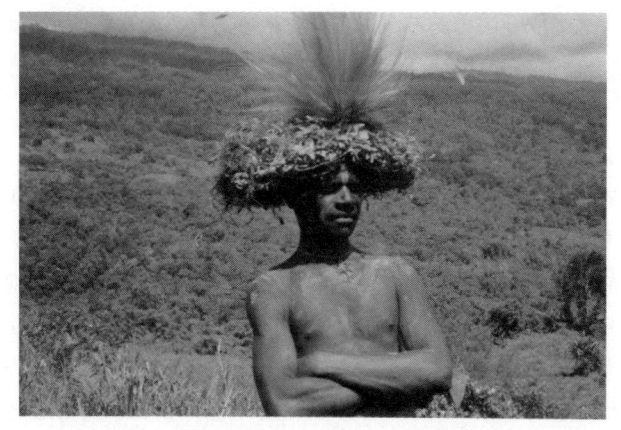

図 11-6 昔なら，成長のために（Palena）小屋に隔離される年頃の若者．頭の被り物は人髪とツタで編まれている．

この期間中の性交はタブーである（詳細はメルパ族の体液論に関する第 3 章を参照）。

　我々のハーゲンのインフォーマントの 1 人（Ru-Kundil 氏）は，この地域の伝統知識の専門家であり，子宮内の胎児の成長過程を次のように語ってくれている。
　「昔は（医療関係者がやってきて違うように教えられる前までは），女性は 2 本の管を持っているとされていました。この官でおなかの中の子どもに栄養を与えていました。一の管からは女性の血が子どもに流れ（臍帯），もう 1 つは母親の胸につながり，乳を子どもまで運んでいるのです」。
　ハーゲンの人々が皆この 2 本の管の話をしてくれたわけではないが，聞き取りの中で共通していたのは，妊娠期間中に母親が食べた物から得た栄養を，母親の血が胎児に運んでいたとすることである。これは，母親が単に子どもを抱える器，もしくは子を運ぶ容器とだけ思われているのではない，と考えるのである。
　デゥナ族における受胎の考えは，男性の「水」と女性の血が交わるとするもので脂ではない。これは，彼らの体液学的考えに則しており，メルパ族のような脂への傾向はなく，血と水が根源にある（第 3 章参照）。しかしデゥナ族も，子は母親が食べるものから栄養を摂りながら子宮内で成長すると考えている。母親が食する物は，彼女が失った血を回復させたり，血に活力を与えることで，良い血が臍帯を通して子に流れると考えられている。
　ハーゲンとデゥナ地域両方に共通することは，不妊は女性としての価値を著しく下げることであり，夫に次の妻を娶らせる理由になり（現在，一夫多妻はパプ

アニューギニアでは合法であるが，非合法化するための法整備が行われようとしている），場合によっては実家に戻されることもある。

3. アメリカにおける不妊治療の問題

不妊は世界中の人々の関心事である。アメリカでは不妊治療を受ける夫婦が増える一方である。妊娠に関する書物には，避妊をやめて1年で妊娠しない場合は，不妊症の可能性を考慮するようにと書かれている。これにかかる検査，治療費用は高額であり，身体的にも負担は大きい。一般的な不妊検査にも数百ドルかかる。排卵誘発薬も高額であり，誰もがこういった治療を受けられるわけではない。治療による副作用もある。早期閉経や多胎妊娠の危険性である。体外受精を行う場合，女性はいくつもの卵子を摘出しなければいけなくなる。これは身体に大きな負担を与え，また，適時摘出できるよう，女性は常に緻密に体内リズムを計り，通院しなくてはならない。

体外受精卵は着床させるために再度女性の体内に戻されなければならない。しかし，体内に戻された受精卵が必ずしも着床するとは限らず，治療を受ける女性は，妊娠するまでに何度も同じプロセスを繰り返さなければならないかもしれない。

アメリカでは，不妊治療は高額ビジネスであり，多くの道徳的，医学的，そして法的問題を引き起こしている。精子ドナーや卵子ドナーがいる場合，あるいは代理母（surrogate mother －妊娠維持者（gestational carrier）とも称される）がいる場合には，親権は誰の物かといった問題は判断が難しくなる。

生殖技術の発展に伴う問題には，血縁関係の曖昧さ，というものもある。これは法的判断が不可欠な問題でもあるが，例えば，医学誌ニューイン

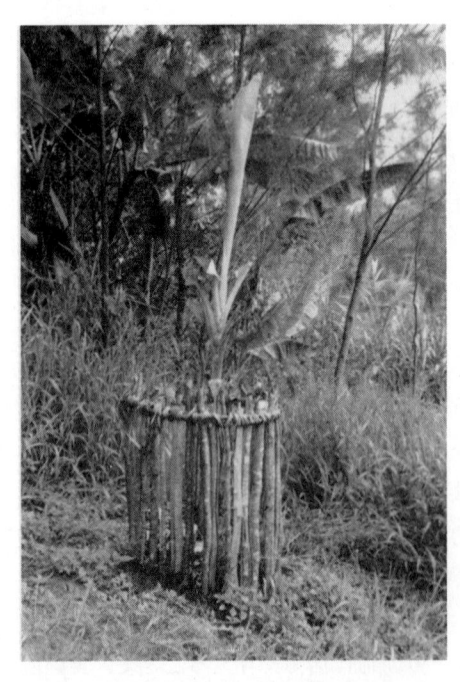

図11-7 ハーゲン．後産とへその緒を収めて，子どもが土地に「根づく」ことを願う特別な囲い．囲いの中にはバナナが生え，成長と再生の力を象徴している（カウェルカ・クンドンボ集団－ Kawelka Kundmbo）

グランド・ジャーナル・オブ・メディシンで報告された事例では，実に5人もの成人が携わった妊娠であるにもかかわらず，生まれた子どもは「両親不在」であるとの判決が下った非常に複雑なものであった（Anna 1998）。この事例では，不妊に悩む夫婦が体外受精を選んでいる。そして，精子と卵子の両方がドナー提供された。提供された精子と卵子から発生した胎児は，遺伝子的に無関係の女性の子宮に着床され，正常分娩に至る。しかし，当事者の夫婦が出産前に離婚してしまう。そして，遺伝子提供者ではない「父親」が，子どもの養育を拒否するのである。「両親不在」とされた第1審判決は控訴され，カリフォルニア州での第2審では覆される。その時の判決文は以下の通りである。

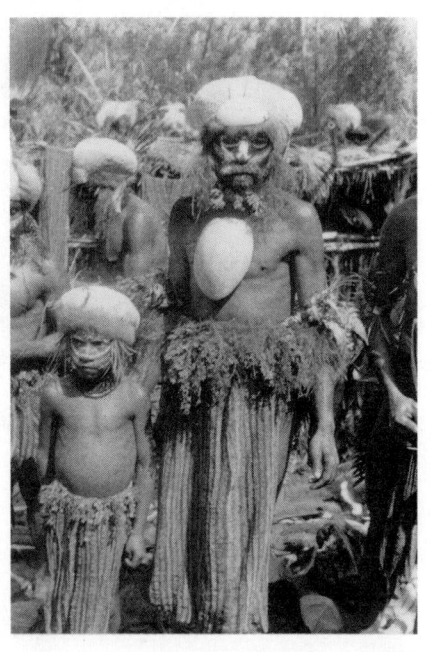

図11-8 ハーゲンの女性霊祭儀の踊り手（男性）とその息子（父親の「バナナの木」）（カウェルカ・クンドムボ，1973）

　「婚姻関係にあった夫と妻の依頼を受けて，血縁関係のないその子どもを妊娠した代理母が，その子を出産した後，それを依頼した夫と妻が，法的な親権保持者であると見なされるべきである。〔中略〕なぜならば，いずれの場合においても，その医療行為は，それを依頼した，子どもの養育意思のある夫婦によって始められた行為であるからだ」（Buzzanca v. Buzzanca 判決文より Annas 抜粋・引用 1998）。

　もう1つ例をあげよう。ニューヨーク在住のある女性は，卵子摘出を5回，胚移植を9回行ったが，1度も出産に至ることはなかった。そこで，女性と夫は代理母を探すことにしたのである。これにかかわり，クリニックとの間で，胎児生産と一連の体外受精プロセスを実行する旨の承諾書と誓約書を交わすことになる。承諾書の一部には追記文があり，それには，「（遺伝子上の）両親が妊娠を願わなくなった場合，もしくは，体外受精のためにかかわる一連のプロセスにおいての選択能力を欠如したと見なされた場合は，この体外受精クリニックに両親に依頼され生産している冷凍胚の処分などを一任するものである」と記されていた

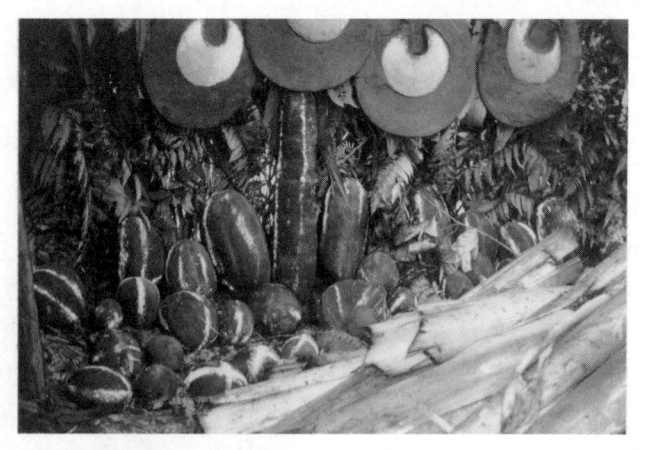

図 11-9　女性霊の祭儀に用いられる聖なる石．その前に掘られた土釜はバナナの葉で覆われ，豚が蒸されている．上部には土台がつけられた真珠貝が吊られる（1970）

（Annas 1998）。

　この夫婦に子どもはできず，結局離婚に至る。女性側が，この時作られた冷凍受精卵を所有したいと申し立てたのに対して，男性側はこれを拒否している。第1審では女性側の勝訴となったが，後に高裁で覆され，受精卵は女性の手元に残らなかった。

　上記の例はいずれも，生殖技術というものには病院やクリニックのみならず，法律も関係してくることを表したものである。アメリカにおいては，各州行政が独自に養育者および親権の定義を提示する権限を持つが，生殖技術に頼った妊娠の場合には，一義的には解釈しきれない新たな問題を内奥している。事務的な面での問題には，ドナー提供される卵子や精子に対して，どのような記録の取り方が適しているのかなどもある。これらの治療法や技術によって誕生した子どもたちに遺伝子的，生物学的両親を知らせることや，戸籍上は無縁のこのドナーたちに，子どもの側から法的あるいは精神的要求を提示する権利をどう取り扱うのか，そして代理母や遺伝子上の母親たちに，「母性権」を何％まで与えるべきなのか，と，このように技術発展に伴う新たな問題は多岐に渡る。

　母性およびその権利をどう定義するか，というこの問題を取り扱ったケースとしては，1986年にニュージャージー州で起こった事件が最も重要であろう。ニューヨークの不妊治療センターが書き上げた契約書のもと，メアリー・ベス・ホワイトヘッドという女性が，ウィリアムとエリザベス・スターン夫妻の代理母と

第 11 章　豊穣性（受胎）　165

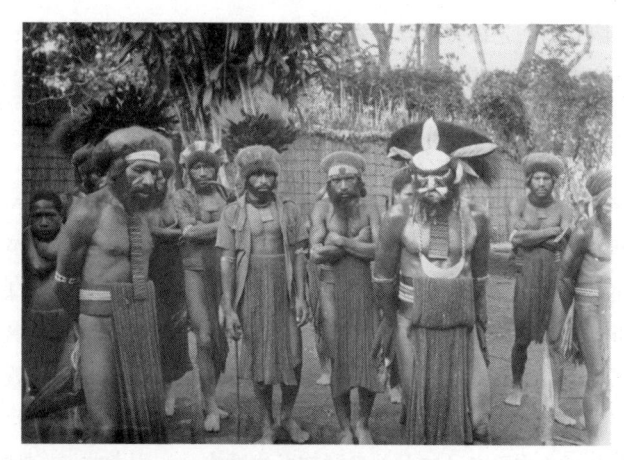

図 11-10　女性霊の祭儀の直前，真剣な表情で豚の杭数を確認するコペ（Kope）族の男たち．杭に括られた豚は祭儀がはじまる前に捧げられ，この集団と味方との絆を深める．

なった．スターン氏の精液がホワイトヘッド婦人の体内に注入され，受精された．契約書には，出産した子どもの全権をスターン氏の物とする旨が明記されていた．しかし，いざ出産に至ると，ホワイトヘッド婦人は罪悪感に苛まれ始める．「これではまるで，子どもを「奴隷」として売り渡すようなもの」（ここでいう「奴隷」とは，自動的に発生する近親関係を無視して物体として他者にその権利を移すことである（Fox 1997: 57））．

　そして，彼女は自身の夫と共に「ベビーM（Baby M）」として知られるようになった子どもをスターン氏に渡すことを拒み，果ては警察までが動くことになる逃亡劇を繰り広げることになる．警察に捕まって後，再び法廷の場で争われた「ベビーM」の所有権は，「生殖主導者」であるスターン氏の主張が「生殖受動者」であるホワイトヘッド婦人の主張を退け勝訴し，幕を引くのである．

　この事象を検証しているロビン・フォクスは，この裁判があった当時，「裁判所の友（amicus curiae）」として実際に裁判に携わり，哺乳類の社会における母と子の絆の深さを説いたが，結果的には彼の意見は効を奏するものではなかった．契約書という法的文書が，母親の権利に勝ったのである．フォクスはまた，この裁判における判定をより難しく，複雑にしたのは前例の不在と，それゆえあらゆる前例を駆使しなければならなかったことである，と後に指摘している．ここで見る通り，バイオテクノロジーは人の夢を実現すると同時に，人に非情なまでの精神的，法的葛藤をもたらす，パンドラの箱であるといえる．1 度開けてしまっ

たら，2度と閉じることのできない箱なのである．人の想像力がまた，いかに現実に問題を引き起こすかを，次に述べていこう．

4. 切断された指とバイオテクノロジー―代喩としての人

　ニューギニアの伝統社会からアメリカへと，本章で我々が示してきた例の数々は，いかに世界中のあらゆるコミュニティにおいて豊穣性（受胎）が重要な価値を持たされているかを表したものである．ニューギニア高地の人々は，人間の豊穣性と宇宙世界の再生産を関連づける緻密な儀礼を構築している．その中では，高価な家畜の豚が何百頭と惜しげもなく生贄に捧げられ，大枚の貝殻通貨が支払われる．アメリカでは，人々は高額な生殖治療を受け，不成立に終わった自然の営みは，緻密なバイオテクノロジーの産物が代行する．両者共に，豊穣性（受胎）は一大ビジネスチャンスであり，バイオテクノロジーは伝統儀礼や，呪文，祈りに取って代わる．

　我々が指摘したように，バイオテクノロジーはまた，親子の絆の定義を再構築させることを迫り，その定義から派生する「親族」の定義や，それにかかる権利と責任といった道徳問題へと，さらに多くの問題へと人々を引き連れるのである．そして，どこまで生殖の過程に関与して良いものなのか，という問いを突きつける．例えば，羊水検査で胎児がダウン症（Rapp 1993）であることがわかるのだとすれば，堕胎の是非が問われることとなる．もし，親に子どもの性別を選ぶことが許されるとすれば，そしてバイオテクノロジーが今まさにそれを可能にしている状況の中で，それは親の権利となるべきなのか．その取捨選択によって人口統計は変貌するのか．その結果として人口中の男女比に変化が現れ，結婚人口の減少を引き起こすのではあるまいか．もちろん，多くの文化において人々は生まれてくる子どもの性別を選ぶべく儀礼を構築してきている．女嬰児殺害もそのパターンの1つであり，多くの場合人口増加を阻害するために見られる行為であるが，これも人口統計に影響を及ぼすものである．今まで呪術によって，あるいは節に祈りを捧げることによって，世界中で人々が望んできたことを，バイオテクノロジーはいとも簡単に叶えてしまう方法を編み出したにすぎない．

　バイオテクノロジーの登場によって引き起こされる新しい議論において，生殖をコントロールしようとする行為は，古代から今なお綿々と行われてきたものだという点は忘れられがちである．さらには，バイオテクノロジーが親族の概念を再定義させるものであり，ゆえに家族形成の根幹を揺るがすものである，との意

第 11 章　豊穣性（受胎）　　167

見も出るのである。我々があげてきた事例の中にも，確かに新しい概念の登場はある。生殖受動者か生物学的母親か，といった母性における新分科・分類は，その顕著な例であろう。

　しかし，取り上げられる問題の多くは，決して新しいものばかりではない。子の親，あるいは養育者が一対の両親以外にも存在し得るのが，常識化し親族の定義の基礎となっている集団は実に多く存在するのである。より具体的には，社会的養育者と生理学的・生物学的養育者を，人々は区別しているのである。人類学の基礎講座を受講する学生たちは，スーダンのヌエール（Nuer）族の人々の事例をまず教わるものである。ヌエール族の人々の間では，生まれてくる子どもの親権は婚姻時に支払われる家畜という結納金で譲渡されるが，実際の親権は妊娠時に母親にまた別個で支払われ，またその支払いを成立させることで物理的に子の親になる権利がやり取りされるのである。この人々の文化の特筆すべき点はさらに，死別した夫の名前と別の女性とで「婚姻関係を結び」，息子たちが夫の家系の継承者となり，家系が絶えることを防いでいることである。これを成立させるためには，性別のスイッチングと，息子を授かるために第3の生殖協力者が必要となる（Evans Pritchard 1940, 1951）。

　太平洋地域は，親権の移譲と称される行為が事例豊富な地域である。これは，我々の概念の中では，養子縁組が最も近い言葉となる（Brady 1976）。この行為の中で，子の養育（親権）にかかわる要素は人々の間でシェアされ，交換されたりするのである。それはまた，ある一方の養育者の利益になるように，他方の養育者の権利が消失するものでもない。西欧諸国においては，養子縁組は生物学的親権所有者から社会的養育権所有者への親権の完全移譲であるが，このモデルの場合，「遺伝子上の」親権が誰にあるのか，という点の定義が混乱を来たすと，法的判断が難しくなってしまうのである。そもそもこの親権の完全移譲モデルが選択された理由は，養子となる子どもが生物学上の親と，社会制度上の親（里親）との間で，どちらの親族に属するべきかの混乱を回避するためである。にもかかわらず，往々にして，養子となった子どもは，成長段階で生物学上の親の存在を知るところになり，あるいは親権を放棄した親が後に子どもを探し出してみたりと，結局子どもは自分がどちらに属するべきなのかを悩む結果となる。この種の問題は，西洋における親族の定義が遺伝学的，生物学的に決定されていることに起因する。しかし，バイオテクノジーの登場によって，定義の根幹が揺るがされると，法的にも個人的にも新たな混乱が生じ，今なお法整備がままならないので

ある。

　アメリカに代表される西洋での悩みに比べて，よりおおらかに，柔軟性をもって親権や親族の概念を構築してきた社会においては，このような属性の混乱は現れないのである。親族の範囲はいかようにも広がる余裕が持たされ，また時間の経過とともに変貌していけるのである。養育の概念は血縁の概念と同じ比重で考えられ，この2者が混在することで，属性への考え方は柔軟性を持つのである（A. Strathern 1973, Meigs 1989）。さらに衝撃的なのは，太平洋地域やニューギニア地域の部族集団の人々の考えの中では，スコットランドの科学者のグループが「羊のドリー」を作り出すことに成功したことで新たな局面を迎えた，クローン技術の開発によって我々の社会にもたらされた，親族の概念のみならず人とそのアイデンティティを問うた哲学的新問題は，すでにある程度想定されていたという事実である。

　本章本節のタイトルの意味がここにある。19世紀から20世紀初頭の「アームチェア人類学者」［実際にフィールドに出ることはせず，宣教師や外交官といった外界からの帰還者たちからの情報を頼りに，机上でのみ人類学研究をしてきた学者たちを指す言葉］が提唱するように，「一部分を切り取って全体を推し量る（part for whole）」（代喩）手法は，多くの呪術的考えや慣行にまつわる論理を説明しうる。ニューギニア高地での例をあげて説明しよう。

- パンギアでは，呪いをかけたい相手の髪の毛，爪，糞，あるいは食べ物についた唾液などを秘密裏に手に入れ，それを近隣ではなく遠方の邪術師に送る。邪術師はそれらの物を火に炙ったり，霊の住む水の上に置き，相手に病いを患わせたり呪い殺したりする。これは「食われる（nakenea）」という（第6章参照）。
- ハーゲンでは，人のミン（min）あるいは霊・生命の力が身体のあらゆる部分に宿るとされている。昔は，親族や伴侶の死を悼む行為として指を切断する際，まず斧で切断部分をカラ打ちしてそこに宿るミンにそこから出て行くように促したという。警鐘を受けたミンは藪に逃げ込むが，機嫌は損なわれているので，後に指を切断した者が死ぬときに報復することもある（Strauss 1962）。この切断された指は人の比喩，代喩である。
- 南高地州に居住するケワ（Kewa）の人々の民話には，クランの戦士が同じクランの者たちが住んでいたことのあるロング・ハウス（儀礼に使われる家）の火種籠に骨と髪の毛を入れておいたところ，後に復活してきた話が記録に

残っている（LeRoy 1985: 213）。

・ハーゲンの民話には，カウクラ（Kaukla）という男性が亡くなった妻を湖の底にある死者の国に捜しに行く話しがある。これよりも前に亡くなっている彼の姉が，妻の死を悼んで指を切断する際，その血を数滴何かの野菜にかけるようにといっていた。姉が，亡き妻にこの野菜を食べさせると，妻は生き返り，夫婦はそろって生還する（A. Strathern 1977 pp.79-80, Vicedom 1943-8 vol.3, myth No.62）。

最初の例では，人の一部分がいかに遠方の者に呪いをかけるかが表されている。2番目の例では，人の体の一部分にその人の生命の力の一部分も宿っていることを表している。また，その生命の力の一部分が身体本体から切り離すことも可能であることが指の切断の下りでわかる。3番目の例では，儀礼的に霊力の強い場に置かれることで身体の一部分からその人全体が甦ることを表している。4番目の例では，姉の手を借り夫の血を含んだ食べ物を食べることで妻が生き返るという，もう1つの甦りの事例が表されている。

次に述べるデゥナ族の例からは，さらに強力な血の力を見ることができる。

デゥナ族の人々の間では，妖術師は食らいたい人の所に夜の間にやってきて，血を少し抜き，容器に入れ，木の洞に隠すのだといわれている。この容器の中の血が成長し，人のようになる。これを妖術師は見て取ると，その人型を殺して仲間と饗宴を開くのだという。ここにはハーゲン地域での論理と類似性がある。血が生命の力を持っており，血の一部は「培養」されて血の持ち主の幻影を生むことができる。さらには，その幻影は食うことができるのである。

ここに展開される論理は，我々の持つクローニングの論理に十分近いということができ，西洋の科学者が今，漸く現実化への一歩を踏み出した考えを，ニューギニアの人々は想像のうえではとうの昔に予期していたことといえるのである。彼らがある特定の物に儀礼を施し呪文を唱えることでその物体に力を与え，人を病気から回復させる行為には，同様の論理が働いているのである。彼らの健康と豊穣を願う一連の行動や考え方からは，第9章でも述べた通り，豊かな想像力に裏打ちされた架空のものを想定した儀礼を構築する能力があるのである。

本章では，バイオテクノロジーの近代的概念とパーソナリステックな体系の中における医学的慣行と宇宙観とを対比することで両者の間にある違いはもとより，類似性も示してきた。次の章では，医者と患者のコミュニケーションの観点からこのことを見ていくとしよう。

第12章　医師と患者のコミュニケーション

1. 問題の所在

　本書第8章で述べた通り，プリスキンによるイスラエル人医師とイラン人患者の間のコミュニケーション事例では，本章で取り上げる問題が多く含まれている（Pilskin 1987）。彼女はこの両者のやり取りが突き当たる文化的，異文化的，相互作用的，そして職業的要素を浮き彫りにし，いかに文化的要素がこの2者の関係に強く作用し，意思疎通と誤解を生じさせるかを明らかにしている。彼女の異民族間事例は，すべての医師と患者の関係に存在し得る事柄を表しているのである。この2者の間で意思の疎通や同調性が失われる可能性は，正確な診断と治療法を見誤らせる危険性を増加させるものである。言い換えれば，ここで重要なことは，医者に診てもらうという行為は，中立性の高い行為ではないということである。そして，生物医学の場面においては必ずしも科学的根拠を持つものではなく，儀礼による癒しの場面では宗教的根拠を持つものではないのである。医師側も患者側も，双方の出会いの場には数多くの考えと思いを携えて向かう。そこで表現されるものもあれば，されないままのものもあり，すべてが両者のやり取りに影響するのである。この分野の研究ではコミュニケーションや意志決定を下す際に影響を与える要因や要素の解明が試されており，調査方法も，同席して参与観察する方法や会話の録音，あるいは医師と患者双方へのアンケート方式の聞き取りなどがある。

　本章でも，他の章同様，アトウッド・ゲインズ（第8章）の「新」民族精神医学を軸に，生物医学の理念と技法を他の考え方や伝統的なものと「同列比較」しながら話を進めていく。もちろん，生物医学そのものにも文化的論理があり，またこの論理が世界の地域ごとで異なった解釈をされていることも忘れてはいない（Lock and Gordon 1988 も参照のこと）。我々はまた，この手法を用いることで，生物医学がその考え方の中で限りなく科学的，かつ中立であろうと試みていることは賞賛しつつも，生物医学が唯一科学的であり病気に対するアプローチが中立

であるという考えに反論するものである。さらには，生物医学が独特の論理を持っているからといって，他の考え方に論理性がないわけではないということ，そして双方の論理は必ずしも異質で，相反するものではないことも示していきたい。

　加えて，誰にとっても医療の場面でのコミュニケーションは重要である。誰でも何らかの病いにかかることはあり，専門家の助けが必要になる。このトピックはゆえに，誰しもが経験のある，良くも悪くも感情的なものになりやすい。生物医学の場で，我々にとって医師とは弁護士や税理士とはまったく別の，重要な役割を持つ人物である。医師は我々の身体のレベルで関係するだけではなく，精神や，経済的な問題にも深くかかわってくるからである。他の医療体系の中でも同じ傾向は見られる。例えば第8章では，ハイチにおいて，道徳や宗教心が病気と深くかかわっていることを見てきた（Brodwin 1996）。体現あるいは具現化の思想の中では最も複雑な社会的・文化的問題は多くの場合，身体の兆候として表れることも見てきた。したがって，医学とはこのような問題とかかわり，それと共振するものなのである。

　人類学者による通文化的研究では，生物医学と他の医学体系を比較するとき，表層事象比較に傾きやすく，またそのような比較研究はあまり意味のないものであることが指摘されてきている。例えば，生物医学の場面では症状のみに注意が注がれ患者は二の次になり，癒しに総称される精神的あるいは霊的治療においてはその真逆である，ということは言えないのである。いずれの場面においても，多種多様な事柄が混在し考慮され，ゆえに我々がいうところの治療と癒しが成立するのである。医師は患者の状態や症状を聞き取りながら，患者の全体像を把握しようとしているのかもしれない。宗教的ヒーラーは，患者が親族であったり，あるいは霊からの予言があり，すでに患者のことを知っているため，症状のことしか聞かないこともあるだろう。メキシコのヒーラーたちの場合はこのような事例が多かった（第7章）。それゆえ，我々も強調点が異なることは認識しつつも，ここで誤った，単純化された対立論を展開しないように細心の注意を払わなければならない。

　しかし異なった医学体系には，異なった「関心の中心」があることを念頭に置かなければならない。そして，これが診断と治療の進行具合にかかわってくるのである。本書第4章では，マウント・ハーゲンの儀礼的職能者（mön wuö）の関心の中心を，彼らの治療活動の中で示してきた。職能者は患者の状態が死霊の攻撃によるものなのかを占うこともあり，死霊の仕業であれば生贄を用いて患者に

取憑くのを止めるよう促す。このとき，死霊は患者の「頭に憑く」とみられる。あるいは，症状や患者の行動などを聞いた後，ブッシュの霊が死んだ親族の死霊に頼まれて患者に仕置きをしていると判断することもある。このとき，死んだ親族は患者の行動になんらかの道徳の欠如を見て怒っているとみなされる。この場合，ブッシュの霊に礼儀正しくお引取り願う方法が取られる。

　このような考え方の世界では，患者の病歴や身体検査など必要とされるはずもない。職能者が知りたいのは，患者の身内で亡くなった者は誰かということと，その者に不義理を働いたかどうかであり，それが関心の中心となる。この種の考え方はメキシコの降神術者の前提でもある。メキシコの場合，ヒーラーはトランス状態に入ると己の善い霊から患者に病気をもたらしている悪い霊が何であるかを示される。他所では治療が効かずに死んでしまう場合に妖術を理由に考えるが，メキシコのヒーラーたちもまた，妖術の概念は除外している。

　加えて，どの脈絡においても医師やヒーラーにはすでに構築された「理念と知識の枠組み」があり，コミュニケーションの取り方にもこの枠組みが大きくかかわってくるのである。これは先に述べた例からも明白であろう。

　そして，医師，患者の両者は，ある「特定の社会的立場」に属しており，学歴，家柄，階層，文化的背景などが両者のかかわり方を決定づける。この点は，批判的医療人類学では最も強調される点である（第13章参照）。

　この3つの要因（関心の中心，知識の枠組み，社会的立場）を見れば，治療に至るまでの過程は交渉事と同じであり，他の場面同様両者の力関係によって左右される。なぜならば，この3つの要因とはまた，決断に至るまでの力学に関する事柄であり，ここで決定されたこと（医療の場面では治療方針ということになるが）がいかにして，あるいはなぜ，患者によって遂行されるか否かを決定するものでもあるからだ（Waitzkin 1991参照）。したがって，ここで行われるコミュニケーションの基礎となる普遍的な条件のセットが存在する。例えば，医師と患者との関係がもともと近しい間柄であるのかむしろ距離のあるものなのかで，両者の間でやり取りされるコミュニケーションに現れる暗黙の示唆と明示的指示の比率は変わってくるのである。

　コミュニケーションの不成立は，多くの場面であまり大きな問題にはなりにくい。しかし，生物医学の場面では，医師側が患者側に診断の基礎となる情報提供を委ねなければならないためにこの不成立は問題となる。医師あるいは患者，または双方が，このコミュニケーションに対して重きを置いていない場合にも，問

題は起こるのであろう。生物医学は症状（患者からの情報提供による）と実際の病因（検査によって明らかにされる）とを区別することにある。どちらか一方に頼りすぎることは，診断の正確さを欠かせることや，治療方針の誤りに通じる。同じような症状は別の病因から現れることもあり，逆に，あばら骨の周りの痛みや，筋肉痛を訴えている患者にメラノーマの検査を医者が求める場合のように，まったく関連性のない病因と症状を結びつけてしまうこともあるだろう。

　ギルバート・ルイスはこれに関連して，違う観点から興味深いことを述べている。「個人にとってその病いが持つ重要度」というのがそれである（Lewis 1993: 104）。ルイスは，病いに関する行動が社会概念的であるという観点から出発して，疾病と病いの区別をこれに加える。疾病は生物医学の領域のものであり，病いは患者の経験値の領域のものである。そして，「病いは人を特定する。個人の観点からは診断名とは部分的標識でしかない。〔中略〕病いはそれぞれ独自のものであり，特別な機会として現れる。〔中略〕それはその人の人生の一部であり，その人の個人史的イベントである」（p.104）。彼はさらに，彼の調査地であるパプアニューギニアのサンダウン州（西セピック）のグナウ（Gnau）族の人々の事例を2例紹介している。

　1つ目の例では，ある年配の男性が頭痛に悩み家にこもっている。この男性は母方の親族が彼らの土地の木を切り倒していると考えている。女兄弟の息子は母親の土地に生える木のような存在と考えられ，そのような木が切り倒されると，息子はその痛みを感じると考えられる。母親の男兄弟なら，親族の先祖の霊を呼び出し，木に呪文をかけ，女兄弟の息子に病いをもたらすことができる。これは想像世界の論理の典型であり，道徳と病いの関連性を顕著に表したものである。母親の男兄弟も，何かの因縁がなければそのような行為は行わないからである。頭痛に悩む男性は夢で母方の親族と会い，自分に赤いビンロウジュの実の汁を吹きかけるよう頼む（頭痛を治すものとして）。翌朝，男性は少し元気になっていた。2つ目の例では，兄弟の妻たち2人がサゴヤシを巡って争いになる。弟の妻は実家に逃げ帰り，病気だといった。この兄弟の母親は肺病になり，2人の嫁の喧嘩と不和が原因だと主張した。彼女の夫方リネージの先祖の霊が病いを起こしたのかもしれない。

　この2例で見る通り，グナウ族の人々にとって頭痛と肺病の診断は，社会的原因なしには説明不十分なものとなる。彼らは，生物医学の治療法を受け入れるかもしれないが，社会的原因が決着して取り除かれない限り，治療に効果はないと

いうであろう。そして，外的ストレスが高まると免疫機能が低下するという事実を考えると，彼らのこの言い分にも理はあるのである。この意味では，グナウ族の文化に特徴的な考え方には，社会的脈絡への考慮なしには治療に効果は現れない，というより大きな考え方がその基礎にあるといえる。これはまた，治療と癒しを合わせるということである。生物医学が患者のかかっている疾病の状態に注目する傾向があるとしても，医師と患者のコミュニケーションには，ゆえに，社会的要素が含まれるべきである。

最後に述べた観点からも，いかにコミュニケーションが大事かということはわかる。特に，診断が難しいとされる狭心症であるとか，より広く心臓血管系の病気のように，時として伴う痛みが腕や足に出てくる病気の場合は重要となるだろう。このような場合では，患者から伝えられる症状には細心の注意を持ってあたり，血管造影検査との結果と照らし合わされるべきであろう。この意味で，医師が患者と症状について話し合う時間は重要となる。もちろん，患者との人間関係を構築するのに長け，聞き上手な医師であれば，コミュニケーション能力の低い医師に比べれば短時間で十分な聞き取りが可能である。腎不全や，臓器移植といったより生命への危険度が高い病気の場合では，患者の欲していることが何であるか，生存意識の高さや回復への動機づけの高さを判断することも重要となるであろう。

2. 医師のコミュニケーション能力と障害

(1) 痛みの主観性－狭心症の事例を中心に

狭心症は，実は医師のコミュニケーション能力と診断力を見るうえで格好の例になる。狭心症という名称は心臓血管系の病気の多様な状態に使われ，患者による症状の訴え方もまた，実に多様である。しかし，同時に潜行性でもあり，なかなか症状として現れないため，深刻な虚血性疾患を引き起こしやすい。診断が遅れれば，虚血性心臓疾患は治療も高額となり，生命への危険度も高い病気でとなる。狭心症という名称は，ウィリアム・ヘバーデンが1768年に使ったのが最初である（Pantano 1990: 9）。当初は一般的な状態としての認識はなかった。ピッツバーグ大学医学部出身のパンタノ（Pantano 1990: 50ff.）は，この病気の診断にかかる難しさを述べている。彼の述べる事例の中には，患者の訴える症状が「のどに何かが詰まった感じ」のみで，しかも患者本人のその表現の仕方が「神経が

過敏になって痙攣を起こす」というものがある。他にも痛みが出る体の箇所が，上腕部，ひじ，手首，あるいは下あご，と実に患者によって様々であると述べている。

パンタノはまた，診断をするうえでのコミュニケーションの難しさも記述している。「〔中略〕ジョンが狭心症発作をどう表現していたかを思い出そうと僕の頭はフル回転する。メモをチラとみながらヒントを探す。書いていなかったか。他の患者さんたちが使う言葉を頭の中で必死に羅列していく。あの女性は「象さん」だっけ，あの男性は「お友だち」…「例の奴」ですね，やっと思い出してジョンは初めて僕の話を理解してくれた」(Pantano 1990: 10-11)。

同様の体験は，レガートとコルマンによる心臓病が女性に及ぼす影響の研究報告（1991年）の中にも登場する。「狭心症の症状は人によってまったく別のものである。けだるさ，胸部が焼けるような感覚や締めつけられる感じ，これらが徐々に胸から背中に広がり，首筋から頭部へ，あるいは下方，左腕へと，典型的な狭心症症状を持つ人もいる。しかしながら，こういった多岐に渡る症状の表現は，往々にして混乱を招くものである。例えば，私が最近診察した49歳の女性は，この数年下あごに慢性的な痛みを感じているといっていた」(Legato and Colman 1991: 74)。

この時，狭心症の診断は詳細な痛みの聞き取りをもって下されている。実際は，歯痛のような慢性的な痛みではなく，もっと鋭い痛みが走るということがわかったのである。研究報告をした2人は，なぜこのように診断に時間がかかったのかという質問に，多くのほかの病気も同じような症状が伴うことを答えにあげている。

最大の問題は，狭心症が頻繁に他のあまり深刻ではない病気の症状として見過ごされてしまうことにある。ヘルマン (Helman 1994: 15) が，コミュニケーションの過程で混乱が生じる理由の1つを指摘している。患者が心臓と胸部全体を同列に見てしまっている場合である。狭心症の場合，また，狭窄部によって病気の重さが変わり，正確な診断は造影写真を見ないと下せない。狭心症は様々な症状に強い痛みが伴うため，医師の診察を求める人は多いであろう。しかし同時に，患者の側がこの状態をあまり深刻に捉えていなければ，医師に症状を説明する際，痛みの度合いや発作の頻度を実際よりも低く申告してしまうであろう。ここで見る通り，狭心症は大変深刻な病気であり，またその症状の性質から，診断上の問題が起こりやすい病気でもある。このことからも，コミュニケーション能力の研

究には適した疾患といえる（Jukian et al. 1982 も参照のこと）。

　先にも述べたが，狭心症の診断を難しくしている要因の1つは，患者による痛みの表現法の曖昧さにある。痛みはもともと主観的なものであり，このため，医師対患者のコミュニケーションの場面で，どれだけの痛みが訴えられているのかであるとか，それに対してどの程度の処置を施すべきかといった問題が起こりやすい現象である（Good et al. 1992）。

　痛みにどう対処すべきか，また，すべての痛みに対処すべきなのか，といった問題は様々な分野で議論されてきている。そのうちの1つが，女性の月経前症候群である。毎月の月経前に表現する，俗に生理痛と呼ばれるこの痛みは，月経前の感情の起伏が激しく変化しやすくなる現象に伴って現れる。この症状を，薬物治療を施すべき症状なのか，それとも，単純に生殖機能に伴う生理現象として，無視するまでではなくとも，ホルモン治療を施すまでもないものとして扱うべきなのかが議論されている。薬物関与是正派の中には，医学的根拠を持ってというよりも，むしろ製薬会社の利益を念頭に，といった向きも多く，アンチ・エージングのブームに乗ったビタミン剤やクリームと同様の扱いが見え隠れするのである。

　女性の中には月経前症候群に苦しむ人がいるのは事実であり，子宮内膜症を併発する例もある。子宮内膜症は月経前，月経中に子宮内の膜が剥がれ落ちる異常症状で，しばしば激痛を伴うが，治療可能な病気である。痛みへの耐性や，どこまでが通常の耐えられる痛みで，どこからが異常な痛みかというのは，それを体感している女性本人の主観が基準に成らざるを得ない。しかし，痛みの表現というものは，文化的要因が大きく働くものであり，特に周期的に体感される月経痛や出産時の陣痛などにおいて，この習性は顕著である（Finkler 1991, 1994c 参照のこと）。

　ここまで述べてきたように，痛みというのはその主観的要素から，扱いが非情に厄介な代物である。心電図や血圧，神経伝達物質を測ることで，ある程度レベルを推し量ることはできても，個人個人がどの程度まで痛みに耐えられるかというのは測るのが難しい。ある人には耐えられない痛みも，別の人には心地良いものとなる場合もあるのである。また，嘆きの感情から感じられるような精神的な痛みも，足の切り傷同様，身体の痛みとして感じられるのである。ここに挙げた事例のどれもが，グッドの研究班の研究報告（1992年）にもある通り，医師・患者間のコミュニケーションに登場するものである（例えば，バイロン・グッド

による，顎関節症候群（TMJ［顎関節機能の慢性的な障害］）による慢性痛を患った 28 歳の男性ブライアンの研究と，ポール・ブロドウィンによる，様々な身体の痛みを持ち，その痛みの症状を，医師を含む他者とのコミュニケーションの手段に言葉のように用いた若い女性ダイアン・リーデンの研究がある）。

(2) 患者理解の必要性－糖尿病の事例から

　コミュニケーションや意志決定の能力の研究がどのように，医師の患者への治療やケアに役立つのであろうか。この問いに答えるには，生物医学が培ってきた基礎教義の結果を客観的に見つめるために，医師が駆使する技法を研究しなければならないであろう。医師は，一定のルールに則り仕事をすることが望まれるため，この教義への忠誠は自ずから強固なものとなる。特に，決断を下す場面においてはこの傾向はさらに顕著である。生物医学の基本論理は，①症状と病因の差別化，②病因は疾病を運ぶ物として分類される病原体になければならない，③病因は患者に隠され医師によってのみ特定できるものである，そして，④病因が特定できない場合は医師の診断範疇外の現象である。この 4 点である。

　さらにいえば，医師の診断基準とは消去法であり，まずはより深刻な病気の特定を検査し，そこに異常が認められなければより軽い病気の検査を行う，といったものである。ここで言うより深刻な病気とは，生命への危険を伴う病気のことである。このようなやり方には，いまや常識化した 2 つの危険性が潜んでいる。①患者の感情を時々不必要に逆なでする可能性が高いこと，そして②より深刻な病気に対する検査で異常が認められなかった場合，医師が患者への関心を失う，あるいは他に可能性のある病気が思い当たらなくなること，という 2 点である。どちらの場合も，患者への不誠意，患者に与える不快感の大きさ，と，その代償は高くなる。まさに，「疾病」か「病い」かの境界線上で，このような逆効果が生まれやすいのである。

　もう 1 つ，検査機器に頼りすぎることが問題を大きくしている。検査機器の多用は，消去法診断術においては価値のある診断法である。しかし，1 つの検査では，1 つあるいは 2 つ程度の可能性を除外するに留まり，その先の検査への確固たる指標とはならない。機械に医師の診断責任を委ねてはいけないのである。医師の診断技法の中で，いかに人と機械の接合が行われているのか，関心の大きいところである。

　これを探求するために設定されるべき質問とは，以下の項目に証拠を提供でき

るものでなくてはならない。①医師が描く特定の症状における診断の進ませ方，②医師が目の前にいる患者の状態を可能性広く考えているのか，それともより狭い範囲の可能性を考えて診断にあたっているのか，③検査機械への依存度の度合い，そして④患者の状態の追求をどこまで続ける気があるのか，である。診断の的確さと特定の状態にある患者への治療が成功するか否かは，医師の診断プロセスを狭いものではなく，より広く可能性を視野に入れたやり方に頼るもので，医師が患者の状態をより広い可能性で診察診断できるためには，コミュニケーションの要因が大変重要になってくる。

医師と患者のコミュニケーションが最も重要となるのは，一生管理し続けなければならない慢性疾患を持つ患者との間であろう。例として糖尿病を上げることとしよう。およそ1千百万人のアメリカ人，アメリカ総人口の5％が糖尿病であるとされている。アフリカ系，ヒスパニック系の人々の方が他の民族系の人々よりも糖尿病を患う確立が高いとされている。また，妊婦の3〜5％が妊娠糖尿病を患うといわれる。糖尿病患者の健康管理は，綿密な食事療法に従い，運動療法をこなし，加えて低血糖薬の摂取と，非常に複雑なものである。適切な健康管理法を作るには，医師と患者が信頼関係にあり，患者の状態を的確に把握できる会話がまず，成り立たなければならない。

厳しい管理の下に自分の身体を管理しなければならないことは，患者にとってあまり馴染みのあるものではなく，家庭の状況，隣人関係，経済的理由，あるいは他の外的要因からのプレッシャーで，なかなか上手にはできないものである。患者はまた，文化的，民族的背景を含んだ言い回しや言葉を使って自分の病いの症状を表現するが，研修中の医師はまずこれらを正しく解釈できるようにならなければならない。患者の用いる語りは，時として複雑なニュアンスを含んでいることもあり，それらを1つ1つていねいに解読していかなければならない。

ここで1つの事例を見ていくことにしよう。シカゴのクック・カントリー・ファミリー・プラクティス・クリニック（Cook Country Family Practice Clinic），アメリカの市民病院の1つであるが，ここで行われた研究（P. J. Stewart and A. Strathern 1997）の中の糖尿病治療の過程を見てみよう。この診療所では，予約患者と一般外来患者の両方を受け入れている。一般外来には，シカゴの様々な地域からの患者が来ており，患者と医師との関係に持続性を持たせられるよう，外来の度になるべく同じ医師が同じ患者の診察を担当するようにしている。ここで行われた研究調査では，医師同士の会話（医学生・研修医（レジデント）と主治医

との間のやり取りである）の掘り下げも行われた。医学生・研修医と担当医（主治医）が，1人の患者の治療に関して話し合いを持つのは，クック・カントリー・ホスピタルの研修プログラムの一環として行われる。医学生と研修医の間の討論は主治医によって評価される。

　こういった研修プログラム中，主治医にはまた指導医としての役割もある。ロバート・ハーンは著書『病気と癒し（Sickness and Healing）』の中でベテラン医師のバリー・シーグラーとの会話を記述している。この中でシーグラー医師は，意思の知識の90％は，医学部を卒業した後で，患者とのやり取りの中で培われるものだと述べている（Hahn 1995: 181）。クック・カントリー・ホスピタルの研修プログラムは，少しでも早く先輩医師の知識を医学生や研修医に受け渡そうとする試みでもある。

　医師と患者の間には往々にして，健康と病いに対して異なった概念が存在し，これが診察時のミスコミュニケーションを引き起こしてしまうことがある。このような食い違いは，例えば，糖尿病がどのような病気であるかを，医師と患者の双方が同じレベルで理解していなければ，患者の自己管理の仕方が不規則になる場合もあり，そのことから出現する身体的症状は，医師の側にすればまた，不規則かつ予想外のものとなってしまう。

　クック診療所で行った研究では，医学生・研修医と主治医のやり取りの内容を観察・記録する方法が取られた。医学生と研修医で患者の診察にあたった後，速やかに主治医にその結果が報告される。患者にはこの間，診察室で待っていてもらう。主治医から報告に対して適切と思われる何らかのコメントを受けると，医学生と研修医は再び診察室の患者の所に戻り，この時点で初めて処方箋を書き，自己管理のアドバイスを与え，患者とのやり取りが終結する。

　患者への問診は情報採集のために行われる。この過程は，第3者の医師が採集された情報を基に診断を下すことと，医学生と研修医の評価をすることでおおよそ完了する。患者の話は，記述される際，無駄を省くために重要と思われる点のみが編集されることが多い。「私にプレゼンするのは，我々が治療として集中すべき事柄だけで良い」（Good 1994: 78）とは主治医の弁である。しかし，この「集中すべき事柄」を決定するまでには，難しい決断の過程が存在する。問診から得られる患者の話が症例として提供されるためには，医学的問題として再構築されなければならず，患者から得られる情報を重要度で選別し，かついかに効果的にこれを物語れるかが，医師には不可欠な技能となる。

この選別の過程を事例で紹介しよう。
①事例 A
　4年次の医学生が主治医に提出した報告には,「私の見ている患者は,糖尿病を理解していない。ただ,糖尿病を患っているために様々な症状が現れるのだと思っている。患者は糖尿病という病名は知っており,これが慢性化し得る疾病であることも知っている。患者には,インスリンの投与量および投与時間が記されたスケジュール表が渡されている。このスケジュールは担当医への相談なしには変更してはならない」とある。
　この事例では,医学生によって患者は自分の身体の状態について無知な人間として表されている。また,徹底的に受身の存在であり,矮小な問題でも医師の決定なしには行えないとして表されている。ここに示されるイメージは,患者が自分の身体の状態を理解する能力に欠け,ゆえに日々の状態の変化に即してインスリンの投与量を変える判断力がなく,結論として患者の積極的病状回復行為を認めないものである。
②事例 B
　アジア系アメリカ人医学生による51歳の患者の報告書である。
　患者は,低血糖発作で午前4時30分に救急救命室に運ばれてきており,この時,同様の発作が出ないようにインスリン投与量を変更するべく,検査受診のために診療所への紹介がされている。
　医学生の報告を聞いていた主治医は,患者と再度低血糖症の症状について問診をすることを忘れないように,とコメントをした。この(医学生にとって)予想外のコメントへの医学生の反応は,患者は22年もの間糖尿病を患っているため,低血糖症の症状などわかりきっているはずだ,というものだった。これに対して主治医は,患者が何を知っているかは医師が推察するものではなく,患者にきちんと聞くべきだと指摘している。
　さらに,患者の家族についても問診すべきであると主治医は言い,特にこの患者の場合には,患者の妻に患者の食生活にもっと注意を促すべきであろうと補足している。この患者は時々夕食を抜いたりして,食事療法の計画どおりの食生活を怠っているようであった。
③事例 C
　アフリカ系アメリカ人の女性研修医による,54歳の女性ネイティブ・アメリカ人患者についての報告。

予約診察の度に，この女性患者の血糖値は高く，理由を聞かれると患者は，13歳の娘の生活態度にストレスを感じているからだと答えている。ここに現れているのは，患者を取り巻く社会的環境を管理できず，患者の健康管理にも悪影響を及ぼしている事実である。また，食事も計画どおりには摂っておらず，インスリン投与レベルを変えることなくケーキのように糖分の多い食べ物を摂取している自分の自己管理能力の低さも告白している。

　これに対する研修医の見解は，インスリンの投与を増やして管理をきつめにするように，というものである。主治医からの補足コメントはなかった。この報告を聞く限り，研修医は患者本人から問診による情報採集をしたというよりも，むしろ患者のカルテを見て治療方針を決めているのは明確である。

　上記の3例を見ると，医学生や研修医たちが，それぞれ違った患者との接し方をしていることがわかるが，患者との関係は常に希薄であり，家族のサポート体制に至っては，まるで考慮されていない。しかし，主治医からこの観点に目を向けるよう指示が出されている事例も，1例あげた。

　これらの例から示唆される点は，以下の通りである。①医師，医学生，そして患者の間にある知識と視点の食い違いに注意を向けるべきである，②効果を上げるためには患者と病気の治療手段の全体像が医師と医学生との間で共通していなければならず，③食事の摂り方，インスリンの量，血糖値の相互作用に関する患者の理解度を探る必要，および医学生－主治医間の会話での言葉のニュアンスと問診中の医学生－患者間の会話での言葉のニュアンスを比較検討する必要性，④患者の説明モデル（EM-Explanatory Model）と医学生,医師のそれとの擦り合わせ，そして⑤医師から医学生に出される指摘点が，医師の経験上の知識のみを例証するだけで，上記①と②に関連しているかどうかを注意深く検証する必要がある。

3. 考　察

　病いに関する語りを研究する論文は多数あり（Mischler 1986; Gunnarrson et al. 1995; Good 1994; Finkler 1995），中でもミシュラーは医師－患者間の会話の詳細な記述を行い，治療の提供者と受容者の間にあるコミュニケーション障害のより深い理解を試みている（1986aおよび1986b）。またウェイツキンは，医師と患者間の会話を力関係の働き方の視点から分析を試みている（Waitzkin 1991）。

　患者と医師との間のコミュニケーション障害の問題は，「医師と患者の言語の

使用域の違い」から生じる（Bourhis et al. 1989: 339）。これは，社会経済的要因の産物であるともいえよう。「有言語であれ，無言語であれ，会話を理解するうえで，民族的背景や，人の見方，認識の仕方，さらにはより広い意味で地域性を知ることは不可欠である」（Cicourel 1992: 294）。また，バイロン・グッドは個人間に存在する意味論のネットワークを取り上げ，患者を取り巻く一般社会における現象や経験を探るには，医学用語をわかりやすく翻訳することが重要であると強調する（Good 1994: 171-174）。

もう1つの障害は，医学生が一般に，身体と精神を別のカテゴリーで考えるように訓練されていることに起因する。このような医学的思考回路に加えて，医学生と医師との間にも別個の価値観が存在し，そのために情報の伝達に解釈の誤差が出てしまうのである。患者の置かれた社会の複合性や複雑さを把握し，患者の全体像を理解しようと努めることは，コミュニケーションの行き違いを避ける有意義な方法であろう。生物医学は，宇宙論，存在論，認識論，人格への理解，社会，道徳，そして宗教に意識を広げなければ，効果的なものとは成り得ないのである（Lock and Gordon 1988）。

ここで言われる患者の全体像とは，身体と精神の複合体であることを強調しておこう。これは今日人類学の世界でも広く議論されていることである（例：A. Strathern 1996）。しかし，問題は患者本人もこの全体像という観点で己を見ていないことに起因する場合もある。彼らもまた，身体と自己を切り離して考えているのである。患者は，自分の身体に起きている様々な症状を「自覚」することが必要であり，医師は患者の身体的現象を患者の意識と合わせて診る必要があるだろう。

糖尿病患者に対して，どのようにヘルスケアの専門家が患者との有意義な交流関係を築けるかを理解するためには，患者の治療をめぐる間主観的なやり取りの中で医師と患者が受け入れられる主体的関与（エイジェンシー）とは何かという基礎的問題を，検証してみる必要がある。疾病は単に存在論的な意味で身体に起きる現象ではなく，時と場所，歴史，そして社会においても経験される現象である。意味と知識は，人々の経験を通して変遷を繰り返す世界において，常に解釈を改め，その時々に応じた対応をされるべきである。医療とは，ゆえに，患者の身体的状態と彼らを取り巻く生活状況とを，全体論的治療法の形態として統合することが，ヘルスケアの提供には望ましいのである。

医師の視点からは，コミュニケーション研究とは，すなわち「患者からの合意

を得られるか否か」というものになる（Singer 1987: 251）。シンガーは，この問題をどちら側の人間が「力」を持つべきであるか，という立場で論じることで，自らを批判的医療人類学（CMA）の範疇に置いている。このような問題は，そう簡単に結論づけられるほど単純な問題ではないのは明らかである。しかし患者と医師との間では，常に何らかの交渉が行われており，これが医師・患者コミュニケーションである，ということはできるであろう。また，お互いの情報交換が円滑かつ有用であれば，その場面で下される決断は最良なものになるのも事実である。

　シンガーの研究の中には，35歳前に必ず妊娠したいと切望する女性が，実際に妊娠したときの事例が紹介されている（この時の妊娠は実は子宮外妊娠であったのだが）。この女性の事例には，いかに患者の疑問が解かれない場面が多いことかを知ることができる。そもそも，この女性が妊娠に対して神経が過剰であったこともあるだろうが，ある場面では，産科医に「すみませんが，患者さん1人あたり7分間しか時間を避けませんので」と言われている（p.257）。シンガーは，研究論文のはじめに，子宮外妊娠は医者が頻繁に見落とす事例であり，見落とされた場合の胎児の死亡率は60％を超えると書いている（p.249）。この事例に登場した女性は，後に正常分娩を果たすが，「患者は，忍耐強くあることを要求されていて，またそれが当たり前だと思われている」とコメントしている（p.257）。この研究報告は，アメリカの健康保険制度（HMO）を介した医療受容を論じたものであり，患者の側に診断時間の重要性と時間規制がもたらす危険性を指摘し，医療側の診察時間とコスト・パフォーマンスの概念を批判するものであった（この議論をさらに理解したい場合は，Frankenberg 1992を参照のこと）。

　研究対象は，医師自身にも向けられる。トーマス・マレツキーは，「ヒーラー中心の研究」に医師を含めることの必要性を強調している（Maretzki 1985: 23）。同じ研究報告の中で，ロバート・ハーンは複雑な「ある内科医の姿」（Hahn 1985: 51-114）を紹介している。内科医はこの中で，生物医学の手法と，自然が神の意思を代行するという宗教観を絡ませ，非常に正直に自分の感情，倫理観，そして医学の不完全さへの苛立ちを露わにしている。この内科医はまた，数値だけで患者の診断を下すことを頑なに拒否し，患者の病歴を含む全体像を知ることに固執している。明らかに，この内科医は治療よりも癒しの側面に重きを置いているが，それでも努めて患者の生理学的課題に集中し，「他の問題」へ言及することを避けている（p.91）。ここに映し出されているのは，医師が恒常的に感じ

るジレンマである。経験を積めば積むほどに，そして仕事と真剣に向き合おうとすればするほどに，彼らはギルバート・ルイスの弁（「病いは，すべからく独特のものである」）が正しいことに気づくのである。しかし，生物医学の職業的文化が彼らを常に生理学へと引き戻し，社会性からかけ離していくのである。逆に，グナウ族の診断では生理学から離れ，社会性，強いては親族とのかかわり方へと意識が働くのである。

また同じ研究報告の中でパール・カッツ（Pearl Katz 1985: 155ff）が，ある医師の言った言葉を引用している。いわく「外科医は何も知らないが，すべてのことをやる。内科医はすべてを知っているが，何もしない」。これは，奇しくもハーンの記述する内科医のジレンマを言い当てるものである。また，生物医学を標榜する医師たちの間にある「感覚の違い」を表すものでもある。外科医は，自らを戦士とみて一種英雄意識がある。また，往々にして威圧的であり患者とのコミュニケーションには重要性を見ない傾向がある。これは，カッツがこの報告の中で述べる，混乱を生じさせるものでもある。「どのような治療をするかの選択肢は，難しい決断を下そうとする外科医によって明確に示される。選択肢は，難しい決断をする意思のない外科医によって混乱させられる」（p.169）。

この例は，本章の論点を明らかにするものである。それは，コミュニケーションは常に重要であり，決断する際に必要不可欠なものである，ということである。

私（アンドリュー・ストラサーン）が，体調が思わしくなく診察してもらったことがある。あらゆる検査をした後に，生物医学的にはなんら問題が見つからなかった時，診察にあたった若い医師から，「何も見つかりませんね。もうお帰り下さい。そのうち良くなるでしょう」といわれた。このような場合にも，せめて何か会話をすることも，必要ではないだろうかと我々は考える。

1980年代からの報告は，その後も10年間に渡って患者，医師，そしてプライマリーケア医のコミュニケーション・パターンを中心に継続研究が行われている（例：Rotes, Deborah et al. 1997, Laine and Davidoff 1996, Novack, Dennis H. et al. 1997. これらすべてはアメリカ医学学会誌（the Journal of the American Medical Association）に掲載）。レインとダビドフは批判的医療人類学から出発して，患者中心の医療の台頭する背景を研究している。患者中心とは，患者のニーズにより深くかかわり，治療の核をそこに求めるもので，従来の保護者型医療提供のスタイルとは隔たりを持つものである。だが，先に述べた幾つかの引用例が示すように，「諭す」ように接することも大事であり，効果的である場面もあるだろう。

医学界では現在，診療時の判断基準の再検討が行われており（Higgs and Jones 1995, Tanner 1993），医療人類学クォータリー誌（Medical Anthropology Quarterly 1998, 12 (3)）には，医師の判断基準と患者の判断基準の人類学的比較研究に関する論文が 5 本掲載されている。

第 13 章　批判的医療人類学

　批判的医療人類学（CMA）は，癒しと治療の慣行に関する人類学的研究がもたらす知識に理論的枠組みを与えるために出発した分野である。この枠組みの中に，それぞれの研究対象とする文化圏にある政治・経済的状況を医療人類学研究と合致させて考えていこうというものである。この学問は，民族誌的データを政治・経済的圧力が形作る社会行動や社会的意味群という文脈の中でアプローチしようとするものである。批判的医療人類学の目的は，いかにして医療および癒しが統制されながら行われているのかを理解することと，場合によっては医療サービスがヘルスケアの有効性と効率化の改善に向けてより良く提供されるように検討することを目指すものである。このアプローチは，グローバル・ヘルスケアの現場に資本主義が与えた影響と，それによって引き起こされた医療リソースの不均衡，そして西洋生物医学が伝統的医療の現場に及ぼす影響への懸念から出発している。

　CMAはグローバルな社会関係に神経質になりすぎており，資本主義への依存度の高さを問題視することにも批判が向けられている。アーウィン・プレスは，CMAの構築するモデルは医療システムの問題を大規模な社会・経済的問題にのみ当てはめられるものだと示唆している（Press 1990）。プレスはまた，医療治療領域の一部は確かにこのモデルによって明らかにされたであろうが，それでも，このやり方では患者と医師の間に生まれるコミュニケーション障害というような，ミクロ次元の問題には有効性はないと主張する（第12章参照）。メリル・シンガーらの他の研究者は，CMA研究のもたらす結果を，特定のプログラム作りに活用してヘルスケアの現場での慣行に変革をもたらすことは可能ではないか，と示唆している。

　CMAのアプローチの問題は，そのアピールも含め，近代人類学の画一的な研究方法に根ざすものである。過去，人類学は歴史的背景を無視して，小規模かつ隔離された集団を単体として論じてきた。この方法では部分的解明しか可能には

ならないとして，もはや使われない手法であり，今やより広い視点からの研究方法が主流であるが，それでも人類学の強みはその土地独特の考え方を丹念に詳細に探求することであることには変わりない。今日特有の問題は，人類学が解き明かす人々の考え方を，政治経済学的分析とどうすり合わせるかにある（Marcus and Fuscher 1986; Knauft 1996）。CMA はこの問題に政治経済というマクロレベルからのアプローチを試みようとしている。大局が小さな部分にどのような影響をもたらすかを見たうえで，歴史的背景が意味群にどういった作用をするかを見ようというものである。ゲインズが主張したように（本書第 8 章参照），このアプローチの仕方では，そこにいる人々の主体的関与を消極的に扱うものであり，病気の解釈を構築し，その対処法を作り出す能力を過小評価するものである。

最近の CMA 教科書では，ベア，シンガーとサッサーがホームレス，アルコール依存症，タバコ依存，薬物乱用，そしてエイズにかかわる問題にページ数の大半を費やしている。特にエイズに関しては，「グローバル・システムが引き起こした疾病」と位置づけて論じている（Baer, Singer and Susser 1997: 159）。これらの観点から，浮き彫りにしようとしていることは，物事を決定するときに政治・経済的な力が働くことが，いかに人々の健康に影響を与えているか，ということである。そして，このため社会科学者は政治と経済の働きに言及せずに事象を論ずることは叶わず，ゆえに，中立な，あるいは何の価値観抜も有さない社会科学など存在しない，というのである。アトウッド・ゲインズは，この論理に大筋では同意するところであろうし，調査法に解釈手法を用いれば外的要因によって強いられるであろう選択よりも，人々の能動的選択権に重きを置くのは当然であるともつけ加えるであろう。根本的に，ここにあげた双方の手法には強みと限界がある（McElroy 1996 参照。医療生態学アプローチ）。

CMA には，それが能動的であろうが強制されたものであろうが，人々の行動からくる物質的な結果に重点を置く傾向がある。例えば，先進諸国における喫煙に関して，ベア，シンガーとサッサーは非常に明確に喫煙行為が心臓病，肺癌，そして呼吸器系の慢性疾患に関連するものと指摘し（1997: 103），この他にも関連性のある癌性疾患を多数列挙している。1994 年の世界保健機構（WHO）報告によると，全世界で毎年 300 万人がタバコ関連の病気で死亡しているとされる。タバコの有害性は長く指摘されてきているが，タバコ産業界は多額の広告費を投入して売り上げを維持し，若年層の喫煙行為を煽っている（アメリカでは 1997 年と 1998 年に，大統領主導で 10 代向けのタバコ広告に反対する一大キャンペー

ンが張られた)。

　喫煙論争のはじまりは，1602年にイギリスで反喫煙記事が雑誌に掲載されたことである (Baer, Singer and Susser 1997: 107)。しかし各国政府は，タバコ価格から得られる税収利用を優先し，タバコは政府の予算確保の手段となり，タバコ産業は大きな力を得るのである。さらには，生産技術の向上により量産が可能となり，比例するように消費も増加の一途を辿るのである。中国のタバコ公社の年間生産量は1.5兆本であり，すべてが中国国内で消費される。2000年までには，中国国内で年間200万人がタバコ関連の病気で死亡するとみられている。

　ベア，シンガーとサッサーは，アメリカのタバコ業界はヒスパニック系とアフリカ系のアメリカ人を顧客ターゲットにしていると論じ (p.111)，喫煙行動は，いわゆるマイノリティーの人々の間では成人への通過儀礼と見なされているという（これには，若者と女性の両方が含まれている)。この解釈はマイノリティーに留まるものではないと思われる。どの場所で，いつ起ころうとも，その集団の中で社会的娯楽として許容される行為であるならば，喫煙行為は行われ，その中毒性から習慣となりやすく，この短期的娯楽行為は，後に長期的に身体を蝕む有害行為となっていくのである。

　ベア，シンガーとサッサーは，タバコ広告がヒスパニック系コミュニティにいかに好印象を与えやすいかを指摘している。広告に登場するのは，若く，魅力的で小麦色の肌を持つ，幸福そうな人たちがタバコを吸っている姿である (p.114)。しかし，そもそも広告にはこの種の魅力的な演出は付きものともいえるのである。そして，このような考え方は儀礼にまつわる連帯性の基本として，ニューヨークでも，ロンドンでも，ニューギニアにおいても見られるものなのである (A. Strathern 1993: 30-31)。

　フィリップ・ラーキン〔イギリス・ムーヴメント派の詩人〕の詩「これぞまさに美 (Essential Beauty)」は，この点を次のように明快に表している (Larkin 1988: 144)。

　　「部屋ほどもある大きな看板が　てんでばらばらの方向を向いて
　　巨大ないくつものパンが道路の先を通せんぼをし
　　カスタードが墓地をさえぎり　エンジンオイルや鮭の切身の宣伝がスラム街
　　　を覆っている
　　そこには鮮やかに描かれたいろいろな人生の理想像が
　　いつまで経ってもぴかぴかのまま

どぶの上の方では銀のナイフが黄金のバターにくいこみ」

〔児玉実用他訳（1988）『フィリップ・ラーキン詩集』国文社，220-222頁〕

　墓地とカスタード，スラム街と鮭，どぶとバターといったラーキンの用いる言葉の対比には，広告がいかに厳しい現実から我々の眼を背けさせ，恵まれない人々の世界を舞台に物欲を刺激しているかを皮肉ったものである。彼の詩の舞台となったのは，イギリスのハル（Hull）やコベントリー（Coventry）のような低所得層地域かもしれない。ここでラーキンは，看板にだまされやすい人々がいるとは示唆していない。しかし，ベア，シンガーとサッサーが推察するのは，マイノリティー集団の中には，欲望をかき立てる大広告に「より影響を受けやすい」集団があるということである。彼らの推論は正しいのかもしれない。だが，マイノリティー集団も，現状に激しい抵抗を感じており，簡単には現実をごまかして生きるような真似はしない。

　前述した研究者たちはこの喫煙意欲の変遷を用いて，喫煙行動における通文化的な人類学的考察を試みている。彼らの著書で，喫煙に関する章の出だしから，ネイティヴ・アメリカンのタバコの使用を取り上げている。タバコ生産はおそらく，南米大陸で始まったものであり，新世界における多くの人々の土着文化に「深く根づく」ものであろうという認識を述べている（p.103）。そして，タバコは儀礼を司るうえで重要なツールで，その煙を吸い込むことが重要だったのではない，ゆえにヨーロッパ諸国との接触があるまでは健康問題とならなかったのではないか，と論じている。これは，彼らの言及する資本主義の大罪の背景としても使われている。

　しかし，ここでいわれる前資本主義時代と資本主義時代の喫煙パターンの対比は，必ずしも正確な分析とはいえない。人類学者にとっては，タバコが儀礼の一部として使われていることは周知のことである。そして，ロイ・ラパポートによる研究では，パプアニューギニアのマーリング族のシャーマンたちが，「喫煙女性（Kun Kaze ambra）」と呼ばれる女性の霊と対話をする能力を高めるために，深く，急いでタバコを吸い込むという（Rappaport 1968: 40-41, 119）。同じパプアニューギニア南高地州のパンギアでは，病気を引き起こす水の悪霊（uelali）から患者を治す能力を持つ儀礼的職能者たちが，治療を始めるときには，木製のパイプを使って，深く大量のタバコの煙を吸い込む。タバコを吸い込むことで霊力が上がると，初めて治療が始まるのである。フランシス・ハックスレーの口述を記したウィルパーの書に，アマゾンではウルブ（Urubu）シャーマンたちが「肩

を大きく動かしながら，肺まで一気に大量のタバコの煙を吸い込む」様子が描かれている（Wilpert 1987: 108 引用－Huxley 1957: 195）。これらの例が表すのは，タバコの煙を吸い込む行為こそが儀礼の重要点である，ということである。そして，少なくともシャーマンたちにとっては，喫煙は健康問題と成り得る。健康問題としての喫煙行為は，ゆえに，資本主義やその市場原理の大罪とは簡単にいえるものではない。しかし，リスク行動を繰り返しやすい，という観点からならば可能であろう。

ベア，シンガーとサッサーはまた，喫煙行為を教えられた土着の住民たちは，その後タバコへの依存度が非常に高くなる傾向があるとも記述しており，その例として，1980年代のミクロネシアのトルキーズの人々をあげている（Marshall 1979: 36）。他の場所ではどの時点でタバコが入ってきたかは明らかではないが，例えばニューギニア高地では詳細な記録がないにしても，1930年代にヨーロッパ人たちの登場以前からタバコが吸われており，おそらくアルフレッド・クローバーがネイティヴ・アメリカンの例の中でいうように，儀礼の一部として集団から集団へと伝播していったと考えられる（Kroeber 1939）。だとすれば，資本主義時代の企業家の立場は，前資本主義時代には儀礼提供者が担っていたことにはなるまいか。

人々がタバコを吸う動機の1つには，「健やかになるため」というものがあるのである。リラックスするため，社交性を高めるため,飢えや痛みを和らげるため，そして消化を促進させるため，といった具合である。このような場面では，タバコは病因としてではなく，生活していくうえで生じる，不快感や具合の悪さを和らげる，いわば薬の一種として捉えられているのである（Baer, Singer and Susser 1997: 120，インド南部の農民に触れて）。

同様の理由づけは，ニューギニアの農民たちにも容易に当てはまる（メラネシアでは女性の喫煙も多く見られるため，男女ともに当てはまる）。マウント・ハーゲン近辺に伝わる伝統的バラード（kang rom）では，物語の中で若い女性がある瞬間魔法にかかったように唾を吐くと，そこからタバコの木が生えてくる。この表現は，口とその内にあるものが，女性器の比喩として登場する意味でも興味深いものであり，同時に，婚姻の道具としてタバコが用いられてきたことで，集団から集団へと伝播して行ったであろうことがうかがわれる。女性は，婚姻と同時に相手の集団に豊穣と恵みを授けるものである。ハーゲン地域では，婚姻関係を結ぶ話し合いのことを，オル・イク（ol ik），すなわち唾話という。タバコはまた，

伝統的に優雅な嗜好品として扱われてきたが，近年ではカリスマ信仰やキリスト原理主義教会によって使用が禁じられている。

ベア，シンガーとサッサーのタバコ使用に関する通文化的調査は，タバコの消費を通して，伝統文化に暮らす人々が「グローバルな経済システムに取り込まれ身動きできなくなる」と結論づけている（p.121）。これは，包装されたタバコが売られている場所ならばどこでもいえることではあるのも事実だが，アマゾンやニューギニアの前資本主義時代のタバコ利用の伝播には当てはまらない。というのも，この2地域を見る限りでは，資本主義の進出以前から，タバコ利用の伝播はあったのである。そして，その伝播の背景には，やはりタバコの中毒性というものが大きく作用していた（砂糖，茶，コーヒーと同様の伝播背景）。［前述の］著者たちの論理展開を読むと，CMAのアプローチが，彼らの意識の中に中毒性という点に重きを与えさせたのではないだろうか，と推察することも可能である。加えていうならば，前資本主義時代，タバコの煙を吸い込む行為そのものに儀礼的重要性があったとも見られる。となれば，儀礼的規制は，必ずしも健康を損なうおそれのあるものに対して保護するのではなく，さらには社交的なあるいは嗜好品としての喫煙はコントロールされ，限度を守れば，必ずしも健康を重篤に阻害するものではない，ともいえるのである。ギリシャの格言にあるように，足るを知る，ということがここで言及されるべき道徳であり，タバコの危険性や，喫煙量について広く教育していくことの方が合理的であると考えるのである。

ベア，シンガーとサッサーは，しかし，結論の中でまた少々違ったアプローチをしており，民族誌研究には個人的，集合的行動パターンだけではなく，政府や企業の行動も考慮すべきである，と強調する。特に政府や企業の行動においては，そこで作り上げられる象徴や，事柄の示唆する意味を考えなくてはならないとしている。ここに出現するCMAのアプローチと解釈的アプローチの矛盾を解消するため，彼らはCMAの（本来の）意義は，「政治経済学と文化的意味論を組み合わせた学問である」と述べている（p.123）。彼らのこのタバコ利用に関する研究に我々がここで触れる理由は，至極単純である。解釈的アプローチも，CMAのモットーとする分析的アプローチ同様に重要であり，上述した研究のように，分析的アプローチのみを頼りに資本主義原理の批判をすることは危険である。このような傾向では，前資本主義時代を美化することにしかならない，と指摘したいのである。

こうしてCMAのアプローチは資本主義批判の潮流に根幹を置くものである

が，しかし，同時にこのアプローチは初めて，倫理的，政治的議論のできる現代社会軸の中に医療人類学を登場させるものである。CMAのアプローチは，社会問題をあぶり出し，政策決定にアドバイスをすることを可能にする。ここで気をつけなければいけないことは，どのような事柄についても多角的な検証が不可欠なことである。社会科学が価値観という考え方から脱却することはできないが，だからといって常に批判的である必要もなかろう。むしろ，社会科学の意義はバランス感覚に優れた検証を行うことで，議論を正常化することにある。

　ここで，もう一点取り上げておきたいことは，エイズ問題を検証した際に，「(エイズ問題を論じる際には) 個人レベルで起こっている経験と行動を考慮に入れなければならない」として，ベア，シンガーとサッサーが人道的側面を強調して議論していることである。そして，CMAの主目的は「より人道的かつ人間味のあるヘルスケアを構築する手助けをし，より人間らしい生活を人々ができるようにすること」であると述べている（p.188）。セオリー重視の政治経済学や，解釈的アプローチの域を超え，「人間に関することで私に無関係なものは何もない（human nihil a me alienum puto）［古代ローマの作家である有名なテレンティウスのラテン語の言葉］」といったレベルに達する，広大な理想に異を唱えるものも少ないであろう。

第14章　結　論－治療と癒し

　本書の目的は，第1に文化的側面から見た医療人類学の概観を提示することと，第2にこの概観に疾病と病いの確固たる定義を織り込むことにあった。医療人類学への文化的アプローチは，疾病と病いの区別なくしては語ることはできない。また，このテーマを世界的視野から見るということは，事例を民族誌的に世界中から選ぶことにも通じた。ただ，我々が研究者として慣れ親しんだアジアと太平洋地域からの事例が多くなってしまったことも確かである。

　しかし，序章でも述べた通り本書にあげる事例は，単なる紹介例として列挙するに止まらず，「データは状況を説明するもの」との人類学の格言の通り，より深い考察と分析を施したものである。より大きな目標は，総括的に医療人類学を論じるための資料を提供することにある。我々自身の分析点も交え，研究や調査に必要な基本的技術も提供したつもりである（例えば，ラテンアメリカを中心にこの大陸の内外での体液学的人体の捉え方や，トーマス・クソルダスが用いた儀礼による癒しを考える時の文化現象学的アプローチ法などである）。

　クソルダスの話が出たところで，この章の本論に移ろう。この章では，治療と癒しの区別づけに関するおさらいをしよう。本書の中でも，①分類ツール，②解釈ツール，そして③治療システム，の比較と説明という3点でこの区別づけは行われてきた。また，医療の多元性にも通じるものである。

1. 分類ツールとして治療対癒し

　この方法での区別づけは疾病対病いとも同じである。図式としては，「疾病対病い」対「治療対癒し」といえる。あまりにも単純にしすぎるかもしれないが，分類の出発点としては充分であろう。生物医学が，おもに疾病と治療に関するものであると確認してきたが，これは言い換えれば我々がいうところの気質論的，あるいは資質論的医療のものとして提供してきた資料とは，病いと癒しに関するものであるといえよう。そして，生物医学が気質論的医療に登場し始め，多元的

な状態へと成り代わっていく行程を見ることは，疾病を治療するために追及する病因を気質・資質的あるいはまた道徳的要因から別の外的・内的原因に視線が変わっていく過程を見ることでもある。

　しかし，ここまでを額面どおり単純に受け止めるのは正解ではない。なぜならば，第1に生物医学者が近年一層，患者の身体的・生理的状態に「加えて」，統一体としての人間（whole person）が必要としているものに注意を払おうと努めていることである。単にこの方法が治療をより有効にしている，少なくとも状態管理には適している，と考えているからともいえるかもしれないが，生物医学者たちも患者と良い人間関係を築くことが治療に役立つと認識している（生物医学と神聖なものによる癒しの一般的比較 — Finkler 1994b 参照。医師対患者の人間関係と「ヒーラーの力」 — Brody 1992 参照）。

　反対に民族医学体系の中でも，治療と癒しは常に混在してきていることを忘れてはならない。治療という概念が必ずしも生物医学特有のものではないのである。シャーマン，薬師，儀礼的職能者たちもまた，統一体としての人間を癒すことと同時に，人が陥った特定の状態（疾病）を治そうと努めているのではあるまいか。このことが，なぜ時として生物医学と伝統医療がある局面においては共存できるかの説明になる。双方の専門家の目指すところが一緒になった時，人が健康を回復するために必要ならば，お互いの手法を尊重するのである。これまでに見てきた中でも，非生物医学者たちは己の力の限界を見た時，患者を生物医師の元へ進んで送り込んでいる。また，例えば日本においては，双方の治療法が非常にバランス良く混在している。これは，漢方医学が高い評価を得ているためで，漢方医が生物医学を修得した者たちであるからだ。このような絶妙なスタイルは他に類を見ない。例えばニューギニアでは，およそ邪術や不浄などの土着の症候群には対応できないと考えて生物医学を積極的に取り入れている向きがあり，これが密かな多元性を生む結果となっている。

　このパプアニューギニアを彷彿とさせたのが，北米のカトリック・カリスマ運動である。彼らの言う身体的癒し（我々の治療）は，その前の段階で内的癒し（我々の癒し）がないと実現しない。これは，我々が患者の気持ちの持ち方が治療の過程で大切だ，というのと同じことである。そして，患者は必ず「怒りを静め」あるいは「心のバランスを持たなければいけない」というのと同じなのである（Kleinman 1998: 108-141 比較参照。「精神病医はどのように人を治すのか？」）。

　以上のことから，単なる体系分類よりも，医療体系の中の治療と癒しの「相互

作用」に焦点を当てることの方が，より興味深いと考えるのである。

2. 解釈を助けるツールとしての治療と癒し

　上に示唆した通り，治療と癒しを区別することは，医療行為の過程において相互作用する部分と反目する部分を探るとともに，治療における過程を項目ごとに分類することが可能になる。例えば，治療者がどの過程もしくは場面で，もう一方の手法に切り替えるのかあるいは組み合わせるのか，といったことを観察することができるのである。我々は「癒し」的アプローチを，患者の状態が思うように改善されなかったり，状況打開が困難だと見なされたりした時に，「治療」のアプローチから切り替えられることが多いと考えている。治療の過程が進むにつれ，コミュニティの道徳観が患者の状態を左右する度合いが増す。この良い例が，デゥナ族の人々の「豚の鼻を叩く」儀礼の中に見られる。ここでは，女性の職能者が患者の親族を集め，生贄となる豚をつないだ縄を皆で持つように指示する。

　ラテンアメリカの体液学的考えを見ても，ナチュラリスティクな思想とパーソナリスティクな思想とが組み合わさったものであった。この2つの思想が合わさった時，道徳と精神的要素が治療の過程に登場するのである。メキシコの降神術者たちは，道徳の要素と医療行為をあえて組み合わせることで，患者に対する権威をより大きく，不動にしている。単純な薬の処方で状態が改善されない時，儀式の場に患者を連れ出すことで，精神面からの効果をもくろむのである。

　マウント・ハーゲンでは，モン・ウゥオ（mön wuö －儀礼の専門家）たちの治療行為はほとんど生物医学が取って代わり，彼らの癒しの作業はカトリック教会に取って代わられた。デゥナ族の人々の中でもこの減少は顕著であり，人々の中では，妖術に対抗する術はないと思われている（第5章参照）。妖術への恐怖は薄れるどころか，現在では様々な感染症が蔓延することで，一層強まっている。

3. 比較や解説のツールとしての治療と癒し

　我々がここに提言するこの2つの医療体系分類が，治療行為のニュアンスを理解できるまでに洗練されたなら，異なった医療体系をデータ化して，より大きな括りで比較分析が可能になるのであろうか。我々はその可能性は十分にあると考える。その理由として第1に，前述した通り，個々の体系の中で強調あるいは重要視されているものが何かを特定でき，それらが文化的，社会的要素の中でどのような作用をするものなのかを考えることができる。生物医学における治療

は，この体系が属する西洋文化の伝統，歴史性や文化性に連結している（Lock and Gordon 1988）。そしてまた，日常生活の中でさらなる変遷を経ているものである（Lindenbaum and Lock 1993）。日常の行為の中で強調されるものを探ることは，すなわち1つ1つの事例を解説することができるということに他ならない。

同じアプローチは，社会生活において新参者である生物医学に，人々はなぜ，いかように対応し，反応しているかの答えを導けるものと考える。ここで，再度ニューギニアを例にとって考えてみよう。この国の部族社会の人々が，生物医学にどのように反応するかでは，彼らの世界観や宗教観が反発し前面拒否をするか，旧来の慣行を全面放棄して新しい医学に飛びつくか，の両極端な単純予想しかされてこなかった。しかし，現実はより複雑である。フリ族の人々はエイド・ポストを頻繁に利用し，生物医学の治療は非常に人気が高い。しかし，妖術や不浄，あるいは死霊の攻撃といった特定の状態は，近代医学では対応できない。キリスト教の祈りが多少の助けになっているようだが，それだけでは埋められない溝もある。結果として，身体の変調に対する考え方には相反する物がパッチワーク状に混在し，それゆえ対処・治療法の確立はバランスを欠くこととなる。このような状況では，生物医学を受け入れたとはいえ，未だにその同じ人々の中に不安が残り，全幅の信頼を寄せられずにいるのも肯ける。デゥナ族の人々にも同じことがいえるのである。

ハーゲン地域のメルパ語族の人々の中にも，生物医学は広く受け入れられており，今や問題はその治療代をどのように捻出するかの話に移っている。生物医学の薬は値が張り，医師にかかる費用もさらに高価であるのに，政府の援助によって病院や薬局に支給される薬はほんのわずかである。こうした状況に付随して，人々のカーニバリズム的な妖術に対する恐怖心が高まり，日々の生活の中に癒しの力を取り組もうと，カリスマ信仰への傾倒に拍車がかかることとなっている。

この事例が示唆するのは「治療」は，その要求に対して相応の物で応じなければならないということである。もしも，エイド・ポストがこの要求を満たせないとなれば，人々は収入不足をどのように補うべきか，治療費をどのように捻出するべきかといった不安に苛まれることとなってしまう。我々が調査を行った1998年当時，残念ながらエイド・ポストはその役割を十分に果たしてはいなかった。より遠隔地では，伝統医療的薬草利用へと回帰する傾向も顕著に見られた。特に体内の痛みを和らげるために，あえて皮膚を刺激するような植物を用いることが多く見られた。また，その昔，伝統的儀礼を頻繁に用いることで和らげた日

常の不安事を，今日では教会に求める傾向も現われている。彼らは，近代に入った生活の中に，治療と癒しの新しいバランスを構築しようとしているのである。

　本書で我々は，なるべく片方だけに偏らないように注意を払ってはきたが，治療よりも癒しの側面に重きを置いてきたのは確かであろう。この理由は，癒しと個人の心と身体の総体観の関係，人としてのあり方やアイデンティティといった事柄が，急激な生活圏の変化の中で危機感を持った人々を焦点としたからである。このような状況の中では，アイデンティティ確立の過程は，事例ごとに千差万別であり，癒しは通文化的な分析ツールと成り得る（Good 1994での，具現化とアイデンティティについての考察も参照のこと）。通文化的な側面から女性ヒーラーを研究したものに，この点をジェンダー関係の観点から探った一説がある（McClain 1989）。アメリカの代替医療研究（薬草治療，水治療，ホメオパシー，整骨治療，カイロプラクティック，クリスチャン・サイエンス，そして聖なる癒しなど）といった別の側面からも同じテーマが探られている。これらすべて，アイデンティティと人としてのあり方を構築するための様々な要素を含むものである（Gevitz 1988）。この点を，次に述べる火渡りの事例で説明しよう。

　火渡りは，ギリシャが発祥の地であるが，後にアメリカのある運動に導入された儀式である。発祥の地ギリシャでは，古代の儀式の1つとされ，聖コンスタンティヌスが守護神である。人類学者ロリング・ダンフォースの著書では，1920年代初頭，ギリシャ，マケドニア北部に定着したトラキア（Thrace）からの難民，コスティリデス人（Kostilides）が行った際のことが書かれている（Danforth 1989; 4）。この人々のアナステナリア祭では，火渡りと霊の憑依が儀礼として行われ，毎年5月21日に祭りは最高潮に達する。

　5月21日は聖コンスタンティヌスとヘレナの祭りの日である。この祭りを執り行う司祭たちは，聖コンスタンティヌスは様々な病気を起こすことと治すことの両方を行うとしている。そして，祭りで踊る間，病気はコンスタンティヌスが所有し，火の上を歩いて渡ることで人々は火で炙られることから身を守るのである。奉納，宣誓，そして生贄が差し出される（Danforth 1989: 5）。司祭たちのほとんどは女性である。彼女らが踊る「憑依の踊り」は苦しみから喜びへと変わる様が表現され，そのことで彼女たちは儀礼的には，それらを牛耳る力を持った者たちとなる。これは男性が司祭であっても同様である。祭りは人々の社会における連帯感を引き出し，古代から伝わる伝統がコスティリデス人のアイデンティティを強固なものとし，心の安定をもたらす。

ダンフォースはさらに，アメリカに渡った「火渡り」をコスティリデス人のアナステナリア祭と比較している。アメリカでも，焼かれた炭の道を歩く通過儀礼は同じだが，癒し体験は若干の違いが見られる。まず，儀礼は死と再生を意味しており，ある体験者の男性の弁を借りれば，それを体験することは人生を変えることであり，「自己の自覚，精神的変容，そして個人の成長」の一部と考えられる（Danforth, p.261）。この苦しみから喜びへの転生症候群は，苦悶から至福への変遷と無限の概念を反映したものである。

　さらに布教活動の一環として，有料ワークショップやセミナーが開催される。これらのセミナーなどの表題には，「恐怖心を力に変える。火渡りで得られるもの」や，「自己力への3ステップ」といったものが多い（p.263）。これは，本書第9章の中でも述べたニューイングランドのカトリック・カリスマ運動が行う癒しの儀礼のテーマと共通するものである。この共通項はまた，クソルダスのいうところの「北米民族心理学」との共通項でもあり，総体として見ると別々の地域における自己達成の過程の背景にある思想を表す。マケドニア思想の中では，奇跡の癒しは治療である。北米の場合，癒しは「自己を癒す」ものであり，ゆえにここでは自意識がより高みに上ることを意味し，身体と精神が均衡の取れた自己統一（whole）へと通じるのである。

　マケドニアでは，しかし，自己統一は集合体として実現するものであり，個人のものではない。奇跡の癒しは集合的癒しである。これは，難民となり新しい場所に移植された人々が，古代の伝統を継承することで民としての生命力とアイデンティティを再認識しようとした時，不可欠なことであっただろう。ゆえに，身体的，精神的癒しは，ギリシャの場合においても，集合的癒しと解釈できる。ところが，北米では集合的癒しとして身体に纏わる「火渡り」が行われるが，これは個人的な自己・精神の癒しと考えられている。このように，治療と癒しの格好の例として上記の事例を述べることができる。また，治療と癒しが，別の場所や共同体の中で，それぞれが違った意味を持っていることの例でもある。よって，この2つの側面からならば，複雑かつ難解な通文化的比較およびその解釈をするうえで，有用な指標と成り得るのである。

問題集

第1章
1. 多元性とは何か？ そしてそれは医療人類学を学ぶうえで，どのように重要なことであるのか？
2. 医療生態学と医療人類学の関連は何か？
3. 著者は医療人類学を民族誌的に深く掘り下げながら論じると書いている。あなたの考えでは，この方法が他の，一般的な文化事象を持って論じることよりも有用であろうか？ 有用であると考える理由は何か？ 有用ではないと考える理由は何か？
4. 病いと疾病，癒しと治療の違いを説明せよ。この定義を使うことによって生じる限界は何だと考えるか？
5. 著者は全体論をどのように定義しているか？ また，この考えはあなたの考える「医療体系」の一部であるか？

第2章
1. 本文中，著者の言う「行動は〔コミュニティに属する〕人々の感情と連動し，身体の状態に影響する」とはどういうことか？ また，これは健康と病いに関する文化的探究にどのように作用するのか？
2. 体液医学を説明せよ。この考え方は論理的かつ実用的なものであると考えるか？ そう思うのはなぜか？ そう思わないのはなぜか？
3. ラテンアメリカ医学の側面から，体液医学はどのように解釈されているか？
4. 健康と病いに対する考え方が，「文化的に成立する思想学的信仰」と融合していると考えられる事例は何か？
5. 植民地政策において，土着の医学・医療を排除することがなぜ良いことなのか述べよ。
6. ススト（susto）の状態とは何か？ 症状を挙げどのような時に起こるのか

を述べよ。
7. 漢方と生物医学はどう区別されるのか？　どちらの方が有効であると考えるか？
8. なぜ日本において漢方（中国伝統医学）は復活を遂げたのか？
9. 「甘える」とはどのような考え方なのか？　なぜ，これが日本の医学において重要なのか？
10. 陰陽学とは何か？　「気」とは何か？　日本医学の構築に，これらはどのような役割を持つのか？
11. 漢方の健康の定義は何か？　その定義は漢方治療法にどのように反映されるのか？
12. 日本医学では物態化はどのように用いられるのか？
13. 漢方とアーユルヴェーダ医学との類似点・相違点は何か？

第3章
1. メルパ族の体液医学はどのような成り立ちを持つのか？　その過程と機能を説明せよ。また，それはジェンダーと親族関係にどのように関連するのか？
2. ノマン（noman）とは何か？　またこれは病気と癒しにおいて何を象徴するのか？
3. メルパ族の体液医学は感情と病気をどう関連づけているか？
4. 富はこの体系にどう関連するのか？　オンカの病気に関する記述の中では，どのように説明されているか？
5. ヤラとオンカの語りにおける相違点は何か？　この相違点をどう説明するか？
6. ヤラの説明は，ハーゲン地域におけるアイデンティティの考え方とどのように関連するのか？

第4章
1. 9つの呪文の類似点は何か？　その内容とイメージは，どのように呪文に効果を持たせるのか？
2. 除霊を可能にしているのは，どのような「論理」の構成なのか？
3. 霊の攻撃によるとされる機能不全に対して，生物医学治療はなぜ効力がないのか？

4. 社会ストレスと超自然的存在への信仰（妖術やキリストの再降臨など）は，どのように関連しているのか？
5. キリスト教は，健康に対する考え方や，その維持の仕方をどのように変化させてきたのか？

第5章
1. 妖術におけるジェンダーの機能は何か？　ここに登場する物語の中で，誰が妖術師で，誰が呪いをかけられているのか？
2. 妖術と病い，癒しの関係は何か？
3. 妖術において，環境という要因は，病いや癒しにどのように作用するのか？　人と環境との関係について，何か結論づけることはできるか？
4. ここに登場する物語の中で，豚の血と，それを飲むことはどのような意味を持つのか？
5. 邪術と妖術は違うのか？　違うとすれば，どのように違うと考えるか？
6. デゥナ族のティニ（tini）とは何であるか？　また，ここでは何を象徴すると考えるか？
7. 科学的に説明しきれない事柄を説明するときに，妖術信仰はどこまで有用であると考えるか？

第6章
1. フリ族とハーゲンの人々の健康と病いの考え方は，どのようなものか？　また，それぞれの考え方に，死生観と社会的関係はどのように作用するのか？
2. フリ族の病いに対する考え方は，体液学的考えと，どのように類似しているのか？
3. フリ族の病気に対する考え方を，キリスト教はどのように変えてきたのか？　キリスト教は，医学システムと呼べるのであろうか？　なぜそう考えるのか？
4. ここに登場する文化に，西洋医学はどのように，また，なぜ受け入れられたのか？　西洋医学はいかにして伝統医学の中に溶け込んでいったのか？
5. ウィル族における3つの邪術の型を概説せよ。どの型のものがヘルスケアに関連して最も厳しいものであるか？
6. 植民地政策は，この章に取り上げられた土着文化において，身体的，精神

的健康にどのように影響したと考えるか？（土着，外来を問わず），医療体系は「文化」とどのように関連するのか？

第7章

1. メキシコの降神術寺院での癒しの慣行を説明しなさい。社会性と健康の因果関係は，どう受け止められているのか？
2. ここでは，降神術と生物医学はどのような関係にあるのだろうか？　どういった場合に，両者は融合可能であるか？
3. 降神術ヒーラーはどのような性格や特質を持っているか？　それは儀礼，治療，そして患者との関係においてどのような重要性を持つのか？
4. 降神術寺院では患者自身が症状や状態を語ることはないが，これはなぜか？
5. フィンクラーは降神術治療を「強力なプラセボ［偽薬］」と考えるのはなぜか？　彼の考え方は妥当であるか？
6. ここで行われる降神術者の「癒し」は身体的，心理的回復をもたらすのか？　患者たちはここでの治療を有効と考えているのか？　その過程に身体化現象はどうかかわってくるのか？

第8章

1. アボリジニーのヒーラーたちにとって，文化が変容していくことで治療が施しにくくなるのはなぜか？
2. プリスキンの研究で，医師－患者関係に道徳はどう働くか？
3. 病気はアボリジニーにどのような力を与えるか？
4. 邪術師とヒーラーの役割は何か？　両者をどう区別するか？
5. ガルカ（Galka）とは何か？　この集団にとってこの思想はどう重要か？
6. 民族精神医学に含まれるべき要素は何か？
7. 本書では，「民族医学体系は文化的歴史の自由な形式の産物であり，常に変化しつづけるもの」としているが，これは生物医学にも当てはまるか？　その理由は？
8. 本書では，特定の文化結合症候群を明らかにしている。この定義を基に，アメリカにおける文化結合症候群としてあげられるものは何か？

第9章

1. ペンテコステ派カトリックの教義の中で,「癒された」とは何を指すか？
2. カリスマ信仰における癒しを説明しなさい。
3. カリスマ信仰はどのような種類の癒しを強調するのか？ これとハーゲンのポポクル（popokl）をどう比較できるか？
4. 「プロトリチュアル」（あるいは儀式原型）とは何か？ 本書で扱われる事例以外であげられるものはあるか？
5. 癒しにおける自己過程とイメージ・パフォーマンスの役割は何か？ これは他の癒し・治療モデルにも登場するか？ どのような形で現れるのか？
6. 上記の過程は，ヒーラーにとってどのように重要なのか？
7. クソルダスは「自己過程とは世界を主題化し方向づけする過程」であり，これによって自己はさらに「文化的アイデンティティを持つ存在として客観化される」としているが，これはどういう意味か？
8. 増幅的と癒し奇跡的癒しの違いは何か？ この区別はどう重要なのか？

第10章

1. 体液学的考えに環境はどのように影響するか？
2. 地理的要因と経済的要因は，健康にどのように影響するか？ 例をあげて説明しなさい。
3. その土地の人々よりも，他所から入ってくる人々の方が致死性の高い疾病にかかりやすくなるのはなぜか？
4. 疾病は経済環境をどのように変化させるか？
5. 植民地化と疾病の関係を説明しなさい。
6. 疾病対策の前に，まず人々の健康管理行動を考慮しなければならないのはなぜか？
7. 疾病のエスノセオリーの例をあげなさい。
8. あなたの社会では，道徳と直結している疾病は何か？ また，その理由は？
9. ハヤ族の子どもたちが，プラスチック製の歯を生やす物語が象徴するものは何か？

第11章

1. 豊穣性と霊的世界との関係を表す文化的事例はどのようなものか？ それ

はあなたの文化の中の豊穣の考えと合致するものか？
2. 不妊の原因と社会的罪との関連性を説明しなさい。
3. 不妊女性の扱われ方の例を幾つかあげなさい。その扱い方から，その社会についてどのような考察ができるか？
4. この脈略では，ジェンダーはどのような作用があるか？
5. 親族関係に不妊治療はどのような影響を与え得るのか？「親」とは何を指し，どう定義されるのか？　他者の子どもを産む女性もまた，「母」であるのか？　どうしてそう思うのか？
6. バイオ技術が「妊娠」というものに与える影響は何か？　どのような倫理的議論を含むのか？
7. クローン技術を行うことを支える論理とは何か？　クローンを作ることは倫理的であるのか？　どうしてそう思うのか？

第 12 章

1. 本書の著者は，医師を訪れることは，中立的機会ではないと論じている。これについてどう思うかを，自分の経験に基づいて意見を述べなさい。
2. 医師と患者の関係を理解するには，関心の中心，知識の枠組み，そして社会的立場を考慮しなければならない。これはなぜか？　また，この項目が西洋生物医学に表現されるのはなぜか？
3. 病いがある時には，人はどのような行動をしがちであるか？　また，これらの行動を引き起こす社会的要素とは何か？
4. あなたの持つ「痛み」の定義は何か？　それは「痛み」の文化的構築とどう関係するのか？
5. 生物医学が成り立っている論理は何か？（どのような主旨に基づいているのか？）
6. 患者の合意とはどういう意味か？　本書中に表わされる例と関連して，合意とはどの程度重要なものか？
7. あなたの住む社会において，医師はどのような文化的背景を持つか？　それは癒しの過程を阻害するものと考えるか？

第 13 章

1. 批判的医療人類学とは何か？　批判となる例をいくつかあげなさい。それ

は妥当なものであると考えるか？
2. 批判的医療人類学の範疇で，本書の著者が「中立な，あるいは何の価値観も有さない社会科学など存在しない」とするのはなぜか？　こう述べられることで，我々の批判的医療人類学への考え方はどのように構築されるか？
3. 本書では，喫煙行動を「(喫煙者は) 自由意思による行為というが，潜在的には強要性の強い行為である」としている。喫煙行為以外に，医学的に悪影響を及ぼし，かつ，表面的には個人的な習慣だが，ある意味規制されている行為はあるか？
4. 本書では，社会的マイノリティーの人々は現状に激しい抵抗を感じていると同時に，タバコの潜在的強要，あるいは社会的，商業的誘導に対して弱い存在とされているが，彼らの矛盾をどう思うか？　これと同様の現象を上げられるか？
5. タバコの民族的考え方，そしてその利用の仕方の例をあげなさい。その役割は何なのか。また，どのように使われるのか？「西洋文化」の範疇でのタバコの儀礼的使用の例をあげられるか？

第14章
1. 本書の著者は，異なった医学体系を比較することは可能であるとしている。どのように比較し，どう活用しようとするのか？
2. 生物医学が，民族的，あるいはその土地固有の医学システムに及ぼす影響を概括できるか？　影響を概括できるとすれば，その結果を予想することはできるか？
3. 医学システムから宗教の要素を離して論じることは可能か？　どうすれば可能であるか例をあげて説明しなさい。
4. 集合的癒しと全体論的癒しの範疇に入るものは何か？　これは他の文化的要素（宗教や教育的なもの）とどのような相互関係にあるのか？
5. 癒しと治療の明確な区別はあるのか？　どこが境界なのか？

参考文献

第1章

Csordas, Thomas J. 1994. *The Sacred Self*. Berkeley: University of California Press.
Fabrega, Horacio, Jr. 1974. *Disease and Social Behavior*. Cambridge, Mass.: MIT Press.
Finkler, Kaja 1994a. *Spiritualist Healers in Mexico:Successes and Failures of Alternative Therapeutics*. South Hadley, Massachusetts: Bergin and Garvey (first published 1985).
Foster, George M. 1994. *Hippocrates'Latin American Legacy*. USA: Gordon and Breach.
Foster, George M. and Barbara Galatin Anderson 1978. *Medical Anthropology*. New York: Alfred Knopf. (中川米造監訳 (1987)『医療人類学』リブロポート)
Frankel, Stephen 1986. *The Huli Response to Illness*. Cambridge: Cambridge University Press.
Frankel, Stephen and Gilbert Lewis (eds.) 1989. *A Continuing Trial of Treatment:Medical Pluralism in Papua New Guinea*. Boston: Kluwer Academic Publishers.
Geertz, Clifford 1973. Thick description: toward an interpretive theory of culture. *The Interpretation of Cultures*. New York: Basic Books. (「厚い記述－文化の解釈学的理論をめざして」, 吉田禎吾ほか訳 (1987)『文化の解釈学Ⅰ』岩波書店)
Helman, Cecil 1994. *Culture,Health and Illness:An Introduction for Health Professionals*, (3rd ed.). Oxford and Boston: Butterworth-Heinemann.
Kleinman, Arthur 1980. *Patients and Healers in the Context of Culture*. Berkeley: University of California Press. (大橋英寿ほか訳 (1992)『臨床人類学：文化のなかの病者と治療者』弘文堂)
McElroy, Ann and Patricia K. Townsend 1985. *Medical Anthropology in Ecological Perspective*. Boulder: Westview Press. (丸井英二監訳 (1995)『医療人類学』大修館書店)
Ohnuki-Tierney, Emiko 1984. *Illness and Culture in Contemporary Japan*. Cambridge: Cambridge University Press. (大貫恵美子 (1985)『日本人の病気観』岩波書店)
Strathern, Andrew J. 1996. *Body Thoughts*. Ann Arbor: University of Michigan Press.

第2章

Brain, Peter 1986. *Galen on Bloodletting*. Cambridge: Cambridge University Press.
Camporesi, Piero 1995. *Juice of Life:The Symbolic and Magic Significance of Blood*. New York: Continuum.
Colson, A. B. and C. de Armellada 1983. An Amerindian derivation for Latin American Creole illnesses and their treatment. *Social Science and Medicine* 17: 229-248.
Cosminsky, Sheila and Susan Scrimshaw 1980. Medical pluralism on a Guatemala plantation. *Social Science and Medicine* 14B: 267-278.
Crandon-Malamud, L. 1991. *From the Fat of Our Souls:Social Change, Political Process, and*

Medical Pluralism in Bolivia. Berkeley: University of California Press.
Escobar, G. J., E. Salazar, and M. Chuy. 1983. Beliefs regarding the etiology and treatment of infantile diarrhea in Lima, Peru. *Social Science and Medicine* 17: 257-269.
Foster, G. M. 1994. *Hippocrates'Latin American Legacy: Humoral Medicine in the New World*. USA: Gordon and Breach.
Foster, George M. and Barbara Galatin Anderson 1978. *Medical Anthropology*. New York: Alfred Knopf. (同上)
Furst, Jill 1995. *The Natural History of the Soul in Ancient Mexico*. New Haven: Yale University Press.
Jenkins, Janis and Martha Valiente 1994. Bodily transactions of the passions: el calor among El Salvadoran women refugees. In T. Csordas (ed.) *Embodiment and Experience*, pp.163-182. Cambridge: Cambridge University Press.
Kamppinen, M. 1990. Out of balance: Models of the human body in the medico-religious tradition among the Mestizos of the Peruvian Amazon. *Curare* 13 (2) : 89-97.
Lipp, F. J. 1991. *The Mixe of Oaxaca:Religion, Ritual, and Healing*. Austin: University of Texas Press.
Lloyd, Geoffrey (ed.) 1973. *Hippocratic Writings*. Harmondsworth: Pen-guin Books.
Lock, Margaret 1980. *East Asian Medicine in Urban Japan:Varieties of Medical Experience*. Berkeley: University of California Press. (中川米造訳 (1990)『都市計画と東洋医学』思文閣出版)
Logan, M. H. 1973. Humoral medicine in Guatemala and peasant accep-tance of modern medicine. *Human Organization* 32 (4) : 385-395.
Nutini, Hugo and Jack Roberts 1993. *Blood-Sucking Witchcraft:An Epis-temological Study of Anthropomorphic Supernaturalism in Rural Tlax-cala*. Tucson: University of Arizona Press.
Ohnuki-Tierney, Emiko 1984. *Illness and Culture in Contemporary Japan*. Cambridge: Cambridge University Press. (同上)
Ortiz de Montellano, B. 1990. *Aztec Medicine, Health, and Nutrition*. New Brunswick: Rutgers University Press.
Pederson, D. and V. Baruffati 1989. Healers, deities, saints, and doctors: elements for the analysis of medical systems. *Social Science and Medicine* 29 (4) : 487-496.
Scott, J. C. 1990. *Domination and The Arts of Resistance:Hidden Transcripts*. New Haven: Yale University Press.
Trawick, Margaret 1995. Western reflections on Chinese and Indian medicine. In Don Bates (ed.) *Knowledge and the Scholarly Medical Traditions*. Cambridge: Cambridge University Press.
Waxler-Morrison, Nancy E. 1988. Plural medicine in Sri Lanka: Do Ayurvedic and Western medical practices Differ ? *Social Science and Medicine* 27 (5) : 531-544.
Zimmermann, Francis 1982. *The Jungle and the Aroma of Meats:An Ecological Theme in Hindu Medicine*. Berkeley: California University Press

第3章
Bateson, Gregory 1972. *Steps to an Ecology of Mind*. New York: Ballantine Books.
King, Helen 1998. *Hippocrates' Woman*. London: Routledge.
Strathern, A. 1973. Kinship, descent, and locality: some New Guinea ex-amples. In J. R. Goody (ed.) *The Character of Kinship*. Cambridge: Cambridge University Press.

Strathern, A. and Pamela J. Stewart 1997. The efficacy-entertainment braid revisited: From ritual to commerce in Papua New Guinea. *Journal of Ritual Studies* 11 (1) : 61-70.
Strathern, A. and Pamela J. Stewart 1998a. Melpa and Nuer ideas of life and death: The rebirth of a comparison. In Lambek, M. and A. Strathern (eds.) *Bodies and Persons: Comparative Perspectives from Africa and Melanesia*. Cambridge: Cambridge University Press, pp.232-251.
Strathern, A. and Pamela J. Stewart 1998b. Embodiment and communication: Two frames for the analysis of ritual. *Social Anthropology* 6 (2) : 237-251.
Strathern, A. and Pamela J. Stewart 1998c. Seeking personhood: Anthropological accounts and local concepts in Mount Hagen, Papua New Guinea. *Oceania* 68 (3) : 170-188.
Strathern, A. and Pamela J. Stewart 1999a. Objects, relationships, and meanings: Historical switches in currencies in Mount Hagen, Papua New Guinea. In Joel Robbins and David Akin (eds.) *Money and Modernity: State and Local Currencies in Melanesia*. Association for Social Anthropology in Oceania Monograph Series, No.17. Pittsburgh: University of Pittsburgh Press.
Strathern, A. and Pamela J. Stewart 1999b." *The Spirit is Coming!"A Photographic-Textual Exposition of the Female Spirit Cult Performance in Mt. Hagen*. Ritual Studies Monograph Series, Monograph No.1, Pittsburgh: University of Pittsburgh.

第 4 章
Brodwin, Paul 1996. *Medicine and Morality in Haiti*. Cambridge: Cambridge University Press.
Finkler, Kaja 1994b. Sacred healing and biomedicine compared. *Medical Anthropology Quarterly* Vol.8, No.2, pp.178-197.
Stewart, Pamela J. and A. Strathern 1997a. Sorcery and Sickness: Spatial and Temporal Movements in Papua New Guinea and Australia. Townsville: JCU, *Centre for Pacific Studies Discussion Paper Series* No.1, pp.1-27.
Stewart, Pamela J. and A. Strathern (eds.) 1997b. *Millennial Markers*. Townsville: JCU, Center for Pacific Studies.
Stewart, Pamela J. and A. Strathern 1998. Life at the end: Voices and visions from Mt. Hagen, PapuaNew Guinea. *Zeitschrift für Mission-swissenschaft-und Religionswissenschaft*, 4: 227-244.

第 5 章
Meggitt, M. J. 1957. The Ipili of the Porgera Valley, Western Highlands District, Territory of New Guinea. *Oceania* 28: 31-55.
---------1973. The Sun and the Shakers: a millenarian cult and its transformations in the New Guinea Highlands. *Oceania* 44 (1) : 1-37 and 109-126.
Stewart, P. J. 1998. Ritual trackways and sacred paths of fertility. In Jelle Miedema, Cecilia Ode, and Rien Dam (eds.) *Proceedings of the first international interdisciplinary conference, Perspectives on the Bird's Head of Irian Jaya, Indonesia* (Leiden 13-17 1997). Amsterdam: Rodopi, pp.275-290.
Stewart, P. J. and A. Strathern 1998. Witchcraft, murder and ecological stress: A Duna (Papua New Guinea) case study. *JCU Discussion Papers Series* No.4.

Stewart, P. J. and A. Strathern n. d. b. Duna songs of sorrow. Sending the spirits away in Papua New Guinea. Ms. in preparation.

Strathern, A. 1996. *Body Thoughts*. Ann Arbor: University of Michigan Press.

Strathern, A. J. and P. J. Stewart 1998. Embodiment and communication: two frames for the analysis of ritual. *Social Anthropology* 6, pt. 2: 237-251.

Strathern, A. and Pamela J. Stewart 1999b." *The Spirit is Coming!" A Photographic-Textual Exposition of the Female Spirit Cult Performance in Mt. Hagen*. Ritual Studies Monograph Series, Monograph No.1, Pittsburgh: University of Pittsburgh.

Telban, Borut 1997. Being and "non-being" in Ambonwari (PNG) ritual. *Oceania* 67: 309-325.

第 6 章

Ballard, Chris 1994. The Centre Cannot Hold. Trade networks and sacred geography in the Papua New Guinea Highlands. *Archaeology in Oceania* 29 (3) : 130-148.

Frankel, Stephen 1986. *The Huli Response to Illness*. Cambridge: Cambridge University Press.

Stewart, Pamela J. 1998. Ritual trackways and sacred paths of fertility. In Jelle Miedema, Cecilia Ode, and Rien Dam (eds.) *Proceedings of the first international interdisciplinary conference, Perspectives on the Bird's Head of Irian Jaya, Indonesia* (Leiden13-17 1997) . Amsterdam: Rodopi, pp.275-290.

Stewart, Pamela J. and Andrew Strathern 1997a. Sorcery and Sickness: Spatial and Temporal Movements in Papua New Guinea and Australia. Townsville: JCU, *Centre for Pacific Studies Discussion Papers Series*, No.1, pp.1-27.

Stewart, Pamela J. and Andrew Strathern 1997b. Transecting bisects: Female Spirit cults as a prism of cultural performance in the Hagen, Pangia, and Duna areas of Papua New Guinea. *Okari Research Group Prepublication Working Paper* No.1, pp.1-41.

Strathern, Andrew 1977. Souvenirs de folie chez les Wiru. *Journal de la Société des Océanistes* 33: 131-144.

--------1989. Health care and medical pluralism: cases from Mt. Hagen. In Stephen Frankel and Gilbert Lewis (eds.) *A Continuing Trial of Treatment. Medical Pluralism in Papua New Guinea*. Dordrecht: Kluwer Academic Publishers, pp.141-154.

第 7 章

Finkler, Kaja 1994a. *Spiritualist Healers in Mexico*. Massachusetts: Bergin and Garvey (2nd ed., first published 1985) .

第 8 章

Brodwin, Paul 1996. *Medicine and Morality in Haiti: The Contest for Healing Power*. Cambridge: Cambridge University Press.

Cawte, John 1974. *Medicine is the Law: Studies in Psychiatric Anthropology of Australian Tribal Societies*. Honolulu: University of Hawaii Press.

Crandon-Malamud, Libbet 1991. *From the Fat of Our Souls:Social Change, Political Process, and Medical Pluralism in Bolivia*. Berkeley: University of California Press.

Darrouzet, Christopher Patrick 1985. *Sorcery, Salvation, and the Politics of Death in a Lowland*

New Guinea Society: A Case Study of a Modernizing Culture and Consciousness. Ph. D. Dissertation. University of North Carolina at Chapel Hill.

Gaines, Attwood D. (ed.) 1992. *Ethnopsychiatry:The Cultural Construction of Professional and Folk Psychiatries*. New York: State University of New York Press.

Janes, Craig R., Ron Stall, and Sandra M. Gifford (eds.) 1986. *Anthropology and Epidemiology*. Dordrecht: D. Reidel.

Pliskin, Karen L. 1987. *Silent Boundaries:Cultural Constraints on Sickness and Diagnosis of Iranians in Israel*. New Haven: Yale University Press.

Read, Janice 1983. *Sorcerers and Healing Spirits:Continuity and Change in an Aboriginal Medical System*. Canberra: Australian National University Press.

Riebe, Inge 1987. Kalam witchcraft: a historical perspective. In Michele Stephen (ed.) *Sorcerer and Witch in Melanesia*. New Brunswick: Rutgers University Press, pp.211-245.

Stewart, Pamela J. and A. Strathern 1997. Sorcery and Sickness: Spatial and Temporal Movements in Papua New Guinea and Australia. Townsville: JCU, *Centre for Pacific Studies Discussion Papers Series*, No.1, pp.1-27.

Strathern, A. 1996. *Body Thoughts*. Ann Arbor: University of Michigan Press.

Warner, W. Lloyd 1969 (1937). *A Black Civilization: A Study of an Australian Tribe*. Gloucester: Peter Smith.

Zelenietz, Marty and Shirley Lindenbaum (eds.) 1981. Sorcery and Social Change in Melanesia. *Social Analysis* 8, spec. issue.

第 9 章

Blacking, John 1977. Toward an anthropology of the body. In Blacking, J. (ed.) *The Anthropology of the Body*. New York: Academic Press, pp.1-28.

Csordas, Thomas J. 1994. *The Sacred Self: A Cultural Phenomenology of Charismatic Healing*. Berkeley: University of California Press.

---------1997. *Language, Charisma, and Creativity:The Ritual Life of a Re-ligious Community*. Berkeley: University of California Press.

Finkler, Kaja 1985. *Spiritualist Healers in Mexico*. South Hadley, Mass. : Bergin and Garvey. (2nd ed. 1994).

Frank, Jerome and Julia Frank 1993. *Persuasion and Healing*. Baltimore: Johns Hopkins University Press (3rd ed.).

McGuire, Meredith with Debra Kantor 1998. *Ritual Healing in Suburban America*. New Brunswick: Rutgers University Press.

McGuire, Meredith with Debra Kantor 1982. *Pentecostal Catholics: Power, Charisma and Order in a Religious Movement*. Philadelphia: Temple University Press.

Shaara, Lila 1994. *Struggle for Belief; The Expansion of One Religious Community in a Postindustrial Setting*. Ph. D Thesis, University of Pittsburgh.

Strathern, Andrew and Pamela J. Stewart 1998. Seeking personhood. Anthropological accounts and local concepts in Mt. Hagen, New Guinea. *Oceania* 68 (3) : 170-188.

第 10 章

Bates, Don (ed.) 1995. *Knowledge and the Scholarly Medical Traditions*. Cambridge:

Cambridge University Press.
Bruce-Chwalt, Leonard Jan and Julian de Zulveta 1980. *The Rise and Fall of Malaria in Europe: A Historical-Epidemiological Study*. Oxford University Press, for WHO.
Denoon, Donald 1989. *Public Health in Papua New Guinea:Medical Possibility and Social Constraint, 1884-1984*. Cambridge: Cambridge University Press,
Desowitz, Robert S. 1991. *The Malaria Capers:More Tales of Parasites and People, Research and Reality*. New York: W. W. Norton.
Dobson, Mary J. 1997. *Contours of Death and Disease in Early Modern England*. Cambridge: Cambridge University Press.
Hippocrates (Hippocratic Writings) 1978. *Hippocratic Writings* transl. by J. Chadwick and W. N. Mann. (ed.) with an introduction by G. E. R. Lloyd. Harmondsworth: Penguin Books.
Kwiatkowski, Dominic and Kevin Marsh 1997. Development of a malaria vaccine. *The Lancet* 350 (9092): 1696-1701.
Martin, Emily 1994. *Flexible Bodies: Tracking Immunity in American Culture from the Days of Polio to the Age of AIDS*. Boston: Beacon Press. (管靖彦訳 (1996)『免疫複合』青土社)
Miles, John 1997. *Infectious Diseases Colonising the Pacific?* Dunedin; New Zealand: University of Otago Press.
Riebe, Inge 1987. Kalam witchcraft: a in historical perspective. In Michele Stephen (ed.) *Sorcerer and Witch in Melanesia*. New Brunswick: Rutgers University Press, pp.211-245.
Schuurkamp, Gerrit J. T. 1992. *The Epidemiology of Malaria and Filariasis in the Ok Tedi Region of Western Province, Papua New Guinea*. OTML.
Spencer, Margaret 1994. *Malaria:The Australian Experience 1843-1991*. Townsville: Australian College of Tropical Medicine Publications (James Cook University).
Tanner, Marcel and Carol Vlassoff 1997. Treatment-seeking behavior for malaria: a typology based on endemicity and gender. *Social Science and Medicine* 46 (4-5): 523-532.
Wear, Andrew 1995. Epistemology and learned medicine in early modern England. In D. Bates (ed.) *Knowledge and the Scholarly Medical Traditions*. Cambridge University Press, pp.151-174.
Weiss, Brad 1992. Plastic Teeth extraction: the iconography of Haya gastro-sexual affliction. *American Ethnologist* 19 (3): 538-552.

第 11 章
Annas, George J. 1998. The Shadowlands: Secrets, Lies, and Assisted Reproduction. *New England Journal of Medicine* 339: 935-939.
Brady, Ivan (ed.) 1976. *Transactions in Kinship: Adoption and Fosterage in Oceania*. Hawaii: University of Hawaii Press.
Ebin, V. 1994. Interpretations of Infertility: the Aowin People of Southwest Ghana. In MacCormack, Carol P. (ed.) *Ethnography of Fertility and Birth, 2nd edition*. Prospect Heights: Waveland Press.
Evans-Pritchard, E. E. 1940. *The Nuer*. Oxford: Oxford University Press. (向井元子訳 (1978)『ヌアー族』岩波書店)
--------1951. *Kinship and Marriage among the Nuer*. Oxford: Oxford University Press. (長島信弘・向井元子訳 (1985)『ヌアー族の親族と結婚』岩波書店)
Fox, Robin 1997. *Reproduction and Succession. Studies in Anthropology, Law, and Society*. New

Brunswick: Transaction Publishers. (平野秀秋訳 (2000)『生殖と世代継承』法政大学出版局)
LeRoy, John 1985. *Fabricated World.* Vancouver: University of British Columbia Press.
McGilvray, D. B. 1994. Sexual Power and fertility in Sri Lanka: Batticaloa Tamils and Moors. In MacCormack, Carol P. (ed.) *Ethnography of Fertility and Birth, 2nd edition.* Prospect Heights: Waveland Press.
Meigs, Anna 1989. The cultural construction of reproduction and its relationship to kinship and gender. In Marshall, M. and J. L. Coughey (eds.) *Culture, Kin, and Cognition in Oceania.* Washington, D. C. : American Anthropological Association.
Rapp, Rayna 1993. Accounting for amniocentesis. In Lindenbaum, Shirley and Margaret Lock (eds.) *Knowledge, Power and Practice. The Anthropology of Medicine and Everyday Life.* Berkeley: University of California Press, pp.55-78.
Stewart, Pamela 1998. Ritual trackways and sacred paths of fertility. In Jelle Miedema, Cecilia Ode, and Rien Dam (eds.) *Proceedings of the first international interdisciplinary conference, Perspectiveson the Bird's Head of Irian Jaya, Indonesia* (Leiden 13-17 Oct. 1997) . Amsterdam: Rodopi, pp.275-290.
Stewart, P. and A. Strathern 1998. Netbags Revisited: Cultural Narratives from Papua New Guinea. *Pacific Studies* Vol.20, No.2, pp.1-30
Strathern, Andrew 1973. Kinship, descent, and locality: Some New Guinea examples. In Goody, J. R. (ed.) *The Character of Kinship.* Cambridge: Cambridge University Press.
---------1977. *Myths and Legends from Mt. Hagen.* (Trans. of Vicedom 1943-8 Vol.3) . Port Moresby: Institute of PNG Studies.
Strathern, A. and Pamela J. Stewart 1998a. Embodiment and Communication: Two frames for the analysis of ritual. *Social Anthropology* 6 (2) : 231-251.
Strathern, A. and Pamela J. Stewart 1998b. Melpa and Nuer ideas of life and death: The rebirth of a comparison. In Lambek, M. and A. J. Strathern (eds.) *Bodies and Persons:Comparative Perspectives from Africa and Melanesia.* Cambridge: Cambridge University Press, pp.232-251.
Strauss, Hermann and H. Tischner 1962. *Die Mi-Kultur der Hagenberg Stamme.* Hamburg: Cram, de Gruyter and Co.
Vicedom, Georg F. and H. Tischner 1943-8. *Die Mbowamb* (3 vols.) Vol.3 *Mythen and Erzählungen.* Hamburg: Friederichsen, de Gruyter and Co.

第 12 章
Bourhis, R. Y., et al. 1989. Communication in the hospital setting: A survey of medical and everyday language use amongst patients, nurses and doctors. *Social Science and Medicine* 28 (4) : 339-346.
Cicourel, A. V. 1992. The interpenetration of communicative contexts: examples from medical encounters. In A. Duranti and C. Goodwin (eds.) *Rethinking Context.* Cambridge: Cambridge University Press, pp.291-310.
Finkler, Kaja 1991. *Physicians at Work, Patients in Pain.* Boulder: Westview Press
---------1994c. *Women in Pain:Gender and Morbidity in Mexico.* Philadelphia: University of Pennsylvania Press.
Frankenberg, Ronald (ed.) 1992. *Time, Health and Medicine.* London: Sage Publications.

Good, Mary-Jo Delvecchio, Paul E. Brodwin, Byron J. Good, and Arthur Kleinman (eds.) 1992. *Pain in Human Experience*. Berkeley: University of California Press.

Good, Byron (1994) *Medicine, Rationality, and Experience:An Anthropological Perspective*, Cambridge: Cambridge University Press. (江口重幸他訳 (2001) 『医療・合理性・経験』誠信書房)

Gunnarrson, B. -L., Per Line11, and Bengt Nordberg (eds.) 1995. *The Construction of Professional Discourse*. London: Longman.

Hahn, Robert A. 1985. A world of internal medicine: Portrait of an internist. In R. Hahn and A. Gaines (eds.) *Physicians of Western Medicine. Anthropological Approaches to Theory and Practice*. Dordrecht: D. Reidel Publishing Company, pp.51-114.

Helman, Cecil 1994. *Culture, Health and Illness*. Boston: Butterworth-Heinemann.

Higgs, J. and Jones, M. (eds.) 1995. *Clinical Reasoning in the Health Professions*. Boston: Butterworth-Heinemann.

Julian, D. G., K. I. Lie, and L. Wilhelmsen (eds.) 1982. *What is Angina?* Molndal (Sweden): A. B. Hassle.

Katz, Pearl 1985. How surgeons make decisions. In R. Hahn and A. Gaines (eds.) *Physicians of Western Medicine*. Dordrecht: D. Reidel, pp.155-176.

Laine, Christine and Frank Davidoff 1996. Patient-centered medicine: A professional evolution. *Journal of the American Medical Association* 275 (2) : 152-156.

Legato, M. J. and C. Colman 1991. *The Female Heart*. New York: Simon and Schuster.

Lewis, Gilbert 1993. Some studies of social causes of and cultural response to disease. In C. G. N. Mascie-Taylor (ed.) *The Anthropology of Disease*. Oxford: Oxford University Press, pp.73-124.

Lock, M. and Gordon D. (eds.) 1988. *Biomedicine Examined*. Dordrecht: Kluwer Academic Publishers.

Maretzki, Thomas W. 1985. Including the physician in healer-centered research: Retrospect and prospect. In R. Hahn and A. Gaines (eds.) *Physicians of Western Medicine*. Dordrecht: D. Reidel, pp.23-50.

---------1989. Cultural Variations in Biomedicine. The *Kur* in West Germany. *Medical Anthropology Quarterly* 3 (1) : 23-50.

Medical Anthropology Quarterly 12 (3) 1998. Papers on clinical decision-making by Linda M. Hunt, Cheryl Mattingley and Linda C. Garro.

Mischler, E. 1986a. *The Discourse of Medicine:Dialectics of Medical Interviews*. Norwood, NJ: ABLEX.

Novack, Dennis H., Suchman, Anthony L., Clark, William, Epotesh, Ronald M., Najberg, Eva, and Kaplan, Craig 1997. Calibrating the physician: personal awareness and effective patient care. *Journal of the American Medical Association* 278 (6) : 502-509.

Pantano, J. A. 1990. *Living with Angina*. New York: Harper & Row.

Roter, Debra L., Stewart, Moira, Putnam, Samuel M., Lipkin, Mack, Jr., Stiles, William, and Ijui, Thomas S. 1987. Communication patterns of primary care physicians. *Journal of the American Medical Association* 277 (4) : 350-356

Singer, Merrill 1987. Cure, care and control: an ectopic encounter with biomedical obstetrics. In Hans A. Baer (ed.) *Encounters with Biomedicine:Case Studies in Medical Anthropology*. New York: Gordon and Breach Publishers, pp.248-268.

Stewart, Pamela J. and A. Strathern 1997. Doctor to doctor: Health care practitioner perspectives

on Diabetes Mellitus. Paper presented at the Session, "Diabetes Care and the Dynamics of Power Relations" at the Society for Applied Anthropology conference in Seattle, Washington in 1997.
Strathern, A. J. 1996. *Body Thoughts*. Ann Arbor: University of Michigan Press.
Tanner, C. 1993. Rethinking clinical judgement. In N. Diekelmann and M. Rather（eds.）*Transforming RN Education: Dialogue and Debate*. New York: N. L. N. Press.
Waitzkin, H. 1991. *The Politics of Medical Encounters. How Patients and Doctors Deal with Social Problems*. New Haven: Yale University Press.

第13章

Baer, Hans A., Merrill Singer, and Ida Susser 1997. *Medical Anthropology and the World System:A Critical Perspective*. Westport: Bergin and Garvey.
Knauft, Bruce B. 1996. *Genealogies for the Present in Cultural Anthropology*. London and New York: Routledge.
Kroeber, Alfred 1939. Cultural elements and distribution xv: Salt, dogs, and tobacco. *Anthropological Records* 6（1）.
Larkin, Philip 1988. *Collected Poems*. Edited by Anthony Thwaite. London: Marvell Press.
Marcus, George and Michael Fischer 1986. *Anthropology as Cultural Critique*. Chicago: University of Chicago Press.（永渕康之訳（1989）『文化批判としての人類学』紀伊國屋書店）
Marshall, Mac 1979. Introduction. In M. Marshall（ed.）*Beliefs, Behaviors and Alcoholic Beverages*. Ann Arbor: University of Michigan Press, pp.2-11.
McElroy, Ann. 1996. Should medical anthropology be political ? *Medical Anthropology Quarterly 10*（4）: 519-522.
Press, Irwin 1990. Levels of explanation and cautions for a critical clinical anthropology. *Social Science and Medicine* Vol.30., No.9, pp.1001-1009.
Strathern, Andrew 1993. *Landmarks*. Ohio: Kent State University Press.
Wilpert, Johannes 1987. *Tobacco and Shamanism in South America*. New Haven: Yale University Press.

第14章

Brody, Howard 1992. *The Healer's Power*. New Haven: Yale University Press.
Danforth, Loring M. 1989. *Firewalking and Religious Healing:The Anasteria of Greece and the American Firewalking Movement*. Princeton: Princeton University Press.
Finkler, Kaja 1994b. Sacred healing and biomedicine compared. *Medical Anthropology Quarterly* 8（2）: 178-197.
Gevitz, Norman（ed.）1988. *Other Healers:Unorthodox Medicine in America*. Baltimore: John Hopkins University Press.
Good, Byron J. 1994. *Medicine, Rationality and Experience*. Cambridge: Cambridge University Press.（同上）
Kleinman, Arthur 1988. *Rethinking Psychiatry:From Cultural Category to Personal Experience*. New York: The Free Press.
Lindenbaum, Shirley and Margaret Lock（eds.）1993. *Knowledge, Power and Practice:The*

Anthropology of Medicine in Everyday Life. Berkeley: University of California Press.
Lock, Margaret and Deborah Gordon 1988. *Biomedicine Examined*. Dordrecht: Kluwer Publishers.
McClain, Carol Shepherd (ed.) 1989. *Women as Healers:Cross-Cultural Perspectives*. New Brunswick: Rutgers University Press.
Parker, Arthur C. 1909. Secret medicine societies of the Seneca. *American Anthropologist*, N. S., Vol.XI, No.2. (April-June) : pp.161-185.
Vogel, Virgil J. 1970. *American Indian Medicine*. Norman: University of Oklahoma Press.

監訳者あとがき

　本書の原著書名 Curing and Healing:Medical Anthropology in Global Perspective (Carolina Academic Press) は，直訳すれば「治療と癒し―グローバルな視点から見た医療人類学」となる。しかし，本書はテキストとして執筆されたものであり，日本での書名は副題にも示された「医療人類学」がふさわしいということになった。

　医療人類学は，本書の中でも最初に説明されたように，人類学においても比較的新しい分野である。日本ではまだ人文科学系の大学で十分に認知されていないかもしれない。むしろこの学問については，医療関係者による認識の方が深いかもしれない。それでも，医療人類学の講義科目を置く日本の大学は数えるほどしかないだろう。ここに本書の意義があろう。

　本書は，人文系においても，また医学系の大学においても，医療人類学そのものを基本的に学べる内容になっている。序論では，病気に関する基本的な概念として，疾病と病いの区別を述べ，第2章では，日本を含め，中国，インド，ラテンアメリカの体液医学の比較を論じ，第3章から6章まで，著者たちのフィールドであるパプアニューギニアの医療慣行の詳細が述べられ，第7章ではメキシコのヒーラー，第8章ではオーストラリアの先住民アボリジニー，第9章ではカリスマ信仰キリスト教徒，など多彩な顔ぶれを登場させ，第10章ではマラリアやエイズといった感染症問題，第11章では豊穣性と不妊の問題，第12章では多くの現代病を扱いながら医師と患者の関係を問い，第13章ではわかりやすい事例として喫煙論争を取り上げ，人類学の在り方を問いかけている。

　こうした多様なテーマを論じることが可能となったのは，原著者たちが自分のフィールドワークに限定せず，1980年代および1990年代における医療人類学者の成果を真摯に受け止めようとしたからに他ならない。マーガレット・ロック (1980) をはじめ，大貫恵美子 (1984)，カヤ・フィンクラー (1994a)，ジョン・コーティ (1974)，アトウッド・ゲインズ (1992)，トーマス・クソルダス (1994)，メアリー・ドブソン (1997)，等々の著作の論点を，要領よく紹介している。こ

うした著作は日本ではまだ翻訳されていないものも多く、これから医療人類学の勉強を始める人たちへの参考となるだろう。

　医療人類学の隆盛は、アメリカにおいて著しいが、これは単に同国において文化人類学が充実しているという理由だけではない。監訳者が関心を持ってきた開発協力の観点で言えば、周知のように、第二次世界大戦後における開発援助協力体制はアメリカによって始められ、基本的なニーズとしての保健・医療体制作りに、民族医学との協力関係が必要になったからである。これにはWHOによる世界的な規模での公衆衛生運動が深く関わってきた。もちろん、こうした側面以外でも、医療の社会化として、医療問題を地域レベルで論じる必要性が、アメリカでは早い段階から生まれていたこともあげられよう。

　日本では、まだ医療の問題は、医療の専門家に任せておけば良いと言う人が多い。しかし、本書の著者たちが説明するように、現実にはどのような社会でも医療の多元性は存在するのである。医療の問題を、医療現場だけで論ずるのではなく、文化の問題として論じることで、より多くの人たちが本質的な問題を理解するようになれば、私たちが直面する医療の難問にも解決の糸口があるように思える。

　次に、本書の主要な舞台となっているパプアニューギニア（PNG）について少し解説しておきたい。監訳者にとって同国は、海を挟んだ日本の隣国として大変身近に感じる国の一つなのであるが、多くの日本人にとっては第二次世界大戦以降、疎遠になっているようで、非常に残念である。しかし、パプアニューギニアは1975年の独立以来、700以上あるといわれる言語集団を取りまとめ、近代国家として発展の過程にある。ただし、多様な言語が存在するため、共通語としてのピジン・イングリッシュがコミュニケーションの手段として重要である。したがって、地域社会の人びとは、地域集団としての部族語と、ピジン・イングリッシュ、さらには英語を使い分け、パプアニューギニアは多言語社会を形成している。ただ、英語の堪能な者は比較的若い世代に限定されるので、ピジン・イングリッシュが事実上、外来者とのコミュニケーションの手段となる。また部族語としての地域言語は、本書でも紹介された医療文化とともに、様々な伝統的な文化を基盤に、人々のアイデンティティの源になっている。本書の事例の中心として紹介された、ニューギニア西高地州のメルパ語族は8万人を数える大集団であるが、数千にとどまる部族も決して少なくない。一般的には、標高4000メートルを超す山間の気候は熱帯地域といっても相当涼しく、こうした高地にパプアニュ

監訳者あとがき　221

ーギニアの人口は多く集まり，確固とした伝統文化を維持してきたのである。

　さて，本書の著者アンドリュー・ストラサーン氏とパメラ・スチュワート夫人は，まさにニューギニア高地社会を研究している，現在最も著名な民族誌家といえるだろう。私がはじめてアンドリュー・ストラサーン氏を知ったのは，メルパ語族を扱った彼の最初の労作『ロープ・オブ・モカ（The Rope of Moka）』（1971）をきっかけとしてであり，その後マウント・ハーゲン地域を中心に彼は多数の作品を生みだしていく。そのテーマは，親族論や交換論，そして紛争やジェンダー論に至るまで，多岐に渡り，本書でも医療や宗教が取り上げられている。パメラ夫人との二人三脚が始まったのは，同氏が1990年代にピッツバーグ大学に定着してからであり，同夫人との強力なタッグによりその活動は大変精力的なものになっている。したがって，本書もそのような意欲的な取り組みの成果といえるものになっている。同氏の著作について日本での翻訳を相談した際，夫妻から本書の依頼を受けた時は，やや意外な感じを受けたのも事実であるが，医療人類学が夫妻のチャレンジング精神の賜とすぐに私にも理解できるようになった。本書は，現在でも，彼らの自己紹介をしている大学ホームページの最初に据えられているし，彼らは本書を手始めとして医療人類学のシリーズを10年に渡って編集している（カロリーナ・アカデミック出版社の「医療人類学における民族誌的研究シリーズ（*Ethnographic Studies in Medical Anthropology Series*）」参照）。

　本書は，日本において，数少ない医療人類学のテキストとして有効であるだけでなく，民族誌家アンドリュー・ストラサーン氏を知る絶好の図書になるものと確信する。彼の研究を支えた優れたインフォーマントである，パプアニューギニアのビッグマン，オンカ氏の語りもあり，あまねくフィールドワーク資料の豊富な活用は，民族誌家の面目躍如である。一方，劇的に変化するパプアニューギニア社会と現代社会双方を，医療の観点からグローバルに比較分析しようとしたことは，現代的課題を直視する人類学の方向性を正しく認識しているといえよう。

　本書の翻訳にあたっては，その内容が多岐に渡るため，基本訳を東邦大学医学部で英語の教鞭を執っている富田リカ氏にお願いし，私が監訳の形で人類学やパプアニューギニアのような地域文化の脈絡に沿って訳語の統一を行った。もちろん，すべての翻訳の責任は，私にある。本書には，メキシコの事例も紹介されているが，私の大学の同僚でメキシコ人のブストス・ナザリオ氏の助言も参考にしたことを付言しておきたい。富田リカとブストス・ナザリオの両氏は，私が編者

として 2008 年出版した『アイズ・オン・エイズ』(春風社) の共同執筆者でもある。

　最後に，古今書院の皆様に心から謝意を表したい。同社による大変暖かい支えによって本書は完成したといって過言ではない。パプアニューギニア研究および医療人類学の発展に同書は欠かせないとの私の考えを良く理解していただき，私たち翻訳者自身の成長も必要であったこの翻訳期間を，同社は暖かく見守っていただいた。その御厚情に対して，あらためて感謝する次第である。

成 田 弘 成

索引

[ア行]

アーユルヴェーダ 32-34
アイマーラ族 16
アオウィン族 156
悪霊 107, 127, 131
アステカ族 17, 19
「甘える」 25
アマゾン 1, 190, 192
アム・コール 158
アルコール中毒 3
アルニ 44, 70, 79-81, 99, 100, 145, 159
イエス 63, 103, 125, 127, 129-131, 135
イエル村 66
イヌイット 3
イメージ・パフォーマンス 129, 130
医療生態学 2, 188
インド 32, 191
陰と陽 24-27, 33
ウラーネ 78, 81, 99
エイズ 50, 64, 150-153, 188, 193
エイド・ポスト 63, 78, 80, 90, 96, 145, 198
エスノセオリー 11, 12, 123
エセックス 138, 140-146, 149
エルニーニョ(現象) 63, 150
オーストラリア・アボリジニ 111
オンカ 38, 39, 41-49

[カ行]

ガアテマラ 16, 17
カイアディルト族 113
カウェルカ 39, 41, 42, 55, 60, 162, 163
カトリック・カリスマ運動 125, 129, 131-133, 196, 200
カトリック教会 43, 44, 104, 197

ガルカ 115-117
漢方 23, 24, 26-28, 31, 32, 196
「気」 25, 29
気管支炎 88, 90, 114, 142
喫煙 188-192
灸 23-25
狂気 88
狭心症 175-177
ギリシャ 18, 26, 199, 200
具現化 6, 7, 21, 29, 117, 119, 172, 199
クヤンダ 93, 96
クローニング 169
グローバル化 2, 87, 153
汚れ 28, 59
月経前症候群 177
下痢 5, 17, 92, 106, 138, 152
コピアゴ 50, 78-82, 145, 158
コポング 36, 38, 42-44, 158, 160

[サ行]

罪悪感 30, 104, 107, 165
サタン 89, 94, 131, 134
ジェンダー 36, 37, 159, 199
シカゴ 179
自殺 92
ジミ谷 54
シャーマン 24, 111, 120, 190, 191, 196
「症候群」 31
邪視 18, 20, 104
邪術 9, 57, 58, 94, 112-119
儒教 23, 24
呪術 16, 21, 62, 68, 75, 78, 79, 96, 99, 112, 116, 166
死霊 39, 53, 71, 91, 172, 173, 198
身体化 29, 121, 160
催吐薬 98

ススト　20-22, 103, 106
ストリックランド川　66, 84, 146, 158
精液　34, 36, 37, 155, 158, 160, 164
性病　88, 142
世界保健機構（WHO）　188
赤痢　63, 80, 92, 138, 139, 142
相関的見方　27
ソロモン諸島　144

［タ行］

代喩　166, 168
胆汁　10, 11, 17, 20, 33, 34, 36, 138, 145
炭疽症　79, 80, 88
タマ　51, 66-68, 71, 77-79, 147
ダマ　88, 89, 94
魂　6, 21, 22, 57, 106, 123
チューチャ　107, 134, 135
チョコレート　42-44, 47
チンツンツァン　16, 19, 20
ツワケ　66, 68
ティニ　50, 51, 68, 76, 77, 80
ディンディ・ガム　87-89
適応　3
腸チフス　43, 47, 63, 141, 142
中国　23, 31, 33, 123, 189
注射　63, 90, 96, 97
天然痘　24, 142
糖尿病　31, 178-181
統合失調症　108, 112, 113
トラスカラ　21, 22
トランス状態　103, 104, 107, 135, 173

［ナ行］

ナケネア　98, 99, 168
ナチュラリスティク　9, 18, 20, 21, 29, 61, 197
ヌエール族　167
日本　22-25, 27-29, 32, 33, 103, 121, 196
妊娠　17, 21, 37, 62, 142, 155, 156, 159-164, 167, 179, 184
熱帯巨脾症症候群　149
熱帯熱マラリア　141, 143, 149
ノマン　38-40, 49, 91, 97, 133

［ハ行］

肺炎　16, 80, 142
肺気腫　92
パーソナリスティク　9, 18, 20, 21, 30, 61, 73, 103, 107, 169, 170, 197
バイエバイエ　88
ばい菌　27-29
ハイチ　53, 123, 124, 131, 172
ハグ　40, 49, 82
ハマダラ蚊　141, 142, 146
パヤーメ・イマ　68, 70, 71, 73, 77, 85, 86, 158
ハヤ族　152-153
パンギア　88, 91, 95, 98, 158, 159, 168, 190
ハンブア・ハトゥヤ　158
東アジア医学　24-26, 32
ビタミン　18, 106, 177
ピッツバーグ　125, 175
ヒポクラテス集典　9, 11, 13, 18, 137
火渡り　199, 200
貧血　43, 114
富財　40
仏教　23, 24
物態化　29-32, 103
プロトリチュアル　128
文化結合症候群　96, 120, 122
ベビーM　165
ペルー　15, 17
ペンテコステ派　117, 125, 127, 133
補償　40, 45, 64, 84, 92, 93, 95, 116, 132, 133
母乳　36, 37, 41, 44, 160
ポポクル　38, 41, 46, 49, 64, 97, 98, 100, 120, 127, 132
ホライレ　79, 81
ボリビア　16
ポンボラ　62

［マ行］

マラリア　43, 47, 63, 69, 79, 88, 92, 138-151

ミクロネシア　191
未亡人　48, 95
民族精神医学　7, 31, 111, 118-120, 123
メキシコ　4, 16, 19-22, 60, 108, 132, 134, 172, 197
メマ（mema）　36, 39, 40, 48, 91, 160
モンズエ　157

[ヤ行]

ヤーダ　112
ヤラ　41-44, 46-49
輸血　34, 35, 41, 44, 47-49
夢　94, 123, 133, 134, 165
妖術　15, 18, 20, 39, 66, 68, 72, 79, 82, 85, 104, 105, 118, 119, 133, 146, 147, 173, 197, 198
予言者　84, 85
ヨルング族　114, 115, 117, 118

[ラ行・ワ行・ン]

ラター　120, 122
ラテンアメリカ　13-15, 18, 20, 195, 197
リムピオ　104, 105
ロンドン　140, 143, 189
ワルビリ族　111, 112
ンデレ・ロワ　68, 71, 72, 85

監訳者紹介

成田弘成　なりた　ひろなり

桜花学園大学人文学部教授。筑波大学大学院博士課程歴史・人類学研究科単位取得退学後、オーストラリアやパプアニューギニアを中心にオセアニア地域の調査を重ね、現在、開発人類学および医療人類学の立場から、アジア新興国の感染症問題を重点的に調査中。最近の著作に編著『アイズ・オン・エイズ』（2008，春風社）がある。

書　名	医療人類学―基本と実践―
コード	ISBN978-4-7722-2005-7　　C3039
発行日	2009（平成21）年7月31日　初版第1刷発行
監訳者	成田弘成
	Copyright ©2009 Hironari NARITA
発行者	株式会社古今書院　橋本寿資
印刷所	株式会社カシヨ
製本所	株式会社カシヨ
発行所	古今書院
	〒101-0062　東京都千代田区神田駿河台2-10
電　話	03-3291-2757
ＦＡＸ	03-3233-0303
振　替	00100-8-35340
ホームページ	http://www.kokon.co.jp/
	検印省略・Printed in Japan

古今書院の関連図書　ご案内

開発人類学 —基本と実践—

リオール・ノラン著　関根久雄・玉置泰明・鈴木紀・角田宇子訳

菊判　320頁
定価3990円
2007年発行

★開発問題に関わる人類学の基本と実践を解説
　途上国の開発問題に関与する人類学の実践的な開発・援助プロジェクトを紹介する。
［目次］第一部人類学と開発　第二部開発プロジェクトの検証　第三部さらなる前進へ向けて

ネイティブ・アメリカンの世界
—歴史を糧に未来を拓くアメリカインディアン—

青柳清孝著　国際基督教大学名誉教授

四六判　254頁
定価3150円
2006年発行

★開発問ネイティブアメリカンを知っていますか？
ネイティブ・アメリカンのイメージはこれまでどのようにつくられてきたか，部族の歴史がいかに現代に生かされているか，そしてネイティブ・アメリカンが直面している現代的課題とは何か。
［目次］ポカホンタスの命乞い，チェロキーの歩んだ道，オクラホマ・インディアン，バッファローとともに生きた人々，マカの選択，博物館の展示とアメリカ・インディアン，保留地カジノと部族主権，都市に響くドラム，ネイティブアメリカン基本データ，略年表

古今書院の関連図書　ご案内

文化人類学Ⅰ　―人間状況への視角―

E.A.シュルツ、R.H.ラヴェンダ著

秋野晃司・滝口直子・吉田正紀訳

四六倍判　224頁
定価2940円
1993年発行

★異文化理解の最良の教科書

　本書はアメリカおよびカナダの大学の文化人類学のクラスで，最も広く用いられている教科書の邦訳版。
　現代の人類学の理論的関心に添いながら，世界の民族誌を広く利用し，かつ読者に興味ある現代的トピックスを取り上げる。世界各地におよぶフィールドワークによる異文化社会の実態にふれながら，人類学の考え方が自然に身に着く。
［目次］第1章人類学的視点　第2章文化と人間の存在状況　第3章フィールドワーク：異文化の経験　第4章言語　第5章認知　第6章遊び、芸術、神話、儀礼　第7章世界観　各章末に用語解説，要約，推薦図書がある。

文化人類学Ⅱ　―人間状況への視角―

E.A.シュルツ、R.H.ラヴェンダ著

秋野晃司・滝口直子・吉田正紀訳

四六倍判　240頁
定価3045円
1995年発行

★異文化理解の最良の教科書

［目次］第8章人間社会の形態　第9章親族　第10章結婚と家族　第11章親族を超えて　第12章社会組織と権力　第13章生計のたて方　第14章現代の世界システム　第15章結論：なぜ人類学なのか？

古今書院の関連図書　ご案内

民俗医療の人類学　―東南アジアの医療システム―

吉田正紀著　日本大学国際関係学部教授

A5判　214頁
定価2940円
2000年発行

★多民族が居住する東南アジア　民俗医療の実態
　医療人類学では，病気の診断と治療，健康の観念やその維持方法を，経済や家族・親族システムと同様，文化システムとしてとらえる。
　中国，インド，アラブなどの古典的伝統医療，土着の民俗医療など，日本で漢方や針灸等が広く利用されるように，近代医療のほか複数の医療形態が取り入れられている。人々の健康への願いと行動が，各民族独自の文化的背景を反映して，近代医療同様に利用され，民族の境界も越えていく実態を東アジア社会にみる。

文化民族文化の環境デザイン
―アフリカ，ティカール王制社会の環境論的研究―

下休場千秋著　大阪芸術大学芸術学部教授

A5判　200頁
定価5250円
2005年発行

★アフリカ王制社会の民族文化に学ぶことは
　中央アフリカのカメルーン北西部の農耕民ティカールとともに生活し，集落・住居・儀礼祭祀などの調査をとおして，王制社会を伝承してきた民族文化の特徴を明らかにする。
　とくに環境問題が深刻化する現代社会において，祖霊や精霊などの「不可視の力」を信じる彼らのアニミズム的な土着信仰から学ぶべき自然観などを考察する。

古今書院の関連図書　ご案内

巡礼の文化人類学的研究 ―四国遍路の接待文化―

浅川泰宏著　埼玉県立大学

A5判　472頁
定価8715円
2008年発行

★生きるために歩き続ける遍路たちの実態
　四国遍路の概要，巡礼空間と遍路宿，巡礼者はどこから，遍路道，遍路取締り，遍路の民俗，巡礼の動機，地域と接待など，現代社会において「癒しの場」独自のローカルな文化として再評価される四国遍路の真の姿をフィールドワークによって明らかにする。

生活世界としての「スラム」
―外部者の言説・住民の肉声―

藤巻正巳編　立命館大学文学部教授

A5判　264頁
定価2835円
2001年発行

★「スラム」はなぜ「スラム」と呼ばれるのか？
　世界各地の事例をもとに，ある地域が「スラム」と呼ばれるにいたった要因と，住民の生活実態をさぐる。貧困のスラム・イメージをつくり上げたメディア報道などの外部者のまなざしに対して「スラム」住民の肉声がすべてを語る。ドミニカ，リオデジャネイロ，クアラルンプル，ジャカルタ，タイ，ネパール，インド，ケープタウン，京都の事例。

異文化を「知る」ための方法

藤巻正巳・住原則也・関雄二編
立命館大学教授　天理大学教授　天理大学教授

菊判　250頁
定価2520円
1996年発行

★地域研究・異文化研究の現場から
　異文化を「知る」とはどういうことか，どんな方法で，何に注意すればよいのか？　文化人類学をはじめ，人文地理学，民族学，民俗学，政治学，社会学などさまざまな分野の研究者が，自らの研究視点と調査体験，現場の雰囲気を報告する。バタック文化，スンバ島，スクオッター社会，インド社会と女性，ハワイ日系人社会，インディオ社会，ブラジル都市貧困者，イベリア農業共同体ほか。